简明中西医结合肾病学

主编　王祥生　王建明　任鲁颖

科学技术文献出版社
SCIENTIFIC AND TECHNICAL DOCUMENTATION PRESS
·北京·

图书在版编目（CIP）数据

简明中西医结合肾病学 / 王祥生，王建明，任鲁颖主编. —北京：科学技术文献出版社，2022.3
ISBN 978-7-5189-8599-9

Ⅰ.①简⋯　Ⅱ.①王⋯　②王⋯　③任⋯　Ⅲ.①肾疾病—中西医结合疗法
Ⅳ.① R692

中国版本图书馆 CIP 数据核字（2021）第 230463 号

简明中西医结合肾病学

策划编辑：薛士滨　责任编辑：钟志霞　郭　蓉　责任校对：王瑞瑞　责任出版：张志平

出　版　者	科学技术文献出版社	
地　　　址	北京市复兴路15号　邮编 100038	
编　务　部	(010) 58882938，58882087（传真）	
发　行　部	(010) 58882868，58882870（传真）	
邮　购　部	(010) 58882873	
官方网址	www.stdp.com.cn	
发　行　者	科学技术文献出版社发行　全国各地新华书店经销	
印　刷　者	北京虎彩文化传播有限公司	
版　　　次	2022 年 3 月第 1 版　2022 年 3 月第 1 次印刷	
开　　　本	710×1000　1/16	
字　　　数	350千	
印　　　张	21.5	
书　　　号	ISBN 978-7-5189-8599-9	
定　　　价	128.00元	

编 委 会

序言一

今吾弟子王祥生教授新书《简明中西医结合肾病学》付梓，嘱吾作序。吾索书稿一阅，见其结构严谨、内容丰富、中西并茂，颇赞赏之，欣然应允。

该书从肾的中医基础理论谈起，在继承吾之补肾活血理论体系的同时，在健脾通络治疗肾病方面有开拓创新。该书全面介绍中西医对肾脏功能的认识，各章节或基础知识翔实，或治法新颖，或理论上有创新，均有出彩之处。

值得一提的是，该书是王祥生教授作为济宁市中医院院长兼肾病学科带头人、济宁市中医学界的一面旗帜，且传承老一辈肾病专家精髓，带领本院的中青年医师团队撰写而成。中医学是中华文化标志性元素之一，济宁又是孔孟之乡、儒家文化的发祥地，这又赋予了本书另一层特殊含义。在新时代中国特色社会主义的今天、在中华民族和中华文化都在全面复兴的今天，相信本书能够成为盛世中的一道风景。

故此，将此书郑重推荐给有志于医学的朋友。是为序。

国医大师：张大宁

序言二

  王祥生教授精通传统医学和现代医学，从事肾脏病临床多年，经验丰富，能融传统医学及现代医学于一体，临床治疗肾脏病取得显著疗效，深得病家欢迎。近期王祥生教授及其团队所著《简明中西医结合肾病学》一书行将面世，索序于我。我注意到该书极为细致地阐述了各类现代医学肾脏疾病的一系列临床表现与疾病不同分期的各类具有行业指南性的具体治疗方案，以及不同阶段中医辨证治疗经验，深入浅出地总结了在临床中中医辨治慢性肾脏病的宝贵经验，并且毫无保留地奉献给读者，甚有参考价值，值得临床中医、中西医结合肾病专业不同层次人员参考，很为实用。

  近几十年来，随着中医学的不断发展，运用中医治疗现代慢性肾脏疑难疾病的理论与经验在同道中广泛开展，并不断取得新的突破与成果。王祥生教授及其团队在慢性肾脏病的中西医结合治疗方面多年来积累了丰富的经验，他们经过勤奋努力，终于完成了这一著作，这将为慢性肾脏病的中西医结合领域的发展贡献出一分力量，也会进一步促进我国中医药事业的继承与发扬。

  今谨以此序，祝贺该书问世。

国医大师：李佃贵

前　言

随着社会的不断发展和进步，人们生活日益富足，但在现代化的生活节奏下，人类压力也逐渐增大，影响健康的因素也逐渐增多，各种疾病的发病率并未因为医学的进步而逐渐降低。据最新数据统计，慢性肾脏病的发病率已呈逐年升高趋势，到2017年我国患慢性肾脏病的人数就已达到1.32亿。由于肾脏病早期症状比较隐匿，早发现、早治疗已成为延缓和阻断肾脏病进展的关键环节，而在这个环节中，基层医院和基层医师扮演了重要角色。因基层医师大多为大内科或全科医生，对肾脏病的诊治水平比较欠缺或参差不齐，而基层中医师对肾脏病的诊疗更是短板。为提高基层医师运用中西医结合手段诊治肾脏病的能力，笔者组织了肾病科的中医专家及研究生编写此书，其中90%以上人员是中医学专业，以期为基层医师在肾脏病的中西医结合治疗方面提供指导。本书的特点是简明扼要，实用性强，西医部分遵循诊疗常规和最新指南，中医部分重点分享了我科名老中医治疗肾脏病的临床经验和当代名家治疗肾脏病的经验荟萃。

本书主要内容分三大部分，共计二十三章。第一章主要介绍了肾及其相关疾病的中医学病因病机、常见证型、治法与方药。第二章主要介绍肾及其相关疾病的西医学概述，包括肾脏的解剖结构、生理功能、常见临床表现、常用临床检查方法。本书第三章至第二十三章选择了肾内科常见的二十一种疾病进行分章节阐述，每个章节论述内容主要包括定义、病因与发病病机、临床表现、诊断与鉴别诊断、西医治疗、中医药治疗、预防调护、临床经验分享、中医名家经验荟萃。其中临床经验方面，重点分享了我科学科带头人、山东省名中医药专家、全国优秀中医临床人才王祥生教授运用"健脾补肾、活血通络"思想治疗各种肾脏病的经验，供各位阅读者学习参考。

　　本书在编写的过程中，参考和引用了大量的文献书籍，限于篇幅，在书稿的最后列举，在此向所有的原创作者深表感谢！

　　书中的单方验方及所涉及的药物，除有说明外，均为成人常规用量。由于病情、体质、季节气候、地域、药物配伍等差异，书中的方药剂量仅作为临床参考，具体还应因人施治。

　　虽然本书的编者均为多年工作在肾病专科临床一线的中青年医生，但由于理论水平和临床经验的限制，加之中西医结合肾病前沿动态不断更新，书中难免存在诸多的错误或不足，敬请读者指正。

编　者

目　录

第一章　肾及其相关疾病的中医学概述

第一节　肾的生理功能

肾位于腰部，左右各一，命门与肾关系密切，由于肾藏有先天之精，为脏腑阴阳之本，也是人体生长、发育、生殖之源，是生命活动之根本，故被称为"先天之本"。肾中藏有元阴元阳，元阴属水，元阳属火，故肾又被称为"水火之脏"；肾主水，以阳开阴合来维持人体水液平衡。肾主骨生髓，其华在发，从而使骨坚齿固，脑充发荣；肾主纳气，气根于肾而归于肺，故肾气之摄纳有助于肺气之肃降；肾水上济于心，心火下交于肾，心肾相交，水火既济，则阴阳平衡；肾之元阳属火，脾属土，肾阳的温煦能助脾之健运；肾又属水，而肝属木，肾水充足则肝木得养；肾脉络膀胱，与膀胱相表里，肾气之蒸腾可助膀胱之气化。

一、肾藏精，主生长、发育与生殖

"精"是构成人体的基本物质，是人体生长发育及各种功能活动的物质基础，包括"先天之精"和"后天之精"。"先天之精"是禀受于父母的生殖之精，是生命的基础，是构成胚胎发育的原始物质。正如《灵枢·本神》所说"生之来，谓之精"。"后天之精"来源于后天摄入的饮食，通过脾胃运化功能而生成的水谷之精气，以及五脏六腑化生的精气，经过代谢后的剩余部分藏之于肾。故《素问·上古天真论》说："肾者主水，受五脏六腑之精而藏之。""先天之精"和"后天之精"二者相互依存，相互为用。先天之精有赖于后天之精的不断培育和充养，才能充分发挥其生理效应；后天之精的化生，又必须依赖先天之精的活力资助，二者相辅相成，在肾中密切结合，而组成"肾精"。"肾精"是人体生长、发育、生殖的物质基础，人体的各个脏腑均受其影响。

肾藏精，是指肾对于精气具有闭藏的作用。肾对于精气的闭藏，主要是为精气在体内能充分发挥其应有的生理效应创造良好的条件，不使肾气无故散失，影响机体的生长发育和生殖能力。《素问·六节脏象论》说："肾者主蛰，封藏之本，精之处也。"《素问·上古天真论》《灵枢·九针论》也都明确指出了肾有藏精的功能。肾气是维持生命活动的基本动力，肾气与肾精关系密切，肾气是由肾精所产生的。《黄帝内经》说"精化气"，即肾精为肾气之根，肾气为肾精之象。肾气就是肾精的功能活动。肾精与肾气的关系，实际上可以理解为物质与功能的关系。两者之间互为体用，相互促进，肾精足则肾气生，肾精亏则肾气衰。

肾中精气的主要生理功能，就是促进机体的生长发育和逐步具备生殖的能力。《素问·上古天真论》中说，"女子七岁，肾气盛，齿更发长；二七而天癸至，任脉通，太冲脉盛，月事以时下，故有子；三七，肾气平均，故真牙生而长极；四七，筋骨坚，发长极，身体盛壮；五七，阳明脉衰，面始焦，发始堕；六七，三阳脉衰于上，面皆焦，发始白。七七，任脉虚，太冲脉衰少，天癸竭，地道不通，故形坏而无子也。丈夫八岁，肾气实，发长齿更；二八，肾气盛，天癸至，精气溢泻，阴阳和，故能有子；三八，肾气平均，筋骨劲强，故真牙生而长极；四八，筋骨隆盛，肌肉满壮；五八，肾气衰，发堕齿槁；六八，阳气衰竭于上，面焦，发鬓斑白；七八，肝气衰，筋不能动，天癸竭，精少，肾藏衰，形体皆极；八八则齿发去"，这明确提出了人体的生、长、壮、老、已的自然规律与肾中精气的盛衰密切相关。如果肾精亏损，则小儿将出现发育迟缓、筋骨痿软、智力发育不全等表现，成年人会有早老早衰、头昏耳鸣、精力减退、精少不育等表现，女子则会有生殖器官发育不全、月经初潮来迟、经闭、不孕等表现。

肾精和肾气还可以理解为肾阴和肾阳的关系，肾精为"肾阴"或称之"元阴"，肾气为"肾阳"或称之"元阳"。肾阴对人体各脏腑器官起着滋润濡养的作用，为人体阴气之根；肾阳对人体各脏腑器官起着温煦和生化的作用，为人体阳气之源。肾阴和肾阳在人体内部既相互对立、相互制约，又相互依存、相互资生，保持着相对的动态平衡，使机体机能不会过于亢奋或衰退，维持其正常的生理活动。若因内外因素破坏了阴阳的对立统一关系，肾阴和肾阳丧失了正常的动态平衡，则发生肾阴阳失调的病理变化，出现阴阳偏盛、偏衰的现象，临床出现阴虚、阳虚或阴阳两虚的病证。由于肾阴虚和肾阳虚的本质都是肾的精气不足，同时两者之间又具有相互制约、相互依存的内在联系，因此，肾阴虚到一定程度时可以累及肾阳，而肾阳虚到一定程度时，也可以伤及肾阴，形成阴损及阳或阳损及阴的阴阳两虚证。

二、肾主水

肾主水，是指肾脏有主司和调节人体水液代谢的功能，故《素问·逆调论》称"肾者水脏，主津液"。水液的代谢，包括两个方面：其一，是将饮食中具有濡润脏腑组织功能的津液布散到周身去，发挥其应有的作用；其二，是将各脏腑组织利用后的水液（糟粕）排出体外。肾主水的功能主要是靠肾阳对水液蒸发气化的作用来实现的。人体的水液代谢除肾起着极为重要的作用外，还需依赖肺、脾二脏共同完成。

肾阳推动水液代谢主要表现在升清降浊。进入人体的水液通过胃的受纳、脾的运化、肺的通调、肾的气化使清者上升于肺，进而输布全身，以濡养滋润脏腑组织器官的这个过程叫作"升清"，然后经过肺气的肃降、水道的通调，则水液下流而归于肾，再下注膀胱而排出体外，这个过程叫作"降浊"。如此循环，便维持了人体水液代谢的平衡。

肾藏精，为元气生化之源。元气具有激发、促进各脏腑功能的作用，虽然肺、脾、肾三脏皆参与津液的代谢，但其中肺对津液的宣散肃降作用，脾对津液的转运输布的功能，其动力皆源于肾，故认为肾是肺、脾两脏气化津液的动力之根。如果肾中之元气不足，而致肾不气化，脾不运化，肺失布化引水之功，则三焦之气闭塞，决渎之官自废，上下出入皆不通利，致气因水滞，水因气停，就会引起水液代谢的障碍而导致疾病。所以，《素问·水热穴论》指出："肾者，胃之关也，关门不利，故聚水而从其类也。上下溢于皮肤故为胕肿。"

三、肾主纳气

肾主纳气，是指肾有摄纳肺所吸入的清气，防止呼吸表浅的作用，从而使体内外正常交换气体。肺司呼吸主一身之气，宗气的形成、卫气的输布、营气的运行、元气的周流，都离不开肺气的推动。但是上述诸气的运动，只有在肾气的制约下，才能有制有节，出入有序，升降有根。尤其是呼吸运动，体内外气体的交换虽在肺中进行，但由肺吸入之气必须下达于肾，与肾中精气交接，方能深沉舒缓，充足有力，正如《类证治裁·喘证》说："肺为气之主，肾为气之根，肺主出气，肾主纳气，阴阳相交，呼吸乃和。"二者功能协调，才能使呼吸平稳、深沉，以吐故纳新。

肾的纳气功能，主要是肾中阳气的作用，只有肾中阳气充沛，肺得其温养才能气道通畅，呼吸均匀，气体交换正常。若肾中阳气不足，摄纳失司，就会出现呼多吸少、动则气喘、呼吸困难等症，常见于哮喘、肺气肿等病。临床上称为"肾不纳气"，这种病证就需要用补肾纳气的方法进行治疗。

四、肾主骨、生髓，通于脑

肾主骨、生髓，是指肾的精气具有促进骨骼生长发育和滋生骨髓、脑髓、脊髓的作用。肾主藏精，而能生髓，髓居于骨中，骨赖髓以充养。所以，《素问·宣明五气篇》说："肾主骨。"《素问·阴阳应象大论》说："肾生骨髓。"肾精充足，则骨髓的生化有源，骨骼得到髓的充足滋养则坚固有力而不易折，耐久立而强劳作。如果肾精虚少，骨髓的化源不足，不能营养骨骼，便会导致骨骼脆弱无力，甚至发育不良。所以，小儿囟门迟闭、骨软无力等，常是由于肾精不足、骨髓空虚所致。临床上通过应用中医补肾的药物加速骨质的生长和愈合，在治疗各种骨髓疾病和再生障碍性贫血等方面均收到了令人满意的效果，这是以中医的"肾藏精，精血互生，肾主骨，精生髓"理论为依据的。"齿为骨之余"，牙齿也有赖于肾精的充养，故某些牙齿方面的疾病也与肾有关，若肾精充足，则牙齿坚固，如小儿生牙过晚，成人牙齿松动、容易脱落等，均为肾精不足的反映。临床上肾虚的患者牙痛齿摇，用补肾的方法治疗常可获得疗效，所依据的就是这个道理。

肾藏精，精生髓。髓有骨髓和脊髓之分，脊髓上通于脑，脑为髓之汇聚而成，所以，《灵枢·海论》说："脑为髓之海。"脑的功能是主持精神思维活动，故脑又被称为"元神之府"。因脑髓有赖于肾精的不断化生，故肾精亏虚者除出现腰酸腿软等症外，还会出现头晕、失眠、思维迟钝等症状。因此，可以说人的精神思维活动也是肾之功能的一个方面。

五、肾开窍于耳及二阴，其华在发

耳是五官之一，主司听觉，听觉的灵敏与否与肾中精气的充盈与否密切相关。肾中精气充盈，髓海得养，则听觉灵敏。《灵枢·脉度》说："肾气通于耳，肾和则耳闻五音矣。"反之，当肾中精气虚衰时，则髓海失养，而可见听力减退，或见耳鸣，甚至耳聋。《灵枢·决气》曰："精脱者耳聋。"《灵枢·海论》说："髓海不足，则脑转耳鸣。"人到老年，肾中精气虚衰，则髓海失养，听力每多减退。

二阴，指前阴溺窍及外生殖器和后阴魄门（亦为肛门）。尿液的排泄在膀胱，但须赖于肾精的气化才能完成。《素问·五脏别论》指出："魄门亦为五脏使，水谷不得久藏。"这说明大肠的传化功能与五脏皆相关，而尤其与肾的气化功能相关，因为肾居下焦，主司下焦气化。饮食入胃，经过脾、胃的运化和转输，其精华布散于全身，而糟粕部分则下降于小肠，在小肠经过分清别浊功能，使清者向前注入膀胱；浊者向下进入大肠，再由魄门排出。肾为封藏之官，膀胱的开阖及魄门的启闭，皆受肾气的制约。肾脏的气化正常，则魄门与膀胱才开闭有度，二便才能及时排出，中气才得以内守。

肾藏精，精生髓，髓生血，精与血又互相化生，故血之源在于肾。血养发，精足则血旺，血旺则毛发黑而润泽，故称"其华在发"。发的生机根之于肾，但其营养则来源于血，故有"发为血之余"之称。发为肾之外候，发的生长与脱落，润泽与枯槁，与肾的精气有关，故有"肾之合骨也，其荣发也"之说。

第二节　肾脏病的病因病机

一、病因

（一）外感因素

中医学认为风、寒、暑、湿、燥、火是自然界中六种不同的气候变化，且对人体无害称之为"六气"。若气候变化异常，六气发生太过或不及，或非其时而发，或气候急骤变化，人体抵御外邪能力下降时，六气就会成为致病因素侵犯人体而发病，此时的六气被称为"六淫"。从临床上看，风、寒、湿、热之邪是肾病常见的外感因素。

1. 风邪　风为百病之长，风为阳邪，其性主动，善行而数变，其致病特点为发病急，变化快，易伤人体高位和肌表，为外感疾病的先导，故外感多有风证，并常与其他病邪结合而致病，如风寒、风热、风湿、风燥等。若遇阳虚阴盛之体，则可引起肾风等病证。《素问·风论》说："以冬壬癸中于邪者为肾风……肾风之状，多汗恶风，面庞然浮肿，脊痛不能正立。其色焰，隐曲不利。"《素问·奇病论》说："有病庞然如有水状，切其脉大紧，身无痛者，形不瘦，不能食，食少……病生肾，名曰肾风。肾风而不能食，善惊，惊已，心气痿者死。"临床上不少慢性肾炎经常复发，多与外感风邪有关，或症状加重和恶化，如风邪引起感冒、咽喉肿痛、皮肤疮疡等，常为慢性肾炎复发的原因。

2. 寒邪　寒为阴邪，其性凝滞、收引，易伤阳气。"寒气通于肾"，肾为寒水之脏，常易感寒邪致病。寒邪外侵与卫气相搏，阳气不得宣泄，可见恶寒、发热、无汗等症。内寒因阳气虚弱，脏腑功能衰退，而引起水液运化障碍，浊阴潴留，水湿弥漫，泛滥成肿。寒邪直中少阴，而见身寒肢厥、战栗及阳痿等临床症状。如《素问·至真要大论》说："诸寒收引，皆属于肾。"阴寒内盛，可致脾肾阳虚。证见吐泻腹痛，大便稀溏，手足逆冷，或水肿痰饮等。《温病条辨》中指出："其人身体重，腰冷如坐水中，形如水状，反不渴，小便自利，饮食如故，病属下焦，身劳汗出，衣里冷湿，久久得之，腰以下冷痛，腹重如带五千钱。"辨证求因，寒湿已无疑义。当然，肾主水，脾主湿，水湿同类，湿久则脾阳消乏，肾阳亦惫。故肾阳虚损者若感受寒湿之邪可致阴气更虚，水湿停滞水肿难消。

3. 暑邪　暑为阳邪，其性炎热，多在夏季致病。暑易与湿邪相兼，故有"暑必夹湿"之说。暑湿之邪，阻碍气机，影响肺的肃降，导致人体水液代谢失司。夏令季节，常见小便不利、赤涩疼痛等，多是暑湿为患。

4. 湿邪　湿为阴邪，其性黏滞、重浊、趋下，易伤阴位。湿能阻滞气机，影响脾之运化功能。外感湿邪，常见恶寒发热，虽汗出而热不退，头重如裹，胸闷，腰酸，口不渴，肢节疼痛，四肢困倦。湿浊内阻肠胃，常见食欲不振、胸闷不舒、小便不利、大便溏泻等。内湿是指体内水湿停滞，由脾肾阳虚失于运化水湿所致。临床表现为腹泻、腹胀、面黄、水肿、尿少等症。湿与热合称为湿热，为下焦疾病的常见病因，淋者小便淋沥，尿痛；浊者肾精淫溢，阳痿不兴，初起湿热，久则肾虚。有的医家认为，在慢性肾炎发生和发展的过程中，湿热是贯穿始终的病邪。也有人提到，慢性肾炎应用温肾利水之法治疗或用激素治疗效果不显著或无效者，应考虑体内有温邪化热或与湿相合成湿热之邪的致病因素，考虑用清热解毒利湿法治疗，对肾炎患者可望获得良好的治疗效果。

5. 燥邪　燥属秋金，肃杀之气，肺先受害。燥邪易伤津液，故燥邪以体液缺失为其特征。由于肾主液而恶燥，故燥气胜又可伤肾。内燥实由肾阴先亏所成，燥邪亦可致水液凝聚引起水肿，因燥易伤肺，肺为水之上源，燥邪伤肺则津液输布失常，可凝聚为水肿。

6. 热（火）邪　热者温之渐，火者热之极。外因之火，常由五气转化而来，内生之火，多属阴虚所致。火邪易劫阴津，穷必及肾。阳热壅盛，气机郁滞，可导致水液运行障碍而发生水肿。如《黄帝内经》记载："热胜则肿。"此外，火易生风动血，阴虚火动或热毒蕴结下焦，可加速血行，灼伤脉络，甚则迫血妄行，致各种出血，如尿血等。龙雷之火亦名阴火，它与李东垣所论的"阴火"病机不同，东垣是指劳倦伤脾所致的"阴火"，乃脾虚邪客，升降失调，导致阳火上升，清阳下陷的病理变化，故用补中益气甘温之剂使脾阳运，阳升则阴火自降。然龙雷之火升腾，阴盛于下，格阳于上，属于杂证中的无根之火，其发急暴，并不宜升散，它与阴虚之火也不相同，阴虚之火的病机是"水亏火亢"，水火不济，治宜壮水为主以制阳光，加以滋阴降火法，若投于龙雷之火，其火愈炽，阳有外脱之虞。相反，以大辛大热之剂，治疗阴虚之证，无异抱薪救火，势成燎原。

（二）内伤因素

（1）先天不足：肾为先天之本，藏先天之精。先天不足是导致肾病的重要原因。《灵枢·寿夭刚柔》说："人之生也，有刚有柔，有强有弱，有长有短，有阴有阳……"明代绮石曰："因先天者，指受气之初，父母或年已衰老，或乘劳入房……精血不旺，致令所生之子夭弱。"由于"人之生，先成精"，肾为"先天之本"，以藏先天之精，因此，父母精血不足，多致子女肾虚而致病。精气禀赋不足因乎于先天，其与肾气的强弱和肾中阴阳的偏盛或偏衰密切相关，这一关系则构成了肾脏致病的病理基础。禀赋阴盛阳弱者，其多病肾阳不足，虚寒内盛；反之，则肾阴亏虚，虚热内生。

小儿初生正处在生长发育之时，肾气未盛，气血未充，肾气随年龄增长而逐渐充盛，故有小儿"肾常虚"之说。若先天禀赋不足，且后天失调，易致形体消瘦，发育迟缓，使脏腑失养，生机不荣，外则肌肤失温，卫阳失煦，卫气不固，易感受外邪，甚则生长发育迟缓，以致产生痿软、鸡胸、龟背、遗尿等情况。

（2）七情所伤：七情是指喜、怒、忧、思、悲、恐、惊七种情志活动。人的精神活动、意识思维与内伤密切相关。因为情志活动必须以内脏七情的气化为物质基础，所以情志过激是造成内伤的主要因素之一。正如《素问·举痛论》所说："怒则气上，喜则气缓，悲则气消，惊则气乱，恐则气下，思则气结。"七情所伤，与脏腑有一定的对应关系，如喜则伤心，忧思伤脾，悲则伤肺，惊则伤肾，怒则伤肝。可见恐惧是引起肾脏损伤的主要情志因素。《素问·举痛论》曰："恐则精却，却则上焦闭，闭则气还，还则下焦胀，故气不（下）行矣。"恐为肾之志，过度恐惧则易消耗肾精，日久则导致肾中精气不足。

人类的各种情志活动均以肾精为物质基础。七情过用，必导致肾精过耗，从而发生肾虚。人之五脏还通过五行关系密切联系，故七情还可以通过其他脏腑间接引起肾脏损伤。如悲可伤肺，金不生水；怒可伤肝，肝肾同源；喜可伤心，火虚水乘；思可伤脾，土虚水绝等。

情志失调也是诱发肾病的重要因素之一。如遗精、阳痿等性功能低下患者，由于精神异常，常常导致病情反复不愈，甚至日趋严重。性功能低下没有器质性病变者，一般心理疗法可以取得较满意的效果。

（3）劳逸过度：中医认为，劳逸过度主要是指房劳过度和闲逸过度。房劳过度指性生活过度，多由形体未盛而早婚，或由性欲过度，或由素体本虚而房事不节等原因损其肾脏，耗散肾气。男子则多见阳痿、早泄、遗精等，女子则见月经不调、流产难孕、崩漏带下等病证。《灵枢·邪气脏腑病形》说："入房过度则伤肾。"伤阴者为相火偏旺，伤阳者为命门火衰。闲逸过度，是指长期不劳动，也不从事体育锻炼，初则人体气血不畅，精神衰减，意志消沉，脏腑失调，抗病能力低下；久则肌肤松弛，筋骨痿软，易导致一些疾病的产生，如形体虚胖，痰浊内壅，女子月经不行，带下浊腻，甚则不孕，男子性功能低下等。

（4）饮食失宜：饮食失宜包括暴饮暴食、过食生冷、肥甘厚味，以及偏嗜等。这些因素不仅直接损伤脾胃而发生疾病，还可成为其他脏腑的发病因素。盖脾胃为后天之本，气血生化之源，若脾胃受损，正气不足，诸病由之而起。肾为先天之本，赖脾胃生化气血来滋养，若中州受损，气血生化乏源，可导致肾脏疾病的产生。五味偏嗜，可使某些脏器偏盛偏衰。正如《素问·生气通天论》说："阴之所生，本在五味，阴之五官，伤在五味，是故味过于酸，肝气以津，脾气乃绝；味过于咸，大骨气劳，短肌，心气抑；味过于甘，心气喘满，色黑，肾气不衡；味过于苦，脾气不濡，胃气乃厚；味过于辛，筋脉沮弛，精神乃央。"

（三）其他因素

（1）痰饮：痰饮本属一体，来源于肾，乃肾功能失调，津液蒸聚，水液代谢障碍所形成的病理产物，反之又是致病因素。肾主通调水道而司开阖，故痰饮的产生与肾有着密切的关系。然五脏之病，俱能生痰，非肾独有。《景岳全书》说："脾主湿，湿动则为痰；肾主水，水泛亦为痰，故痰之化无不在脾，而痰之本无不在肾，若肾家之痰，则无非虚耳。"《本草纲目》曰："肾主水，凝则为痰饮，溢则为肿胀。"临床上常见慢性肾衰竭常伴湿浊内聚，上逆犯胃而出现恶心、呕吐，水邪凌心射肺则出现心悸、气喘等证，均属于难治之证。

（2）瘀血：瘀血是指体内有血液停滞，包括离经之血积存体内，或血运不畅，阻滞于经脉及脏腑内的血液，均称为瘀血。瘀血是脏腑功能失调的病理产物。在肾病的发生、发展过程中，或因其他脏器病变形成气滞而致血瘀或因气虚而导致血瘀，或因脉络损伤，血出离经而导致血瘀，或因湿热郁久不解导致血瘀。这些血瘀的形成一方面导致肾病的病情更为复杂，如血与水湿互结，肿胀的清除就要困难得多；另一方面可以产生一些并发症，从而使病情日趋严重，如瘀伤脉络，造成各种出血，在肾病水肿后期则较难痊愈。

（3）药物损伤：药物损伤是指药物本身或因使用不当产生疾病，或者加重病情。对于肾脏病的发生、发展，药物损伤是一个很重要的因素。肾病多虚证，阳虚患者当用温补药治之，若误用苦寒药物则损伤阳气，则会使阳虚更重；肾阴虚患者若使用辛热温燥之品，易伤肾阴，则会使阴虚更甚。这些由病邪引起的反应，一方面导致原来的肾病更加严重和复杂；另一方面还可以产生不少并发症。临床上，如关木通、雷公藤、防己、马兜铃等中草药，若超量使用，或炮制、配伍、服用方法等不当，久服蓄积，以及过敏体质等均会造成肾损伤，从而影响肾的生理功能。西药如抗生素、镇痛药、造影剂、抗肿瘤药等也可引起肾损伤。因此。在应用大量生物化学品及大剂量中草药治疗肾病的同时，应重视药邪致病的危害，这是提高疗效不可缺少的一环。

二、病机

病机即疾病发生、发展与变化的机制，是疾病的临床表现、发展、转归和诊断治疗的内在根据。本病的病机非常复杂，临床多表现为虚实夹杂、寒热错杂。主要病机有脏腑虚损、阴阳失调、邪正盛衰等。

（一）脏腑虚损

脏腑虚损，是指在疾病的发生、发展过程中各种原因所导致的脏腑损伤。本病实质上多是肾脏的亏虚和损耗。肾脏功能活动的物质基础是肾中所藏的精气，在正常情况下，肾精化阳化气，行温煦之功，则脏腑气化有源，肾精化阴成形才能成为人身形质之基。肾精充盈，机体就能保持正常的生理状态，身体健康。肾精不足时，机体就会产生各种病证。"精气夺则虚"，肾虚的本质就是肾的精气不足。古人认为，"肾病多虚证"，因此可以把肾虚看作是一切肾病发病的病理学基础，也可以这样说，没有肾虚就没有肾脏病。从临床来看，无论是肾脏病的水肿、蛋白尿，还是肾脏病所表现的淋浊、癃闭等都与肾虚病理有着不可分割的联系。尽管肾脏病表现错综复杂，甚至有时以湿热、瘀血等为主要表现，出现本虚标实的情况，但是肾虚仍是其发病的基础。常见的肾虚病证有以下几方面的表现。

1. 肾精不足　肾主藏精，精气禀受于父母，赖水谷精微之滋养，而由肾脏化生。肾为先天之本，是人体活动的源泉，并有促进生长发育和繁殖等重要的生理功能。若先天不足，后天失调或久病耗伤，肾脏藏精不足，则"水亏其源，则阴虚之病叠生""火衰其本，则阳虚之症叠生"。肾精不足影响生殖、生长、发育，并使诸窍失养，从而出现眩晕耳鸣、腰膝酸软、脱发、足跟无力、性欲下降、遗精早泄、经迟、经闭、舌淡、脉细、两尺脉无力等表现。

2. 封藏失司　《素问·六节脏象论》说："肾者，主蛰，封藏之本，精之处也。"精来源于肾，其储藏和排泄由肾主司，精气宜藏不宜泄，若肾失封藏之职，则可导致生殖之精外泄，全身精微漏出。在这个过程中有精关受扰和精关不固之变：心肝之君相两火内动或湿热邪气下注，或风热邪气侵袭，扰动精关，影响肾之封藏功能，以致封藏失职而津液及全身精微物质外泄，此为精关受扰。《类证治裁·遗泄》说："肾之精关，恒扰于火，火动则肾之封藏不固。"《格致余论》说："主闭者，肾也。"肾之闭藏全在于肾气充足，由此才能发挥其藏精之作用。若肾气虚损，则失其固藏之用，则精液、精微物质外溢而流失，此为精关不固。

（二）阴阳失调

阴阳失调，是阴阳消长失去平衡协调的简称，是指机体在疾病的发生发展过程中，由于各种致病因素的影响，导致机体的阴阳消长失去相对的平衡，从而形成阴阳偏胜、偏衰，或阴不制阳、阳不制阴的病理状态。肾内藏元阴元阳，是一身阴阳的根本，五脏之阳非肾阳不能发，五脏之阴非肾阴不能滋。肾阴和肾阳，是机体各脏阴阳的根本，二者相互制约、相互依存、相互为用，保持各脏阴阳的相对平衡。肾阴对机体的脏腑器官起着滋养、濡润的作用。肾阳则对机体各个脏腑组织器官起着推动、温煦的作用。因此，肾一有病，其根本矛盾就是阴阳失调。众所周知，任何一脏都有阴阳气血，而肾之阴阳不仅关系着本身阴阳，而且关系着五脏阴阳，所以病变晚期他脏失调，易影响肾之阴阳。而肾之阴阳失调，又易导致他脏阴阳失调。阴阳是互根的，也可互相转化，而肾病又常以虚证为多，所以多见肾阴虚，或肾阳虚，或阴阳两虚。现分述如下。

1. 肾阴虚　肾阴虚，又称为肾水不足，张景岳谓："虚邪之至，害少归阴，五脏所伤，穷必归肾。"若因外感内伤，耗伤真阴，导致形体脏腑失其濡养，精血、骨髓失其充养，可见腰膝酸软，头晕目眩，耳鸣齿动，遗精盗汗，心悸健忘，女子月经不调，舌质红而少津。因肾为先天之本，肾之液谓之精，精由血生，血从津化，津液枯燥，精血耗伤，则形成"水亏火炽"，而致水泉涸竭，而见下消、男子失精、妇人经闭等病证。若肾阴虚进一步发展，阴损及阳，可导致阴阳两虚证候。

2. 肾阳虚　肾阳虚，又称为命门火衰，可导致温煦失职，气化无权，封藏不固，而出现疲惫乏力，形寒肢冷，腰膝冷痛，小便清长或尿少、无尿，全身水肿（以下半身为甚，按之凹陷不易恢复），阳痿、早泄、遗尿、失禁，以及舌质淡胖等。王好古在《此事难知》中云："经言下如渎者，正谓大小便也。大便为阴为有形，乃下焦之下者也。肾脏病为肾主大便，不言大肠者……俱是丹田衰败。"可见，大便不禁或滑泄失脱，都与肾阳虚衰有关。由于"肾主蛰，封藏之本，精之处也"，所以肾阳虚衰，尤其是日久滑精之症，无不由肾阳之虚所致。若肾阳虚衰进一步发展，可导致阴阳将离的虚脱证。

3. 阴阳两虚　阴伤及阳，或阳损及阴，均可致阴阳两虚。阴阳相系，互为其根，在病变过程中，尤其疾病晚期，易导致阴阳两伤。产生阴阳两虚的病机主要有：第一，素体羸弱，加之疾病缠身，日久不复，渐至阴阳两虚；第二，精气空虚，失于濡养。由于肾气虚衰，肾气衰而精气竭，互为因果。陈无择在《三因极一病证方论》中指出"精虚极"与"虚羸、惊悸、梦中遗泄、尿后遗溺、小便自浊，甚则茎弱，小腹里急"等证同见。

（三）邪正盛衰

邪正盛衰是指在疾病过程中，机体的抗病能力与致病邪气之间相互斗争发生的盛衰变化。它关系着疾病的发生，并直接影响着疾病的发展和转归及病证的虚实变化。若正气增长而旺盛，必然邪气消退；反之，若邪气增长而亢盛，必会耗损正气。而随着体内邪正的消长盛衰，就形成了病证的虚实变化。正如《素同·通评虚实论》中所说："邪气盛则实，精气夺则虚。"各种肾病的发生、发展和变化均与邪正盛衰密切相关，如急性肾衰竭多以邪气壅盛为主，正气未虚，而慢性肾衰竭则常见正虚邪盛、虚实夹杂的复杂表现。

第三节　肾脏病的常见证型

一、肾气虚

气虚是指元气、宗气等的亏损，以及气的推动、温煦、固摄、防御等功能的减退，从而导致机体的某些功能活动低下或衰退。肾气虚属于气虚的其中一种，肾气亏虚则固摄无权，生长生殖功能下降，出现肾气不固之证。肾主纳气，是指肾有摄纳肺气以助肺司呼吸，防止呼吸表浅的功能。人体的呼吸虽是由肺所主，但吸入之气，必须下纳于肾，故有"肺主呼气，肾主纳气"之说。若肾纳气失司，则会出现摄纳无权，气不归元之证。

临床表现：面白神疲，腰膝酸软，听力减退，小便频数而清，或尿后余沥，或遗尿失禁，或夜尿频多，男子滑精早泄，女子带下清稀，或胎动易滑；久病咳喘，呼多吸少，气短，动则喘甚；舌质淡，苔白，脉象沉而弱等。

辨证概要：由于肾气衰弱，或肾气不充，或因于久病、劳损而伤肾，以致肾气亏虚，固摄失司、摄纳无权所致。肾虚不固，膀胱失约，故小便频数而清，尿后余沥不禁，夜尿频多，甚或遗尿；肾气虚而精关不固，则滑精早泄；阳气衰少而不能固护冲任，所以带下清稀、胎动易滑；久病由肺及肾，肾气亏虚，摄纳无权，气不归元，则久病咳喘，呼多吸少，气短，动则喘甚；舌质淡，苔白，脉象沉而弱为气虚的表现。

二、肾精虚

肾精虚，又称肾精不足、肾精亏损等，肾所藏之精，是机体活动的根本，其主司人体的生长、发育、生殖，能调节脏腑之精，能生髓、补脑，并参与血液的生成。肾精亏虚，脑髓失于充养，就会出现一系列病症。

临床表现：小儿发育迟缓，身材矮小，智力迟钝，囟门迟闭，骨骼痿软。腰膝酸软，眩晕耳鸣，健忘恍惚，动作迟缓，性功能减退，精少不育，经闭不孕，发脱齿摇，足痿无力。

辨证概要：由于禀赋薄弱，先天不足，早婚多育，房事不节，劳欲伤肾，或年高体弱，久病失养等所致。肾精亏损，髓无以生，髓海空虚，骨髓失充，则小儿发育迟缓，身材矮小，智力迟钝，囟门迟闭，骨骼痿软；腰为肾之府，肾精亏虚，腰府失养，故腰膝酸软；肾精亏少，脑及耳窍失于濡养，则眩晕耳鸣、健忘恍惚；肾精不足，生长生殖功能减退，则精少不育、经闭不孕；肾主骨生髓，肾精亏损，则发脱齿摇、足痿无力等。

三、肾阳虚

肾阳虚，又称命门火衰，肾阳为一身阳气之根本，有温煦形体，蒸化水液，促进机体生长发育、生殖等功能。若肾阳虚衰，则温煦失职气化无权，封藏不固，因而发生形寒肢冷、水湿泛溢、阳痿滑泄等病证。

临床表现：面色㿠白，头目眩晕，畏寒肢冷，尤以下肢为甚，腰膝冷痛，尿频或尿少，或水肿，腰以下为甚，按之凹陷不起，或阳痿，宫寒不孕，或性欲减退，或大便久泄不止，完谷不化，五更泄泻，舌质胖淡或边有齿痕，脉沉弱等。

辨证概要：禀赋虚弱，久病不愈，或房劳伤肾，下元亏损，命门火衰。阳虚不能温煦形体，故形寒肢冷，面色㿠白；腰为肾之府，肾阳虚弱，下元虚损，故腰膝酸冷；肾主生殖，阳虚火衰，生殖功能衰减，故男子阳痿；肾虚膀胱失约，故小便频数而清，尿后余沥不尽或尿少；尺脉候肾，阳虚鼓动无力，故尺脉沉弱尤甚。

四、肾阴虚

肾阴虚，又称为肾水不足，肾阴为一身阴液之根本，能滋润形体脏腑，充养脑髓骨骼，抑制阳亢火动，以维持正常的生长、发育、生殖等功能。若肾阴亏损，形体脏腑失其滋养，则精血、骨髓等日益亏虚，命门之火失其制约，亦常因之亢逆而为害。

临床表现：腰膝酸软，眩晕耳鸣，视力减退，健忘少寐，形体消瘦，咽干舌燥，五心烦热或午后潮热，颧红盗汗，男子精少，女子经少或闭经，或见崩漏。舌红苔少而干，脉细数。

辨证概要：多因久病伤肾，或房事不节，或失血耗液，或过服温燥动阴之品，或情志内伤，暗耗肾阴所致。肾阴不足，脑髓空虚，骨髓失养，故眩晕健忘、腰膝酸软、耳鸣；阴精不能上注于目，故视力减退、目视昏花；形体、口舌得不到阴液的滋养，故形体消瘦、咽干口燥、舌红少津；阴虚不能制阳，虚火内动，则五心烦热，或午后潮热、颧红盗汗；上扰心神，故夜不能寐；火扰精室，故遗精早泄；精血亏少，所以经行量少甚或经闭，虚火内扰，血热妄行，亦可致崩漏；舌红苔少而干，脉细数为阴虚的表现。

五、气血亏虚

气和血是组成人体的基本物质，维持着各脏腑器官组织的正常运行。《素问·调经论》记载："血气不和，百病乃变化而生。"气血亏虚，则脏腑形体失其滋养，生命活动不能正常运行。

临床表现：面色淡白或萎黄，头晕目眩，少气懒言，乏力自汗，心悸失眠，舌淡而嫩，脉细弱等。

辨证概要：多因久病失养，劳倦伤肾，或先天不足，肾精气亏虚，精血互化无源，导致气血亏虚。气血不足，则不能上荣于头目，故面色淡白或萎黄，头晕目眩；气血亏虚不能充养形体脏器组织，则出现少气懒言，乏力自汗，心悸失眠；舌淡而嫩，脉细弱为气血亏虚的表现。

六、心肾不交

心阳下降于肾，以温肾水；肾阴上济于心，以养心火。心肾相交，则水火既济，若肾阴不足，心火独亢，心肾阴阳失去了协调既济的关系，即为心肾不交。

临床表现：心烦不寐，心悸健忘，头晕耳鸣，咽干口燥，腰膝酸软，五心烦热，潮热盗汗，梦遗，舌红少苔，脉细数。

辨证概要：多因久病劳倦，房事不节，损伤心肾之阴，或五志过极，心火亢盛，耗伤肾阴，以致心肾不交，水火失济。肾水不升，心火无制，心神不宁，故心烦不寐或心悸；阴精虚亏，头目失养，骨髓不充，故健忘、头晕耳鸣、咽干口燥、腰膝酸软；阴虚阳亢，虚火妄动，故五心烦热、潮热盗汗、梦遗；舌红少苔，脉细数为阴虚的表现。

七、肝肾阴虚

肝肾同源，肝阴与肾阴互相资生，盛则同盛，衰则同衰，肝阴不足常导致肾阴不足，肾阴不足亦会使肝阴亏损。阴虚则阳亢，肝肾阴虚证以阴津亏虚、阳亢火动为其病变特点。

临床表现：头晕目眩，耳鸣健忘，失眠多梦，咽干口燥，腰膝酸软，两胁作痛，五心烦热，颧红盗汗，男子遗精，女子经少，舌红少苔，脉细数。

辨证概要：多因劳倦，耗伤精血，或久病不愈，耗伤肝肾之阴所致。肝肾阴虚，虚火上炎，头目失于阴精的滋养，故头晕目眩、健忘、耳鸣；火扰心神则失眠多梦；阴液不能上承，故咽干口燥；肝脉布于两胁，经脉失养，故胁痛；虚火内生，五心烦热，颧红盗汗；火动精室则遗精；冲任隶属肝肾，肝肾不足则冲任空虚，故月经量少；舌红少苔，脉细数，为阴虚内热之象。

八、脾肾阳虚

脾为后天之本，肾为先天之本，脾肾阳气互相资助，在温煦肢体、运化水谷精微、气化水液等方面起着协同作用。若脾肾阳虚，则表现为阴寒内盛、运化失职、水液停滞等病证。

临床表现：面色㿠白，形寒肢冷，腰膝、少腹冷痛，下利清谷，久泻久痢，或五更泄泻，或小便不利，或面浮肢肿，甚则腹胀如鼓；舌淡胖，苔白滑，脉沉弱，为脾肾阳虚之象。

辨证概要：多因病久耗气伤阳，或水液久滞，或久泄迁延，以致肾阳虚衰不能温养脾阳，终则脾肾阳气俱伤所形成。脾肾阳虚，不能温养形体，故面色㿠白、形寒肢冷；阳虚内寒，经脉凝滞，故少腹腰膝冷痛；水谷不得腐熟运化，故下利清谷，久泻久痢，或五更泄泻；阳虚无以运化水湿，水湿泛溢，故面浮肢肿；水邪内聚则小便不利；舌淡胖，苔白滑，脉沉弱为阳虚内寒之象。

九、脾肾气虚

脾为后天之本，主运化，为气血生化之源，肾乃先天之本，主生长发育，司二便。脾肾气虚，推动无力，不能运化水谷和水湿，则气血无以生化，水液升清降浊失司。

临床表现：精神疲倦，面色淡白，四肢乏力，纳食不香，尿频，淋沥不畅，舌淡，苔白，脉细无力。

辨证概要：多因素体亏虚，或劳欲过度，或久病体虚等所致。脾气虚，则运化功能失司，故见神疲乏力、面色淡白、四肢乏力、纳食不香；肾主水，肾气虚，水液升清降浊失司，故见尿频、滴沥不畅；舌淡，苔白，脉细无力为脾肾气虚之象。

十、膀胱湿热

膀胱湿热，即湿热之邪蕴于膀胱所致的病变。湿热蕴于膀胱，膀胱气化不利，无以分清降浊，开阖失司及灼伤脉络，则出现尿频尿急等一系列症状。

临床表现：尿频尿急，尿道灼痛，黄赤短少，小腹胀满，或伴有发热腰痛，或尿血，或尿有砂石，舌红苔黄腻，脉数。

辨证概要：因感受湿热之邪，饮食不节，脾胃内伤，湿热内生，下注膀胱所形成。湿热蕴结膀胱，气化不利，则尿频尿急，尿道涩痛，少腹胀满；湿热郁蒸日久则发热，累及肾脏则见腰痛；热盛则黄赤短少；湿热灼伤脉络，则尿血；湿热久蕴煎熬则成砂石，故尿有砂石；舌红苔黄腻，脉数为湿热内蕴之象。

十一、水湿证

脾主运化水湿，脾失健运则水湿之邪无以运化，出现水湿停滞之证。

临床表现：面目、四肢，甚或全身水肿，尿少腹胀，甚则胸闷心悸，气促不能平卧，纳少便溏，舌淡胖，边有齿印，苔白，脉沉迟。

辨证概要：水湿凝聚机体，则面目、四肢，甚或全身水肿，尿少腹胀；水液停留于心肺，则胸闷心悸，气促不能平卧；水湿停留于胃肠，则纳少便溏；舌淡胖，边有齿印，苔白，脉沉迟为水湿凝聚之象。

十二、湿热证

湿热证是指湿热之邪侵入人体而表现出来的一系列症状。因脾失运化，津液输布失常，水湿蕴留，郁而化热；或外感风热、风寒等邪气挟湿挟痰者，日久亦可产生湿热之邪。

临床表现：胸胁满闷，口苦，皮肤发黄，关节肿痛，皮肤湿疹，小便频数短涩，或尿赤，舌质红，苔黄腻，脉滑数。

辨证概要：湿热之邪阻滞于胸胁，气机不畅，则出现胸胁满闷；湿热之邪阻滞于肝胆经脉，则口苦、皮肤发黄；湿热之邪流于四肢关节，则出现关节肿痛；湿热之邪聚集于皮下，浸淫皮肤，则出现湿疹；湿热之邪停留于膀胱，则小便频数短涩，或尿赤；舌质红，苔黄腻，脉滑数为湿热内蕴之象。

十三、血瘀证

离经之血，未能及时排出或消散，而停留于某处；或气滞、寒凝致血行不畅，壅滞于经脉；或气虚推动无力，血行缓慢，则为瘀血。瘀血内阻，则出现疼痛、肿块、出血、舌紫、脉涩等为主要表现的血瘀证候。

临床表现：面色黧黑，唇甲青紫，刺痛，痛处固定，拒按，小腹胀满，出血紫暗，或尿中有血块，舌紫暗或见紫斑，脉细涩，或结代。

辨证概要：气血运行受阻，不通则痛，则刺痛，痛处固定，拒按；瘀血阻络，血行障碍，气血不得濡养全身，则面色黧黑，唇甲青紫；瘀血阻塞脉络，血液不能循经运行，溢出脉外，故尿中有血块；舌紫暗或有紫斑，脉细涩，或结代，为血瘀之象。

十四、湿浊证

湿浊作为致病因素和病理产物，湿性重浊黏腻，每于病位停留滞着，阻碍阳气活动。但湿与浊存在一定的差异，湿有内外之分，浊主要从内化生，湿轻浊重，积湿成浊，浊较之湿更稠厚浓重、难以清除。

临床表现：眩晕昏沉，脘腹胀满，恶心呕吐，食少纳呆，肢体水肿，大便黏滞不爽，小便混浊，尿色黄，舌苔厚腻，脉滑。

辨证概要：情志、饮食、劳倦失宜，或妄用厚味滋腻，阻碍脾胃气机；或久病虚损，肺脾肾等脏腑功能失常，均可以产生湿浊之邪。湿浊之邪阻遏清阳，易蒙蔽清窍，故眩晕昏沉；湿浊之邪黏滞，易困阻脾之清阳，阻塞气机，则脘腹胀满，恶心呕吐，食少纳呆；湿浊阻滞气机，津液停聚，而肢体水肿；大便黏滞不爽，小便混浊，尿色黄，舌苔厚腻，脉滑皆为湿浊内停之象。

第四节　肾脏病的常用治法

一、利水消肿法

利水消肿法主要用于水湿内停引起的面目、四肢、全身水肿，尿少腹胀等。常用益气利水、行气利水、解表利水、宣肺利水、淡渗利水、育阴利水、活血利水、温阳利水、清热利水、攻下逐水等方法。常用方有五苓散、五皮饮、越婢汤、猪苓汤等。

二、温阳利水法

温阳利水法主要用于肾阳虚衰，不能温化水液，导致水液内停，而见全身水肿，腰以下为甚，按之没指，小便短少，腰膝酸软，神疲乏力，形寒怕冷，面色㿠白，甚则腹部胀满，心悸气短，喘咳痰鸣，舌淡胖，苔白滑，脉沉细无力者。本法可用于水肿、虚劳，以及肾病综合征、慢性肾小球肾炎、慢性肾衰竭等多种肾脏病的治疗。常用方有济生肾气丸、真武汤等。

三、活血化瘀法

活血化瘀法适用于疾病过程中瘀血内停，而见局部包块，固定不移，刺痛拒按，出血，舌质紫暗，脉象细涩者。本法应用于各种急、慢性肾小球肾炎和肾病综合征的治疗，也可用于狼疮性肾炎、高血压肾病等继发性肾病的治疗，常用方有血府逐瘀汤、少腹逐瘀汤、膈下逐瘀汤等。

四、清热解毒法

清热泻火解毒法用于热毒入里，正邪交争，而见高热寒战，腰痛，皮肤疮疡，牙龈肿痛，口渴喜饮，烦躁不安，小便短赤，大便秘结，或小便淋沥涩痛，舌红，苔黄腻，脉滑数者。本法主要用于腰痛、淋证、肾风，以及急进性肾小球肾炎、慢性肾炎急性发作、急性泌尿系感染等多种肾脏病的治疗。常用方有黄连解毒汤、五味消毒饮等。

五、滋补肾阴法

滋补肾阴法用于一切肾阴亏虚者，证见面色憔悴，腰膝酸软，头晕目眩，耳鸣耳聋，口咽干燥，五心烦热，失眠盗汗，遗精，小便淋沥，舌红无苔，脉象沉细或弦细等。本法主要用于急性肾小球肾炎恢复期、慢性肾小球肾炎或糖尿病肾病有肾阴不足的治疗。常用方有六味地黄丸、左归丸等。

六、和胃降逆法

和胃降逆法用于脾肾亏虚，湿浊中阻，胃失和降所致的胃气上逆之证，临床可见呃逆、恶心呕吐、嗳气，脘腹胀满，大便稀溏或秘结，纳呆，面色萎黄，舌质淡，苔腻，脉濡缓。本法应用于虚劳、关格、癃闭，以及慢性肾衰竭、代谢性酸中毒等肾脏病的治疗。常用方有温胆汤、温脾汤等。

七、清热利湿法

清热利湿法用于湿热下注蓄积于膀胱所致的水道不利之淋证。以尿频涩痛，尿灼热感，淋沥不畅，甚或闭塞不通，小腹胀满，舌红，苔黄脉细数等为主症。临床上可用于急、慢性肾盂肾炎，膀胱炎，尿道炎等证属湿热下注的治疗。常用方有八正散、萆薢分清饮、石韦散等。

八、补肾固涩法

补肾固涩法用于因肾虚不能固摄而导致的遗精、早泄、遗尿、小便失禁、长期蛋白尿等。常用方有大补元煎、金匮肾气丸、水陆二仙丹等。但应注意，临床上许多滑泄之证并非肾虚所致，而是由相火、湿热、郁滞等病邪袭肾使肾失固摄引起。临证时应认真分析，不可一见滑泄即投固涩之剂，以免闭门留寇。

九、交通心肾法

滋肾清心，交通心肾法用于肾阴亏虚，水不济火所致的心火独亢；或心火独炽，下降肾水所致的肾阴耗伤，临床可见心烦不寐，心悸健忘，头晕耳鸣，腰膝酸软，神疲乏力，五心烦热，口干咽燥，遗精滑精，舌红少苔，脉细数。常用方有交泰丸、黄连阿胶汤、知柏地黄丸、天王补心丹等。

十、平肝潜阳法

平肝潜阳法用于肾精亏虚，水不涵木致肝阳上亢，而见头目胀痛，头重脚轻，头晕目眩，面红目赤，烦躁易怒，腰膝酸软，心悸健忘，失眠多梦，舌质红，苔薄黄，脉弦或弦细数者。本法主要用于眩晕，以及肾性高血压、肾病综合征、肾性脑病等多种肾脏病的治疗。常用方有天麻钩藤饮、杞菊地黄丸等。

十一、温阳补肾法

温补肾阳法用于肾阳虚衰，而见腰痛腿软，畏寒肢冷，少腹拘急，小便不利或小便反多，舌淡胖，脉虚弱者。本法主要用于肾病中因阳气虚衰、肾精亏损而致的阳痿、精冷、精少等的治疗。常用方有金匮肾气丸、右归丸等。

肾脏病的常用治疗方法虽然有以上几种，但在临床上往往根据疾病、证候、病期等不同，采用一种或多种方法灵活配合使用，方可达到较好的临床疗效。必须注意，在使用补肾之法时，首先要注意辨清真假，防止将"真实假虚证"误认为肾虚，同时对于已辨清为肾虚者，须分清肾阴虚、肾阳虚，或阴阳两虚，不要阴虚补阳，阳虚补阴。此外，还要分清标本缓急，若虽属肾虚但标证较急时宜先治标，而后再行补肾之法。在药物的配伍上，使用滋阴药物时，须配伍开胃药与利湿药，如砂仁、木香、泽泻、茯苓等，以防滋腻及生湿。在治疗肾阴虚而相火动时，可予滋阴泻火药中酌加少量肉桂，以引火归元；在使用温补肾阳药时，要注意配伍滋阴药，切不可单独补阳，以防生火耗液。

第五节　肾脏病的常用方药

一、六味地黄丸（原名地黄丸）

【组成】熟地黄 24 g，山萸肉、干山药各 12 g，泽泻、牡丹皮、茯苓各 9 g。

【用法】上为末，炼蜜为丸，如梧子大，空心温水化下三丸（现代用法：研细末，炼蜜为丸，每服9 g，日2～3次，温开水或淡盐汤送服；也可作汤剂，水煎服）。

【功效】填精滋阴补肾。

【主治】肾阴精不足证。腰膝酸软，头晕目眩，视物昏花，耳鸣耳聋，盗汗，遗精，消渴，骨蒸潮热，手足心热，牙齿动摇，以及小儿囟门不合，舌红少苔，脉沉细数。

【证治机制】本方所主病证，皆属真阴亏损，虚火上炎所致，为肾、肝、脾三阴并补之剂而以补肾阴为主。腰为肾府，为先天之本，主骨生髓，肾阴不足，则骨髓不充，故见腰膝酸软无力；脑为髓之海，肾阴亏损，则髓海空虚，而见头晕目眩、耳鸣耳聋；肾藏精，为封藏之本，阴精亏虚，封藏不固，加之阴不制阳，相火妄动，而见盗汗、遗精、消渴、骨蒸潮热、手足心热等。舌红、少苔、脉沉细数等症，皆为阴虚内热之象。治宜滋阴补肾。

【方解】方中重用熟地黄，甘、微温，入肝、肾经，滋阴补血，填精益髓，大补真阴，为壮水之要药，故为君药。臣以山萸肉，酸涩微温，养肝肾而涩精；山药双补脾肾，既补肾固精，又补脾以助后天生化之源。三药合用，以达"三阴并补"之功。凡补肾精之法，必当泻其"浊"，方可存其"清"，而使阴精得补。又配茯苓淡渗脾湿，助山药补脾以助健运；泽泻利湿泄浊，并防熟地之滋腻；牡丹皮清泄肝火，并制山萸肉之温涩，其为佐使药。此三药合用，即所谓"三泻"，泻湿浊而降相火。全方各药合用，滋补而不留邪、降火而不伤正，补中有泻，寓泻于补，是通补开阖的方剂。

二、左归丸

【组成】大怀熟地24 g，山药、枸杞、山茱萸、鹿角胶、龟板胶、菟丝子各12 g，川牛膝9 g。

【用法】上先将熟地蒸烂，杵膏，炼蜜为丸，梧桐子大，每食前用滚汤或淡盐水送下百余丸（现代用法：蜜丸，每服9 g，日2～3次；亦可作汤剂，水煎服）。

【功效】滋阴补肾，填精益髓。

【主治】真阴不足证。头晕目眩，腰酸腿软，遗精滑泄，自汗盗汗，口燥舌干，舌红少苔，脉细。

【证治机制】真阴不足，肾精亏虚，不能主骨而腰酸腿软；不能生髓，则髓海空虚而头目眩晕；肾精亏虚，且失于封藏，故遗精滑泄、自汗盗汗；口燥舌干、舌光少苔、脉细等皆为阴精不足之象。治宜补肾滋阴，填精益髓。

【方解】方中重用大熟地滋肾阴，益精髓，以补真阴之不足，为君药。山茱萸补养肝肾，固涩精气；山药补脾益阴，滋肾固精；龟板胶滋阴补髓；鹿角胶补益精血，温壮肾阳，配入补阴方中，而有"阳中求阴"之义，皆为臣药。枸杞补肝肾，益精血；菟丝子补肝肾，助精髓；川牛膝益肝肾，强筋骨，俱为佐药。本方为滋补之品，纯甘补阴，纯补无泻，兼阳中求阴之法。

三、金匮肾气丸

【组成】干地黄 24 g，薯蓣、山茱萸各 12 g，泽泻、茯苓、牡丹皮各 9 g，桂枝、附子各 3 g。

【用法】上为细末，炼蜜和丸，如梧桐子大，酒下十五丸，日再服（现代用法：蜜丸，每服 6 g，日 2～3 次，白酒或淡盐汤送下；亦可作汤剂，水煎服）。

【功效】温补肾阳。

【主治】肾阳不足证。腰痛脚软、下半身常有冷感，少腹拘急，烦热不得卧而反倚息，小便不利或小便反多，阳痿早泄，舌质淡而胖，脉虚弱，尺部沉细；以及痰饮、水肿、消渴、脚气、转胞等。

【证治机制】本方在《金匮要略》中主治虚劳腰痛、痰饮、消渴、脚气、转胞、小便不利等病证，皆由肾之阴精不足，肾阳虚弱，气化失常所致。虚劳者阴阳精血俱损也，肾为先天之本，主骨藏精，肾中寄命门相火，腰为肾之外府，若肾精不足，失于滋荣，则腰痛而足膝痿软；命门火衰，失于温煦，必致半身以下常有冷感、少腹拘急；阳气虚弱，失于蒸化，必致水液代谢失常，故见小便不利或小便反多。而痰饮、水肿、消渴、脚气、转胞诸证皆为水液代谢失常之变，而宜温补肾气，助气化以利水。他如阳痿早泄、舌淡而胖、脉象虚弱、尺部沉细皆为肾精不足，肾之阳气匮乏所致。治宜滋养肾之阴精，以温补化生肾气。正如《小儿药证直诀笺正》所云："仲师八味，全为肾气不充，不能鼓舞真阳，而小水不利者设法。"

【方解】方用干地黄（今多用熟地黄）为君，滋补肾阴，益精填髓。《本草经疏》谓："干地黄乃补肾家之要药，益阴血之上品。"山茱萸补肝肾，涩精气；薯蓣健脾气，固肾精。二药与地黄相配，补肾填精之功益著。臣以附子、桂枝温肾助阳，意在微微生火，以鼓舞肾气，取"少火生气"之意。佐以茯苓健脾益肾，泽泻、丹皮降相火而制虚阳浮动，且茯苓、泽泻均有渗湿浊，通调水道之功。此亦"三补"与"三泻"相伍，则补中有泻，补而不滞。诸药合用，非峻补元阳，乃阴中求阳，微微生火，鼓舞肾气，即"少火生气"之意。方中乃以大量补精水之品为主，温补之品，药少量轻，意在以辛热之桂附化其阴精以益肾气。正如柯琴所谓"此肾气丸纳桂、附于滋阴剂中十倍之一，意不在补火，而在微微生火，即生肾气也。故不曰温肾，而名肾气""方名肾气，所重者在一气字。故桂、附极轻，不过借其和煦，吹嘘肾中真阳，使溺道得以畅遂"。（《小儿药证直诀笺正》）

四、右归丸

【组成】熟地黄28 g，山药、枸杞子、菟丝子、鹿角胶、杜仲各12 g，山茱萸、当归各9 g，制附子、肉桂各6 g。

【用法】将熟地蒸烂杵膏，余为细末，炼蜜为丸，如弹子大。每嚼服二三丸，以滚白汤送下（现代用法：蜜丸，每服9 g；亦可作汤剂，水煎服）。

【功用】温补肾阳，填精益髓。

【主治】肾阳不足，命门火衰证。年老或久病气衰神疲，畏寒肢冷，腰膝软弱，阳痿遗精，或阳衰无子，或饮食减少，大便不实，或小便自遗，舌淡苔白，脉沉而迟。

【证治机制】本方原"治元阳不足，或先天禀衰，或劳伤过度，以致命门火衰，不能生土，而为脾胃虚寒……总之，真阳不足者，必神疲气怯，或心跳不宁，或四肢不收，或阳衰无子等证。俱宜益火之源，以培右肾之元阳，而神志自强矣。"病由命门火衰，阳气不振，故见气衰神疲、畏寒肢冷、腰膝软弱；火不生土，脾阳不运，故饮食减少、大便不实；肾主封藏，阳虚而精关不固，则为遗精滑泄、阳衰无子、小便自遗。治宜温补命门，填精益髓。

【方解】方中附子、肉桂温壮元阳，鹿角胶温肾阳、益精血，共为君药。熟地黄、山茱萸、枸杞子、山药滋阴益肾，填精补髓，并养肝补脾，亦取"阴中求阳"之义，共为臣药。佐以菟丝子、杜仲补肝肾，强腰膝；当归养血补肝，与补肾之品相合，共补精血。诸药合用，温壮肾阳，滋补精血。本方补阳药与补阴药相配，则"阳得阴助，生化无穷"，妙在"阴中求阳"；且集诸补药于一方，所谓纯"补"无"泻"之剂，"益火之源，以培右肾之元阳"（《景岳全书》），使元阳得以归原，故名右归。

五、桃红四物汤

【组成】熟地黄12 g，白芍、当归、川芎、桃仁各9 g，红花6 g。

【用法】每服三钱，水盏半，煎至七分，空心热服（现代用法：水煎服）。

【功用】活血化瘀，调经止痛。

【主治】血虚兼血瘀证。妇女月经不调，伴有血块，色紫黏稠，腹痛，舌淡紫，苔白，脉沉迟或弦细涩。

【证治机制】本证为营血亏虚，血脉瘀阻，血行不畅所致。血脉瘀阻，血行不畅则妇女月经不调，伴有血块，色紫黏稠；营血亏虚，失于濡养，或瘀血阻滞，不通则痛，而致腹痛；舌淡紫，苔白，脉沉迟或弦细涩，为瘀血阻滞，营血不足之象。

【方解】桃红四物汤以祛瘀为主，养血行气为辅。方中以桃仁、红花为主，意在活血化瘀；以甘温之熟地黄、当归滋养肝阴、养血调经；芍药养血和营，以增补血之力；川芎活血行气，调畅气血，以增活血之功。各药配伍，使瘀血祛、新血生、气机畅，化瘀生新。

六、当归芍药散

【组成】当归9 g，芍药30 g，茯苓、白术各12 g，泽泻、川芎各15 g。

【用法】上六味杵为散，取方寸，酒和，日三服（现代用法：多改散剂为汤剂，水煎服）。

【功用】养血调肝，健脾利湿。

【主治】妇人妊娠或经期，肝脾两虚，腹中拘急，绵绵作痛，头晕心悸，或下肢水肿，小便不利，舌质淡，苔白腻者。现又用于纠正胎位。

【证治机制】肝脾两虚，气血乏源，脏腑、组织、器官失于濡养，则腹中拘急，绵绵作痛，头晕心悸；脾虚则运化水液功能失司，故下肢浮肿，小便不利；舌质淡，苔白腻为肝脾气血两虚，兼有湿邪阻滞之象。

【方解】方中重用白芍柔肝木而缓脾土，养血敛阴，柔肝缓急以解腹中之痛；当归养血活血和血，川芎活血行气，合当归则散寒止痛；白术、茯苓健运脾气，使气血生化有源；茯苓、泽泻利水渗湿，从小便出。全方养血调肝，健脾渗湿，体现了肝脾两调、血水同治的特点。

七、大柴胡汤

【组成】柴胡24 g，黄芩、芍药、半夏、枳实各9 g，大黄6 g，大枣4枚，生姜15 g。

【用法】上八味，以水一斗二升，煮取六升，去渣，再煎。温服一升，日三服（现代用法：水煎服）。

【功用】和解少阳，内泻热结。

【主治】少阳阳明合病。往来寒热，胸胁苦满，呕不止，郁郁微烦，心下痞硬，或心下急痛，大便不解或协热下利，舌苔黄，脉弦数有力。

【证治机制】本证乃因少阳之邪内传阳明，化热成实而致。少阳病未解，见往来寒热、胸胁苦满；邪入阳明，化热成实，气机被阻，腑气不通，故见心下痞硬，或心下急痛、大便不解、苔黄、脉数；里热较甚，以致郁郁微烦；胆热犯胃，加之阳明热结，胃气上逆更甚，故由少阳证之"喜呕"进而成"呕不止"。若阳明积热下迫，大肠传导失司，又可见协热下利。此少阳与阳明合病，亦为表里同病。伤寒少阳证治当和解，禁用下法，否则会伤及气血或引邪入里，但兼阳明腑实，则又当下。故治当和解少阳为主，辅以内泻阳明热结。

【方解】本方以和解少阳的小柴胡汤与轻下阳明热结的小承气汤合方加减而成。方中重用柴胡为君，疏解少阳之邪。以黄芩清泄少阳郁热，与柴胡相伍，和解清热，以解少阳之邪。轻用大黄、枳实泻热通腑，行气破结，内泻阳明热结，亦为臣药。芍药缓急止痛，与大黄配伍可治腹中实痛，合枳实能调和气血，以除心下满痛；半夏和胃降逆，辛开散结；配伍大量生姜，既增止呕之功，又解半夏之毒，共为佐药。大枣和中益气，与生姜相配，调脾胃、和营卫，并调和诸药，为佐使药。诸药合用，既不悖少阳禁下原则，又可和解少阳、内泻热结，使少阳与阳明之邪得以分解。

八、五苓散

【组成】泽泻15 g，茯苓、白术、茯苓各9 g，桂枝6 g。

【用法】上捣为散，以白饮和，服方寸匕，日三服，多饮暖水，汗出愈，如法将息（现代用法：作散剂，每服6～10 g，多饮热水，取微汗；亦可作汤剂，水煎服，温服取微汗）。

【功效】利水渗湿，温阳化气。

【主治】①蓄水证：小便不利，头痛微热，烦渴欲饮，甚则水入则吐，舌苔白，脉浮。②水湿内停证：水肿，泄泻，小便不利，以及霍乱吐泻等。③痰饮：脐下动悸，吐涎沫而头眩，或短气而咳者。

【证治机制】《伤寒论》用本方治伤寒太阳病之"蓄水证"，所谓"蓄水证"即太阳表邪未解，内传太阳膀胱，致使膀胱气化不利，水蓄下焦，而成太阳经腑同病之证。表邪未解，故头痛微热、脉浮；膀胱气化失司，故小便不利；水蓄下焦，津液不得上乘于口，故渴欲饮水；若因脏腑功能失调，水湿内停，泛溢肌肤，则为水肿；下注大肠，则为泄泻；水湿稽留，升降失常，清浊相干，则霍乱吐泻；水停下焦，水气内动，则脐下动悸；水饮上泛，阻遏清阳，则吐涎沫而头眩；水凌心肺，肺气不利，则短气而咳。总之，皆由膀胱蓄水过甚所致。治之之法，当急利其小便，兼以化气解表。

【方解】方中重用泽泻甘淡而寒，直达膀胱，利水渗湿，为君药；臣以茯苓、猪苓甘淡渗湿，通利水道，增强利水饮之功；佐以白术苦甘而温，健脾燥湿利水，乃培土以制水也；使以少量桂枝，辛甘温，既能外解太阳之表，又能温化膀胱之气。五药合方，共奏淡渗利湿、健脾助运、温阳化气、解表散邪之功。由于方中桂枝，并非专为解表所设，故"蓄水证"得之，有利水而解表之功；痰饮病得之，有温阳平冲降逆之功；水湿内盛而无表证者得之，则可收化气利水之效。

九、五皮饮

【组成】生姜皮、桑白皮、陈橘皮、大腹皮、茯苓皮各9 g。

【用法】上为粗末，每服三钱，水一盏半，煎至八分，去滓，不拘时候温服（现代用法：水煎服）。

【功效】利水消肿，理气健脾。

【主治】水停气滞之皮水证。一身悉肿，肢体沉重，心腹胀满，上气喘急，小便不利，以及妊娠水肿，舌苔白腻，脉沉缓。

【证治机制】本证由脾失健运，水停气滞，泛溢肌肤所致。水湿内停，泛溢肌肤，则一身悉肿；水湿不化，气机壅滞，则心腹胀满；肺气不降，水道不通，则上气喘急、小便不利。肢体沉重，苔白腻，脉沉缓，皆为水湿内停之象。法当健脾渗湿，利水消肿，理气除满。

【方解】方中茯苓皮甘淡性平，专行皮肤水湿，以健脾渗湿、利水消肿，为君药。陈橘皮理气和中，醒脾化湿；大腹皮行气消胀，利水退肿，共为臣药。桑白皮甘寒，肃肺降气，行水消肿，使肺气清肃，水自下趋，生姜皮辛凉，利水消肿，共为佐药。五药相合，体现了行气与利水同用，使气行则水行；健脾与肃肺并行，开水湿下行之路；辛散与淡渗合法，令水气内外分消。本方五药皆用其皮，取"以皮行皮"之意，而除肌腠皮间水气。

十、越婢汤

【组成】麻黄18 g，石膏24 g，生姜9 g，甘草6 g，大枣12 g。

【用法】上五味，以水六升，先煮麻黄，去上沫，内诸药，煮取三升，分温三服（现代用法：水煎服）。

【功用】疏风解表，宣肺利水。

【主治】风水证。恶风，无大热，自汗出，或骨节疼痛；或眼睑水肿，如蚕新卧起伏，手足肿，按之凹陷不起，脉浮。

【证治机制】风邪袭表，肺卫不固，则恶风，无大热，自汗出，骨节疼痛；风邪侵袭肺卫，肺之宣发肃降、通调水道功能失司，则眼睑水肿，如蚕新卧起伏，手足肿，按之凹陷不起；脉浮为风水证之脉象。

【方解】方中麻黄为君药，发汗解表，宣肺行水；佐以生姜、大枣则增强发越水气之功，不仅使风邪水气从汗而解，尤可借宣肺通调水道之力，使水邪从小便而去。因肺胃有热，故加石膏以清其热。使以甘草，调和药性，与大枣相伍，则和脾胃而运化水湿之邪。综合五药，乃为发越水气、清泄里热之剂，对风水证有很好的疗效。

十一、猪苓汤

【组成】猪苓、茯苓、泽泻、滑石、阿胶各10 g。

【用法】原方五味，以水四升，先煮四味，取二升，去滓，内阿胶烊消，温服七合，日三服（现代用法：前四味水煎，阿胶烊化，用药汁冲服）。

【功效】利水渗湿，清热养阴。

【主治】水热互结伤阴证。发热，口渴欲饮，小便不利，或心烦不寐，或咳嗽，或呕恶，或下利，舌红苔白或微黄，脉细数。亦治热淋、血淋等。

【证治机制】本证由伤寒之邪，传入阳明或少阴，化而为热，与水相搏，以致水热互结，邪热伤阴。水热互结，气化不利，热灼阴津，津不上承，发热，口渴欲饮，小便不利；阴虚生热，内扰心神，则心烦不寐；水气上逆犯肺，则为咳嗽；流注大肠，则为下利；水热结于下焦，热灼膀胱血络，则为血淋；舌红苔白或微黄，脉细数为里热阴虚之证。法当清热利水养阴。

【方解】方中猪苓归肾与膀胱经，专以淡渗利水，乃方中诸利水药中"性之最利者"，为君药。茯苓、泽泻助君药利水渗湿，且泽泻兼可泄热，茯苓兼可健脾，同为臣药。滑石清热利水通淋，阿胶滋阴止血，利水渗湿，既益已伤之阴，又防诸药渗利重伤阴血，俱为佐药。诸药配伍，利水渗湿，兼养阴清热，利水而不伤阴，滋阴而不碍湿，使水湿去，邪热清，阴津复，则诸症可愈。

十二、实脾饮

【组成】厚朴、白术、木瓜、木香、草果仁、大腹子、附子（炮）、白茯苓、炮干姜各30 g，炙甘草15 g。

【用法】上咬咀，每服四钱，水一盏半，生姜五片，大枣一枚，煎至七分，去滓，温服，不拘时服（现代用法：加生姜5片，大枣1枚，水煎服）。

【功效】温阳健脾，行气利水。

【主治】脾肾阳虚，水气内停之阴水。半身以下肿甚，手足不温，口中不渴，胸胀满，大便溏薄，舌苔白腻，脉沉弦而迟。

【证治机制】本方所治之证，是谓阴水，由于脾肾阳虚，阳不化水，水气内停所致。脾肾阳虚，土不能制水，令水邪妄行，泛溢于肌肤，则肢体水肿；水为阴邪，其性下趋，故身半以下肿甚；脾阳亏虚，失于温煦，则手足不温；水气内停，阻滞气机，则胸腹胀满；脾阳不足，运化失司，则大便溏泄；舌苔白腻，脉沉弦而迟为阳虚水停之象。法当温阳健脾，行气利水。

【方解】方中附子温补肾阳以助化气行水，干姜温运脾阳以助运化水湿，二者同用，温养脾肾，扶阳抑阴，共为君药。茯苓、白术健脾和中，渗湿利水，为臣药。木瓜酸温，除湿醒脾和中；厚朴、木香、大腹子行气导滞，化湿利水，使气化则湿化；草果温中燥湿，俱为佐药。甘草、生姜、大枣益脾温中，生姜兼能温散水气，甘草亦调和药性，用为佐使。诸药同用，共奏温脾暖肾、行气利水之功。

十三、五味消毒饮

【组成】金银花 30 g，野菊花、蒲公英、紫花地丁、紫背天葵子各 12 g。

【用法】水二盅，煎八分，加无灰酒半盅，再滚二三沸时热服。取渣，如法再煎服，被盖出汗为度（现代用法：水煎，加酒一二匙和服。药渣捣烂可敷患部）。

【功效】清热解毒，消散疔疮。

【主治】水毒结聚之疔疮。疔疮初起，发热恶寒，疮形似粟，坚硬根深，如钉丁之状，以及疮疡疖肿，局部红肿热痛，舌红苔黄，脉数。

【证治机制】本证多由感受温毒邪气，以及恣食辛辣，内生积热，热毒蕴蒸肌肤，以致气血壅滞而成。《医宗金鉴》云："疔者，如丁钉之状，其形小，其根深，随处可生。"除局部红肿热痛外，有疔疮形如粟粒，坚硬根深，状如铁钉；若毒深邪盛者，则易"走黄"，其病势凶险，为急危之证。故治当重在清热解毒，消散疔疮。

【方解】方中金银花，既清热解毒，又消散痈疮，为治痈之要药，故重用为君药。蒲公英长于清热解毒，兼能消痈散结，《本草正义》言其："治一切疔疮痈疡红肿热痛诸证"；紫花地丁清热解毒，凉血消痈。二者相配，增强清热解毒、消痈散结之力，共为臣药。佐以野菊花清热解毒，能"治痈肿疔毒，瘰疬眼瘜"（《本草纲目》），紫背天葵子清热解毒，可"散诸疮肿，攻痈疽，排脓定痛"（《滇南本草》），均为治疗痈疮疔毒之要药。五药合用，清解之力甚强，并能凉血散结以消肿痛。加酒少量以助药势，宣通血脉，且微微汗出，以利于透邪外出，消散疔疮，为佐使之用。全方药仅五味，但药力专一，共奏清热解毒、消散疔疮之效，为疗疔毒之良方。

十四、八正散

【组成】木通、瞿麦、车前子、萹蓄、滑石、炙甘草、大黄、山栀子各 9 g。

【用法】上为散，每服二钱，水一盏，入灯心，煎至七分，去滓，温服，食后临卧。小儿量力少少与之（现代用法：散剂，每服 6～10 g，灯心煎服送服；亦可作汤剂，加灯心，水煎服）。

【功效】清热泻火，利水通淋。

【主治】热淋。尿频尿急，溺时涩痛，淋沥不畅，小便黄赤，甚或癃闭不通，小腹急满，口燥咽干，舌质红苔黄腻，脉滑数。

【证治机制】本证由湿热下注，蕴于膀胱所致。膀胱湿热，气化不利，则尿频尿急、排尿涩痛、淋沥不畅，甚则癃闭不通、少腹急满；湿热蕴蒸，则尿色浑赤；津液不布，则口燥咽干；湿热内蕴，则舌苔黄腻、脉滑数。法当清热利水通淋。

【方解】方中滑石清热利湿，利水通淋；木通上清心火，下利湿热，使湿热之邪从小便而去，共为君药。瞿麦苦寒沉降，清热泻火，利水通淋，《本经》谓其"主关格，诸癃结，小便不通"，《本草备要》谓其"逐膀胱邪热，为治淋要药"；萹蓄苦平，清热利水通淋，《本草纲目》谓其"利小便"；车前子为清热通淋要药，合滑石、木通则利尿通淋之效尤彰，同为臣药。山栀子仁清热泻火，清利三焦湿热；大黄苦寒下达，泻火凉血，除湿热，利小便，《珍珠囊》谓其"除下焦湿热"，《本草纲目》谓其"治小便淋沥"，以上均为佐药；炙甘草调和诸药，以防苦寒太过，损伤胃气，且能缓急止痛，为使药。原方入灯心煎，取其味淡气轻，有清热利水之效，因共专入心肺二经，清肺热而降心火，肺为气化之源，心为小肠之合也。诸药同用，既可直入膀胱清利而除邪，又兼通利大肠导浊以分消，务使湿热之邪尽从二便而去，共成清热泻火、利水通淋之剂。

十五、萆薢分清饮

【组成】益智仁、川萆薢、石菖蒲、乌药各9 g。

【用法】上为细末，每服三钱，水一盏半，入盐一捻，同煎至七分，食前温服（现代用法：水煎服，加入食盐少许）。

【功效】温肾利湿，分清化浊。

【主治】下焦虚寒之膏淋、白浊。小便频数，混浊不清，白如米泔，凝如膏糊，舌淡苔白，脉沉。

【证治机制】本方乃下焦虚寒，湿浊不化所致。肾失开阖，若肾阳亏虚，气化失司，膀胱失约，则小便频数；元阳不足，封藏失司，清浊不分，小便混浊不清，白如米泔，凝如膏糊；舌淡苔白，脉沉，为下焦虚寒之象。法当温暖下元，分清化浊。

【方解】方中萆薢味苦性平，利湿分清化浊，为治疗膏淋、白浊之要药，故为君药。益智仁温补肾阳，涩精缩尿，为臣药。石菖蒲辛香苦温，化浊祛湿，兼驱膀胱之寒；乌药温肾散寒，化气止痛，为佐药。使以少许食盐，咸以入肾，引药直达下焦，为使药。各药合用，有温肾祛湿、分清化浊之效。

十六、石韦散（《外台秘要》卷二十七引《集验方》）

【组成】石韦（去毛）60 g，滑石150 g，瞿麦30 g，车前子90 g，冬葵子60 g。

【用法】上五味，捣筛为散，每服方寸匕，日三次（现代用法：可作汤剂，水煎服）。

【功用】清热利水，排石通淋。

【主治】小便涩痛，淋沥不止，或溺出砂石，或热淋便血，舌淡苔薄白，脉数。

【证治机制】本证主因肾气不足，膀胱湿热所致。湿热蕴蓄膀胱，其气不得施化而结成砂石，故小便涩痛，淋沥不止；湿热蕴结于下焦，火灼膀胱，浊阴凝结，尿液日久煎熬成石，故尿如砂石；湿热蕴结，破血妄行，则出现热淋便血；舌淡苔薄白，脉数为肾虚膀胱热之象。

【方解】本方用石韦利尿通淋、荡涤小肠之结热；冬葵子滑窍，利膀胱之壅塞；瞿麦清心通淋；滑石通窍化砂石；车前子清热利水以利小便；为散，白汤调下，使热结顿化，则砂石自消而小便如其常度。通可以去滞，故用石韦、瞿麦；滑可以去着，故用滑石、车前、冬葵子。此滑窍通淋之剂，为石淋胀闷涩痛之专方。临床常用于热淋、石淋，以小便淋沥疼痛、苔黄尿赤，或有发热，或尿中有砂石为辨证要点。

十七、知柏地黄丸

【组成】熟地黄24 g，山药、山茱萸肉各12 g，丹皮、白茯苓、泽泻、盐知母、盐黄柏各9 g。

【用法】上为细末，炼蜜为丸，如梧桐子大，每服二钱，温开水送下（现代用法：丸剂，一次6 g；或作汤剂，水煎服）。

【功用】滋阴降火。

【主治】肝肾阴虚，虚火上炎证。头目昏眩，耳鸣耳聋，虚火牙痛，腰膝酸痛，骨蒸潮热，五心烦热，盗汗颧红，咽干口燥，舌质红，脉细数。

【证治机制】肝肾阴虚，虚火上炎至头面部，则出现头目昏眩，耳鸣耳聋，虚火牙痛；肝肾阴虚，失于濡养，则腰膝酸痛；骨蒸潮热，五心烦热，盗汗颧红，咽干口燥，舌质红，脉细数皆为阴虚内热之象。

【方解】方中熟地黄，甘微温，入肝、肾经，滋阴补血，填精益髓，大补真阴，为壮水之要药，故为君药。臣以山萸肉，酸涩微温，养肝肾而涩精；山药双补脾肾，既补肾固精，又补脾以助后天生化之源。茯苓淡渗脾湿，助山药补脾以助健运；泽泻利湿泄浊，并防熟地之滋腻；牡丹皮清泄肝火，并制山萸肉之温涩，知母、黄柏降相火、去肾火，共为佐药。全方合用有滋阴降火之效。

十八、杞菊地黄丸

【组成】熟地黄 24 g，山药、山茱萸肉各 12 g，丹皮、白茯苓、泽泻、枸杞子、菊花各 9 g。

【用法】上为细末，炼蜜为丸，如梧桐子大，每服三钱，空腹服（现代用法：丸剂，一次 9 g，或作汤剂，水煎服）。

【功用】滋肾养肝明目。

【主治】肝肾阴虚证。两目昏花，视物模糊，或眼睛干涩，迎风流泪，五心烦热，盗汗颧红，咽干口燥，舌质红，脉细数。

【证治机制】肝开窍于目，肝肾阴虚，失于濡养，则两目昏花，视物模糊，或眼睛干涩，迎风流泪；五心烦热，盗汗颧红，咽干口燥，舌质红，脉细数皆为阴虚内热之象。

【方解】方中熟地黄，甘微温，入肝、肾经，滋阴补血，填精益髓，大补真阴，为壮水之要药，为君药。臣以山萸肉，酸涩微温，养肝肾而涩精；山药双补脾肾，既补肾固精，又补脾以助后天生化之源。茯苓淡渗脾湿，助山药补脾以助健运；泽泻利湿泄浊，并防熟地之滋腻；牡丹皮清泄肝火，并制山萸肉之温涩，枸杞子、菊花清热明目，共为佐药。全方合用，共奏滋补肝肾、养精明目之功。

十九、水陆二仙丹

【组成】芡实、金樱子各等份。

【用法】将芡实研末，金樱子熬膏，拌和制成丸。每服 6~9 g，日两次，盐汤送下（现代用法：丸剂，每服 9 g，日 2 次）。

【功用】补肾涩精。

【主治】肾虚精关不固之证。男子遗精、滑精、白浊，女子带下，以及小便频数、遗尿，舌淡苔白，脉沉弱。

【证治机制】肾藏精，为封藏之本，肾虚则精关不固而妄泄，出现男子遗精、滑精、白浊，女子带下；肾虚则气化失司，出现小便频数、遗尿；舌淡苔白，脉沉弱为肾虚之象。

【方解】水陆，指两药生长环境，芡实生长在水中，而金樱子则长于山上，一在水而一在陆。仙，谓本方之功效神奇。方中芡实甘涩，能固肾涩精；金樱子酸涩，能固精缩尿。两药配伍，能使肾气得补，精关自固，从而遗精、遗尿、带下蠲除。虽然本方药仅二味，但配伍合法有制，用之于临床，其疗效一如仙方，故称之为"水陆二仙丹"。

二十、金锁固精丸

【组成】沙苑蒺藜、芡实、莲须各12 g，龙骨、牡蛎各6 g。

【用法】莲子粉糊为丸，盐汤下（现代用法：丸剂，每次9 g，日2次，淡盐汤或开水送服；亦可作汤剂，加莲子肉6 g，水煎服）。

【功效】补肾涩精。

【主治】肾虚不固之遗精。症见遗精滑泄，神疲乏力，四肢疲软，腰痛耳鸣，舌淡苔白，脉细弱。

【证治机制】本证总因肾亏、肾虚精关不固所致。肾主蛰，封藏之本，肾虚封藏失职，精关不固，故见遗精滑泄；腰为肾之府，肾开窍于耳，肾虚故腰酸耳鸣；精亏气弱，则神疲乏力，四肢酸软；舌淡苔白，脉细弱，皆肾虚之象。

【方解】本方中沙苑蒺藜甘温，补肾固精，《本草逢源》谓其"为泄精虚劳要药，最能固精"，故为君药。莲须补肾涩精，芡实补肾固精，莲须固肾涩精，三药合用，以助君药补肾固精之力，共为臣药。龙骨、牡蛎潜阳固涩，重镇安神，共为佐药。全方既能补肾，又能涩精，以固涩为主，并兼交通心肾、收敛相火。

第二章 肾及其相关疾病的西医学概述

第一节 肾脏的解剖结构

一、肾脏的位置

肾脏为成对的实质器官，形似蚕豆，位于腹后壁脊柱两侧的肾窝内，其后侧紧贴后腹壁与腰方肌，横膈之下。左肾上端位于第 11 胸椎上缘，下端平第 3 腰椎上缘，由于受肝脏的影响，右肾比左肾略低。正常成人肾脏平均长 10 ~ 12 cm、宽 5 ~ 7 cm、厚 2 ~ 3 cm、重 120 ~ 150 g，左肾通常比右肾略重。肾脏表面有三层被膜覆盖，依次为纤维囊、脂肪囊和肾筋膜。肾实质分为肾皮质和肾髓质。肾皮质位于浅层，主要由肾小体和肾小管构成，皮质深入髓质之间的部分，称肾柱。肾髓质位于深层，由多个肾锥体组成。肾椎体主要由集合管构成，肾锥体呈圆锥形，尖端钝圆伸向肾窦，称肾乳头。肾脏生成的尿液经肾乳头处开口进入肾小盏，每 2 ~ 3 个肾小盏合成 1 个肾大盏，肾大盏汇合形成肾盂，肾盂出肾门后逐渐弯曲变细，移行为输尿管。

二、肾脏的结构

肾实质由大量泌尿小管、结缔组织及血管、神经等组成。肾单位是尿液形成的结构和功能单位，每个肾脏有 100 万 ~ 150 万个肾单位，每个肾单位由肾小体和肾小管两部分组成。肾小体包括肾小球和肾小囊，肾小管包括近曲小管、髓祥、远曲小管。远曲小管通过连接小管与集合管相连。

（一）肾小体

肾小体由肾小囊和肾小囊内盘曲的毛细血管丛及系膜细胞构成，肾小体是血浆滤过形成原尿的主要结构。肾小球是一个盘曲呈球状的毛细血管团，由肾动脉分支形成入球小动脉从血管极进入肾小囊，反复分支，形成相互吻合的毛细血管球，再汇合成一条出球小动脉离开肾小囊。肾小球毛细血管丛由内皮细胞、肾小球基底膜和足细胞次级突起间裂孔膜组成，共同构成肾小球滤过膜。肾小球滤过膜具有电荷屏障和机械屏障双重作用。血液中除血细胞、大分子蛋白质等大分子物质外，水分子、小分子物质等可透过滤过膜进入肾小囊，形成原尿。肾小球系膜细胞分布于毛细血管之间，具有维持肾小球毛细血管结构完整性、调节肾小球滤过率、分泌生物活性物质等多种功能。

1. 内皮细胞　肾小球毛细血管丛由单层内皮细胞环绕形成，具有筛状窗孔，窗孔直径为 $50 \sim 100$ μm，窗口表面覆盖含唾液酸的糖蛋白，糖蛋白带有负电荷，是构成电荷屏障的主要物质。肾小球内皮细胞保留血液中的大分子物质不被滤过，具有选择滤过功能，是肾小球毛细血管丛首道屏障。肾小球内皮细胞还具有调控肾小球内凝血功能、免疫反应和炎症反应，参与肾小球基底膜的合成和修复等重要作用。

2. 基底膜　基底膜位于内皮细胞与上皮细胞足突之间，通过糖蛋白互相连接，由三层结构组成。由内向外依次为内疏层、致密层和外疏层，中层较致密，内外层较稀疏。肾小球基底膜主要由 IV 型胶原、硫酸类肝素蛋白多糖、层粘连蛋白及纤维连接蛋白等构成，多阴离子蛋白多糖聚合体构成基底膜微筛状结构，同时带有大量负电荷，对带极性的分子具有选择通透性，同时能保证水分子高效通过。

3. 上皮细胞　上皮细胞又称足细胞，包裹于肾小球毛细血管丛外，足细胞分出几个较大的初级突起，初级突起又分出许多细小次级突起，并沿毛细血管长轴平行排列。突起之间形成许多宽约 25 nm 的裂隙，裂隙表面覆盖一层厚约 4 nm 的薄膜称裂孔膜，可容白蛋白大小的物质分子通过。足细胞表面带有负电荷，对大分子具有选择通透性。肾小球上皮细胞还参与基底膜合成、抑制系膜细胞增生、保持肾小球微环境稳定等。

4. 系膜细胞　肾小球系膜位于肾小球毛细血管襻之间，邻接毛细血管内皮和基底膜，由系膜细胞和系膜基质所构成。系膜细胞呈星形，呈多个突起，具有支撑肾小球毛细血管襻，维持肾小球立体结构，合成基膜并维持基膜的通透性，参与基膜的更新和修复等多种功能。系膜细胞的收缩活动还可调节肾小球血流量，从而影响肾小球内血液分流。

5. 肾小囊　肾小囊由肾小管盲端膨大并凹陷形成，包绕于肾小球，分为壁层和脏层。壁层由单层上皮细胞构成。脏层为足细胞形成的突起，紧贴在毛细血管基底膜外侧。

（二）肾小管

肾小管为单层上皮细胞围成的连续性管道。肾小管由近端肾小管、细段和远端小管三部分构成。近端小管与肾小囊腔相连，远端小管连接集合系统。肾小管具有重吸收和排泌功能。

1. 近端小管　近端小管为肾小管中最长、最粗的部分。根据近端小管行程与功能特点，可分为曲部和直部。近曲小管管壁细胞为单层立方形或锥形上皮细胞，胞体较大，胞质嗜酸性，胞核呈圆球形，位于基底部。管腔游离面有紧密排列的刷状缘，刷状缘处有大量的 ATP 酶和碱性磷酸酶，这与细胞的重吸收功能密切相关。基底部有纵纹，从而增加了细胞表面积，有利于重吸收。在细胞基部的质膜上有丰富的 Na^+-K^+-ATP 酶，可将细胞内钠离子泵入细胞间质，原尿中的大部分水、Na^+、葡萄糖及氨基酸等在此处被重吸收。小管上皮细胞还以胞饮的方式重吸收原尿内的蛋白质等较大分子物质。近端小管直部是曲部的延续，是近端小管进入髓质直行的部分。近端小管直部结构与曲部基本相似，但上皮细胞较矮，刷状缘等不如曲部发达，重吸收能力也较弱。

2. 细段　细段为肾小管中最细的一段，连接近端小管直部与远端小管直部，三者共同构成髓袢。细段分为髓袢降支细段和髓袢升支细段，细段管壁为单层扁平上皮细胞，细胞核球形并向管腔突起，无刷状缘，仅有少量微绒毛。细段管壁细胞内几乎没有线粒体，代谢水平较低。髓袢降支细段对水通透，对 Na^+ 和 Cl^- 相对不通透，这使得水分经过内髓的高渗区时可以被迅速重吸收；而髓袢升支细段对水不通透，对 Na^+ 和 Cl^- 相对通透，可维持髓质区域高渗状态。细段水盐重吸收分离的特性有利于尿液的稀释和浓缩。

3. 远端小管　根据远端小管行程与功能特点可分为直部和曲部。远端小管直部连接细段，为髓质内直行的一段，管壁上皮细胞呈单层立方高柱状，无刷状缘，基底部有纵纹，细胞质呈弱酸性，细胞核圆形。远端小管直部可重吸收 Na^+、水等。远端小管曲部又称远曲小管，远曲小管盘曲于肾小体周围，形态与远端小管直部基本相同。远端小管除具有重吸收作用外，还具有分泌钾离子等功能。

（三）连接小管

连接小管位于远曲小管与集合管起始段之间的弓形部分。连接小管的结构与集合管起始部相似，管壁细胞呈多边形，细胞表面有少量微绒毛，细胞线粒体较小，胞质内含有钙结合蛋白、脂质和糖原等。连接小管与钾离子的排泌、酸碱平衡的调节、激肽释放酶的分泌等活动有关。

（四）集合管

集合管由远曲小管汇合形成。根据集合管的分布位置可分为皮质集合管、外髓集合管和内髓集合管三部分。皮质肾单位一般单独与集合管相连，髓质肾单位则多个共同连接于一个集合管上。集合管的管径从起始段开始逐渐变粗，管壁上皮细胞也逐渐增高，在肾锥体处移行为乳头管，开口于肾乳头的乳头孔。集合管是进行水的重吸收和离子的交换场所，并发挥酸化尿液、维持酸碱平衡等作用。

（五）肾小球旁器

肾小球旁器又称球旁复合体，由一组细胞群构成，包括球旁细胞、致密斑和球外系膜细胞。球旁细胞主要为肾小球入球小动脉末段管壁上皮样细胞，可分泌肾素，具有平滑肌细胞和分泌性细胞的特性。致密斑则是远曲小管靠近血管极一侧的单层柱状上皮细胞紧密排列形成的椭圆形盘状隆起。致密斑为一种化学感受器，可感受远曲小管滤液 Na^+ 浓度变化，并将信息传递给球旁细胞，以调节肾素的分泌。球外系膜细胞位于出入球动脉及致密斑之间的三角区域，位于肾小球旁器的中心，与相邻球旁器其他细胞及球内系膜细胞具有广泛而密切的联系。

（六）肾间质

肾间质是肾单位与集合系统之间的结缔组织，包括间质细胞、成纤维细胞、巨噬细胞、纤维、基质等多种成分。肾间质分为皮质肾间质和髓质肾间质，间质分布从皮质到髓质逐渐增多。肾间质除具有支撑组织结构、隔离肾小管和肾血管、合成基质和纤维、调节渗透压的作用外，还具有分泌促红细胞生成素等内分泌功能。另外，肾脏长期慢性炎症可引起肾间质成纤维细胞增生，肾间质逐渐纤维化，肾间质纤维化程度常作为判断肾脏疾病预后的重要指标。

三、肾脏的血管

肾动脉由腹主动脉发出，自肾门处入肾，在锥体间分为数支叶间动脉，再分支成为弓形动脉，进入皮质后又分出若干小叶间动脉，沿途分支出入球小动脉进入肾小体，形成毛细血管球。出球小动脉在相应肾小管周围分支成球后毛细血管网，后汇合成小叶间静脉、弓形静脉、叶间静脉，最后形成肾静脉出肾门注入下腔静脉。肾脏的血液循环特点使其具有营养组织和生成尿液的双重作用。急性肾损伤时，微小动脉痉挛可引起肾脏供血不足，导致肾小球滤过率下降，出现少尿、无尿等表现。

第二节　肾脏的生理功能

肾脏是泌尿系统的主要器官。肾脏通过生成及排出尿液，排泄体内代谢产物及其他物质。肾脏还具有调节水、电解质、渗透压和酸碱平衡等功能，是维持机体内环境稳定重要的器官。肾脏还具有分泌促红细胞生成素、肾素、活性维生素 D_3、前列腺素、激肽等内分泌功能，参与调节机体生理活动。

一、肾小球滤过

血液流经肾小球毛细血管时，除各种细胞的有形成分及大分子蛋白质外，水分子、小分子溶质等均被滤过到肾小囊腔形成原尿，又称超滤。单位时间内（每分钟）双肾滤过的液体量称肾小球滤过率（glomerular filtration rate，GFR）。GFR 与肾血浆流量的比值称滤过分数（filtration fraction，FF）。GFR 和 FF 是衡量肾小球滤过功能的重要指标。肾小球的滤过能力取决于肾小球滤过膜、有效滤过压和肾血浆流量。

（一）滤过膜

滤过膜由肾小球毛细血管内皮细胞、基底膜和足细胞次级突起间的裂孔膜共同构成。双肾滤过膜总面积在 1.5 m^2 以上，各层结构不同孔径的孔道构成了机械屏障，各层所带有负电荷的物质构成了电荷屏障。不同物质通过滤过膜的能力取决于被滤过物质分子的大小和所带的电荷性质，且以物质分子大小为主。在有效半径相同的情况下，带正电荷的物质较易滤过，带负电荷的物质不容易滤过。一般情况下，滤过膜的功能可保持相对稳定，各种原因引起肾小球毛细血管管腔狭窄或滤过膜上负电荷减少，可导致滤过膜机械屏障和电荷屏障作用减弱，肾小球滤过率下降。

（二）有效滤过压

肾小球有效滤过压是滤过动力与滤过阻力的差值，滤过动力包括肾小球毛细血管血压和肾小囊内胶体渗透压，滤过阻力包括肾小囊内压和血浆胶体渗透压。因肾小囊滤液中蛋白含量很低，肾小囊胶体渗透压可忽略不计，故肾小球有效滤过压主要取决于肾小球毛细血管血压、肾小囊内压和血浆胶体渗透压，即有效滤过压（pure ultrafiltration，PUF）= 肾小球毛细血管内血压 −（血浆胶体渗透压 + 肾小囊内压）。肾小球毛细血管内血浆胶体渗透压随着滤过液不断生成而逐渐增高，有效滤过逐渐下降，当滤过阻力等于滤过动力时，滤过停止，达到滤过平衡。滤过平衡点同入球小动脉端的远近影响肾小球滤过率的高低。肾小球滤过率还取决于滤过系数（filtration coefficient，Kf）和有效滤过压，即肾小球滤过率 = Kf × PUF，其中 Kf 主要由滤过膜的面积和滤过膜的有效通透系数决定。

（三）肾血浆流量

肾脏血浆流量与肾小球滤过率相关。肾血浆流量越大，肾小球毛细血管内血浆胶体渗透压上升得越慢，滤过平衡位置越靠近出球小动脉端。有效滤过压和滤过面积增加，肾小球滤过率也随之增加。相反，肾血浆流量减少，滤过平衡位置越远离出球小动脉端，肾小球滤过率也随之减少。平均肾动脉压在一定范围波动时，肾血流量可基本保持不变，肾小球滤过率保持相对稳定，称为肾脏自身调节。一般认为，肾脏的自身调节与肌源性机制和管球反馈有关，肾小球滤过在肾血流量变化时也可稳定地进行，以保证肾脏发挥正常的生理功能。

二、肾小管和集合管的重吸收和分泌

（一）肾小管和集合管的重吸收

正常肾脏每天生成的滤液量超过 180 L，但每天排出的尿量仅 1.5 L 左右，其中绝大部分水和多种物质被肾小管重吸收。肾小球滤过形成的原尿依次流经肾小管和集合小管形成终尿，在此过程中肾小管和集合管发挥选择性重吸收和分泌功能。氨基酸、葡萄糖全部被重吸收，水和电解质被选择性重吸收，小部分尿素氮被重吸收，肌酐完全不被重吸收。某些物质也被分泌到肾小管内，终尿与原尿相比，质和量均产生了显著的变化。肾小管和集合管重吸收的方式包括主动转运、被动转运和吞饮等。主动转运包括原发性主动转运和继发性主动转运。被动转运包括渗透和扩散。近端肾小管是重吸收的主要部位，全部葡萄糖、氨基酸、大部分水、HCO_3^-、Na^+、Cl^-、K^+等在该部被重吸收，同时分泌 H^+ 等。

肾小管重吸收的另一特性表现为无论肾小球滤过率增加或减少，近端小管对滤液的重吸收率始终占肾小球滤过率的 65%~70%，这种现象称为球 – 管平衡。因此，尿中排出的水和 Na^+ 不会因肾小球滤过的增减而出现大幅度的波动。

（二）肾小管和集合管的分泌

肾小管和集合管的分泌指肾小管和集合管细胞将自身代谢产物或血液中的物质分泌或转运到小管液中的过程。肾小管和集合管分泌方式包括主动转运和被动转运。肾脏对某种物质的重吸收或分泌都是双向的。

三、尿液的浓缩和稀释

尿液的浓缩或稀释是根据尿液渗透压与血浆渗透压的比较确定的，终尿的渗透压高于血浆渗透压称为高渗尿，表示尿液被浓缩；反之，则表示尿液被稀释。肾脏对尿液的浓缩和稀释是维持机体内环境渗透压稳定的关键。尿液的浓缩和稀释主要在髓袢、远曲小管和集合管进行。

（一）尿液的稀释

尿液的稀释由小管液的溶质被重吸收而水不易被重吸收引起。尿液的稀释主要发生在远端小管和集合管。髓袢升支粗段主动重吸收 Na^+ 和 Cl^-，而对水和尿素不通透，故 NaCl 不断被重吸收，而水不被重吸收，渗透浓度逐渐下降，至升支粗段末端，小管液为低渗。体内水过多而抗利尿激素释放被抑制时，集合管对水的通透性非常低，水不能被重吸收，NaCl 继续重吸收，使小管液渗透浓度进一步降低而形成低渗尿，导致尿液稀释。

（二）尿液的浓缩

尿液的浓缩由小管液中的水被重吸收而溶质仍留在小管液中引起。主要发生在远端小管和集合管，髓质渗透浓度从髓质外层向乳头部逐渐升高，具有明确的渗透梯度。在抗利尿激素存在时，远曲小管和集合管对水通透性增加，低渗的小管液流经远曲小管和集合管时，由于渗透作用，水不断被重吸收，小管液不断被浓缩而变成高渗尿，导致尿液的浓缩。

四、肾脏的内分泌功能

肾脏内分泌功能指肾脏本身能够合成、分泌多种激素，如血管活性激素类：前列腺素族、肾素、血管紧张素、缓激肽等；以及非血管活性激素类：$1,25-(OH)_2D_3$、促红细胞生成素等。肾脏分泌的激素参与重要的生理活动，多种激素也需经肾脏降解，肾脏还可作为多种激素的靶器官参与内分泌系统的调节。

第三节　肾脏病的常见临床表现

一、水肿

水肿指过多液体积聚在组织间隙导致组织肿胀。轻度水肿仅见颜面或下肢水肿，重度水肿可伴体腔积液。肾源性水肿是肾脏病最常见的临床症状，产生水肿的主要病因包括钠水异常潴留、血浆胶体渗透压降低等。肾源性水肿临床上常表现为凹陷性水肿，可分为肾病性水肿和肾炎性水肿。

（一）肾病性水肿

由于大量蛋白从尿中丢失，血浆胶体渗透压降低，组织间液增多，血容量减少和有效循环血量下降，导致肾素－血管紧张素－醛固酮系统（renin-angiotensin-aldosterone system，RAAS）被激活。同时抗利尿激素分泌增多，引起水钠潴留，加重水肿。水肿多从下肢部位开始，多见于肾病综合征。

（二）肾炎性水肿

由于肾小球滤过率降低，而肾小管仍以正常速度重吸收水和钠，球－管失衡导致水钠潴留。水钠潴留引起血浆容量和细胞外液量明显增多，导致全身水肿。水肿多从颜面部开始，多见于各种类型的肾脏疾病。

二、高血压

高血压以血压持续性升高为特征，肾性高血压是常见的继发性高血压。肾性高血压由肾动脉和肾实质病变引起，持续高血压又会加速肾脏结构和功能损伤，与原发性高血压相比，肾实质性高血压更易进展为难以控制的恶性高血压。肾实质性高血压的发病机制如下。

（一）容量依赖型高血压

肾功能下降，肾小球滤过率降低导致水钠潴留，血容量增加。疾病早期心脏收缩加强，动脉系统灌注压升高，后期通过自身调节，反射性引起血管收缩，外周阻力增加，血压升高。

（二）肾素依赖型高血压

肾实质疾病导致肾血流量减少，肾小球旁器肾素分泌增多，激活肾素－血管紧张素－醛固酮系统。血管收缩，水、钠的重吸收增加，高血压升高。

（三）血管活性物质参与

升压物质增加：内皮素、血管加压素等分泌增加。
降压物质减少：激肽释放酶－激肽、前列腺素及利钠激素等分泌减少。

（四）交感神经系统活化

肾脏病导致肾交感神经兴奋：①直接释放儿茶酚胺；②直接增加近端小管重吸收钠；③增加心排血量及总外周阻力；④促进肾素分泌，加重高血压。

三、血尿

血尿指尿液中红细胞增多，尿红细胞＞3 个/高倍视野，可诊断为镜下血尿，肉眼可见尿液呈红色称肉眼血尿。泌尿系统任何部位出血都可出现血尿，因此血尿的病因多种多样。肾性血尿可分为肾小球源性血尿和非肾小球源性血尿，通过相差显微镜等检查，肾小球源性血尿红细胞多为变形红细胞，非肾小球源性血尿多为正常形态红细胞。

（一）肾小球源性血尿

肾小球基膜断裂，红细胞通过裂缝时受挤压受损。多见各种类型的肾小球疾病，如 IgA 肾病、系膜增生性肾小球肾炎、局灶节段肾小球硬化、狼疮性肾炎、系统性血管炎、过敏性紫癜性肾炎、Alport 综合征、薄基底膜肾病等。

（二）非肾小球源性血尿

全身性疾病引起的尿路出血，包括血友病、多囊肾、肾细胞癌、肾静脉血栓、肾动静脉畸形、间质性肾炎、肾结核、尿路感染、尿路梗阻、尿路结石、前列腺增生、泌尿系统创伤等。

（三）特殊类型的血尿

1. 运动性血尿　运动后出现的一过性血尿，多在剧烈运动后出现。运动前排空膀胱可减少血尿的发生。运动性血尿需与剧烈运动出现横纹肌溶解引起的肌红蛋白尿相鉴别。

2. 直立性血尿　直立时出现血尿，平卧时消失。常见于体形瘦高的青少年男性，多是左肾静脉受到腹主动脉和肠系膜上动脉挤压引起，又称为左肾静脉压迫综合征或胡桃夹现象。

四、蛋白尿

正常状态下尿液中仅含微量蛋白，24 小时尿蛋白定量 > 150 mg 时可诊断为蛋白尿。根据尿蛋白的性质，蛋白尿可分为生理性蛋白尿和病理性蛋白尿。生理性蛋白尿包括功能性蛋白尿和直立性蛋白尿。功能性蛋白尿指高温、发热、寒冷及剧烈运动等应激状态下产生的一过性蛋白尿。直立性蛋白尿指蛋白尿在直立体位时出现，卧位时消失，可能与直立位时肾小球血流动力学改变或左肾静脉受压综合征有关，一般预后较好。病理性蛋白尿包括肾小球性蛋白尿、肾小管性蛋白尿、溢出性蛋白尿、分泌性蛋白尿、组织性蛋白尿等。蛋白尿的产生机制如下。

（一）肾小球滤过膜受损

1. 机械屏障受损 免疫复合物沉积在肾小球，激活补体系统，引起滤过屏障破坏，机械屏障受损。滤过膜孔隙增大，通透性增加，蛋白漏出导致蛋白尿。若以小分子蛋白漏出为主则称选择性蛋白尿，若以大、中分子蛋白漏出为主则称非选择性蛋白尿。

2. 电荷屏障受损 滤过屏障被破坏，阴离子硫酸类肝素蛋白聚糖和肾小球内皮细胞及上皮细胞表面的涎蛋白减少，电荷屏障选择性限制带负电荷物质滤过的能力减弱。血液中带负电荷物质易通过滤过膜进入肾小管，当超过肾小管重吸收能力时形成蛋白尿。

（二）肾小球血流动力学改变

肾脏疾病引起肾血流量减少，肾小球内压力增高，滤过膜两侧静水压增加，导致血浆蛋白滤过增加，形成蛋白尿。故通过收缩入球小动脉或扩张出球小动脉，降低肾小球内高压力，可在一定程度上控制尿蛋白的生成。

（三）肾小管重吸收障碍

肾小管是肾小球滤过蛋白重吸收的主要场所，肾小管病变时，肾小管对蛋白质重吸收减少，形成以小分子蛋白为主的蛋白尿。

五、白细胞尿

清洁中段尿沉渣镜检 >5 个/高倍视野可诊断为白细胞尿。两次中段尿细菌培养均 $\geqslant 10^5$/mL 且为同一种细菌，可诊断为真性菌尿。多数白细胞尿由泌尿系统感染引起。少数白细胞尿患者不伴有尿路感染表现，尿中白细胞以中性多核白细胞、淋巴细胞、嗜酸性粒细胞等增多为主，多与急性肾小球肾炎、狼疮性肾炎及过敏性间质性肾炎等疾病有关。

六、管型尿

管型由肾小管、集合管中 T-H 糖蛋白和多种细胞成分结合形成的圆柱状蛋白聚体随尿排出形成。其中尿中清蛋白、肾小管上皮细胞产生的 T-H 糖蛋白是构成管型的基础。正常尿液可有少量透明管型及细胞颗粒管型，如果12小时尿沉渣计数出现管型＞5000个，可诊断为管型尿。根据管型的特征和临床意义可分为以下几种。①透明管型：少量正常。②颗粒管型：急性肾小球肾炎、慢性肾炎、肾盂肾炎。③细胞管型：肾小管严重损伤（急性肾小管坏死、急性间质性肾炎）、肾盂肾炎。④蜡样管型：严重肾小管变性坏死（肾衰竭、急进性肾炎）。⑤脂肪管型：肾病综合征、慢性肾小球肾炎急性发作。⑥宽幅管型：慢性肾衰竭。⑦细菌管型：泌尿系感染。

七、少尿或无尿

成人尿量＜400 mL/d，称少尿。成人尿量＜100 mL/d，则称无尿。引起少尿或无尿的原因可分为肾前性、肾性、肾后性。

（1）肾前性少尿或无尿：各种原因引起的有效循环血量减少，肾脏灌注不足，肾小球滤过率下降，尿量减少。

（2）肾性少尿或无尿：各种肾脏疾病导致肾小球滤过率下降，尿量减少。

（3）肾后性少尿或无尿：结石、肿瘤、尿路狭窄等导致尿路梗阻或排尿功能障碍，尿量减少。

八、多尿

正常成人24小时尿量在1000～2000 mL，若24小时尿量超过2500 mL则称多尿。多尿病因主要如下。

（一）内分泌与代谢疾病

1. 尿崩症　抗利尿激素分泌障碍，肾小管重吸收减少，尿量增多，伴尿渗透压降低。

2. 糖尿病　血糖超出肾糖阈值，尿渗透压升高，导致渗透性利尿，尿量增多。

3. 低钾血症　各种原因引起长期低血钾导致肾小管上皮细胞浊肿、颗粒样及空泡变性，甚至导致肾小管坏死，肾小管重吸收障碍，尿量增多。

（二）肾性多尿

慢性间质性肾炎、慢性肾盂肾炎、肾小管性酸中毒及急性肾衰竭多尿期等可出现尿量增多。

（三）其他

大量饮水、应用利尿药、精神因素等引起暂时性多尿。

九、尿痛

尿痛指排尿时自觉尿道、会阴部或耻骨上区灼热疼痛或刺痛的症状。尿频、尿急伴尿痛称膀胱刺激征，多见于泌尿系感染。排尿困难伴尿痛多见于泌尿系结石。结肠、直肠、子宫、卵巢及前列腺等邻近器官疾病病变也可引起尿痛。

十、腰痛

腰痛以自觉腰部正中或一侧或双侧疼痛不适为主要表现。腰痛病因复杂，主要包括脊柱病变、脊柱旁组织病变、脊神经根病变和内脏疾病等。泌尿系统病变引起腰痛的疾病包括急慢性肾炎、泌尿道结石、肾盂肾炎、肾囊肿、肾结核、肾细胞癌、肾下垂和肾积水等多种疾病。不同疾病腰痛有不同特点。

（1）胀痛：呈酸胀感，多为刺激或牵引疼痛。多见于肾下垂、肾炎、肾盂肾炎等。

（2）锐痛：呈持续性剧烈疼痛。多见于急性肾盂肾炎、肾脓肿、肾创伤等。

（3）隐痛或钝痛：呈慢性持续性疼痛，程度较轻。多见于肾积水、肾囊肿、肾细胞癌等。

（4）绞痛：呈突然发生阵发性或持续性剧烈疼痛，常向周围放射。多见于泌尿道结石等。

十一、贫血

贫血指外周血中血红蛋白量低于正常，成年男性血红蛋白 < 120 g/L，成年女性血红蛋白 < 110 g/L，可诊断为贫血。各系统疾病均可引起贫血，根据贫血病因及发病机制分为红细胞生成减少、红细胞破坏过多和失血性贫血。红细胞生成减少的疾病包括再生障碍性贫血、巨幼细胞贫血、缺铁性贫血、铁粒幼细胞贫血、海洋性贫血等。红细胞破坏过多的疾病包括溶血性贫血、遗传性球形细胞增多症及脾功能亢进等。肾性贫血指各种肾脏疾病引起

促红细胞生成素生成减少及尿毒症毒素干扰导致的贫血，多属正色素性正细胞性贫血。肾性贫血的病因包括：①各种肾脏疾病导致肾脏内分泌功能减退，促红细胞生成素合成不足，红细胞生成减少，出现贫血。②尿毒症毒素使红细胞膜稳定性下降，红细胞破坏过多。③慢性肾脏病患者长期低蛋白饮食，营养物质摄入相对不足，消化吸收功能障碍等均可导致蛋白质、铁元素及叶酸等红细胞合成原料缺乏，红细胞生成减少。④尿毒症患者内环境紊乱、凝血障碍、血液透析等都可加重贫血。

第四节　肾脏病常用检查方法

一、尿液检查

尿液检查对肾脏疾病的临床诊断、疗效评估和预后判断等能提供重要的参考依据。尿液检查对泌尿系统及其他系统疾病的诊断、治疗及预后均具有重要意义。

（一）标本采集

根据检查目的不同，采用不同方法收集不同时间的尿液标本：随机尿适用于临时检查，简单方便，但易受饮食影响；晨尿较浓缩和偏酸性，有形成分较多，适宜尿沉渣镜检及酸化功能检查；24 小时尿液定量检查对留尿方法和起止时间具有明确的要求，以保证检测结果的准确性。采集的标本应妥善保存及时送检并在规定时间内检测完毕。

（二）理化分析

1. 尿量　见本章第三节少尿或无尿、多尿阐述。
2. 颜色　正常尿液一般呈淡黄色至深黄色透明样。大量饮水后尿的颜色变浅，饮水较少、运动时尿液浓缩颜色变深，某些食物或药物也可影响尿液颜色。病理性尿液颜色如下。
（1）黄色：尿液呈深黄色，经振荡后产生黄色泡沫且不易消失，多见于肝细胞性黄疸、阻塞性黄疸、胆囊炎和胆石症等肝胆疾病。
（2）红色：尿液呈红色或浓茶色，多见于血尿、肌红蛋白尿等疾病。

（3）乳白色：尿液呈乳白色，多见于乳糜尿和脂肪尿。乳糜尿是乳糜液回流障碍，淋巴管破裂进入泌尿道引起，常见于丝虫病、肾周围淋巴管梗阻和腹腔部感染等。脂肪尿多见于脂肪挤压损伤、肾病综合征等疾病。脓性尿也呈乳白色，混有大量脓细胞，多见于泌尿系统感染性疾病。

（4）黑色：尿液呈黑色或酱油色，多见于急性溶血、蚕豆病、恶性疟疾并发黑尿热等。

3. 尿比重　尿比重指尿液在 4 ℃条件下与同体积水的重量比，用以评估肾脏浓缩功能。正常成人尿比重参考值 1.016～1.022。

（1）尿比重降低：提示肾脏浓缩功能下降，多见于慢性肾炎、尿崩症、原发性醛固酮增多症、流行性出血热多尿期及恢复期等。

（2）尿比重增高：提示肾脏浓缩功能增强，多见于急性肾炎、脱水、心功能不全及各种原因引起的少尿等。

4. pH　正常尿液呈弱酸性，受饮食、药物等影响而波动，pH 在 4.5～8.0。①尿 pH 降低：进食肉类过多、酸中毒、高热、服用酸性药物等。②尿 pH 增高：进食蔬果过多、碱中毒、肾小管性酸中毒、服用碱性药物等。

5. 尿蛋白　见本章第三节尿蛋白阐述。

6. 尿糖　正常尿中含有微量葡萄糖，当血糖超过肾糖阈值（8.88 mmol/L）或肾小管重吸收葡萄糖能力下降时尿中可出现大量葡萄糖。生理性尿糖多见于进食过量糖类、妊娠等。病理性尿糖多见于糖尿病、甲亢、库欣综合征、嗜铬细胞瘤、肝硬化、慢性肾炎、肾病综合征和间质性肾炎等导致的肾性糖尿等疾病。

7. 尿酮体　酮体为脂肪代谢过程中的中间产物，正常人尿酮体呈阴性，若酮体产生过多经尿排出体外则称酮尿。酮尿多见于糖尿病酮症酸中毒，严重饥饿，中毒，高热，营养不良，呕吐、腹泻导致的脱水等。另外，服用卡托普利、双胍类等药物也可能出现尿酮体阳性。

（三）尿沉渣显微镜检查

尿液经离心后的沉淀简称尿沉渣。经显微镜检查尿沉渣细胞、细菌、管型等是尿液检查的重要内容，对疾病诊断、评估及预后都具有重要价值。

1. 红细胞　见本章第三节血尿阐述。

2. 白细胞　见本章第三节白细胞尿阐述。

3. 上皮细胞及管型　见本章第三节管型尿阐述。

二、肾功能检查

肾脏具有生成尿液，维持水、电解质和酸碱平衡等多种生理功能，主要通过肾小球滤过功能，肾小管重吸收及酸化功能等完成。肾功能检查具有评估肾功能、指导治疗及判断预后等重要意义。

（一）肾小球功能检查

GFR 是反映肾小球滤过功能的重要指标。GFR 指单位时间内经双肾滤过的血浆总量。GFR 需经标志物的肾脏清除率或血浆清除率推测，菊粉清除率是检测 GFR 公认标准，但其测量方法烦琐，价格昂贵，临床不便开展。其他检测肾小球功能的方法如下。

1. 血清肌酐　血清肌酐（serum creatinine，Scr）为肌酸的代谢产物，每天分解量相对稳定。肌酐可自由通过肾小球而不被肾小管重吸收。血清肌酐是目前最常用间接反映肾小球滤过功能的指标，比尿素氮灵敏，但容易受到肌肉容积和饮食的影响。另外，肌酐也可经肾小管排泌，且 GFR 下降到正常的 1/3 时，血清肌酐才开始升高，故血清肌酐不能完全反映肾小球滤过功能，并非早期诊断灵敏指标。血清肌酐参考值：男性 53～106 μmol/L，女性 44～97 μmol/L。血清肌酐升高多见于各种原因引起的肾小球滤过功能减退及急慢性肾衰竭患者。血清肌酐降低多见于老年人、进行性肌萎缩、贫血、妊娠等。

2. 内生肌酐清除率　内生肌酐清除率（endogenous creatinine clearance，Ccr）指双肾单位时间内把若干毫升血液中的内生肌酐全部清除完成的能力。肌酐包括来自食物的外源性肌酐和体内代谢产生的内源性肌酐。肌酐绝大部分经肾小球滤过，且不再被肾小管重吸收。故在严格控制饮食和不增加肌肉活动量的情况下，Ccr 接近 GFR。临床上常用于评估肾小球滤过功能、肾小球损伤程度及肾功能情况。Ccr 成人参考值为 80～120 mL/min，随年龄增长有逐渐下降的趋势。Ccr 计算方法如下。

（1）标准 24 小时留尿法：测定前 3 天低蛋白饮食，禁食肉类，避免剧烈运动以排除外源性肌酐的干扰。留取 24 小时尿液，测定尿肌酐及 Scr 浓度，根据公式计算：

$$Ccr(mL/min) = 尿肌酐(\mu mol/L) \times 尿量(mL/min)/Scr(\mu mol/L)$$

（2）公式法：基于 Scr 值并结合年龄、性别及体重等因素推算 GFR，操作简便，不需要留取 24 小时尿液，适合每天动态监测肾功能变化。常用 Cockcroft-Gault 和 MDRD 公式。Cockcroft-Gault 公式：

男性 Ccr(mL/min) = [140 - 年龄(岁)] × 体重(kg)/Scr(mg/dL) × 72

女性 Ccr(mL/min) = [140 - 年龄(岁)] × 体重(kg)/Scr(mg/dL) × 72 × 0.85

3. 胱抑素 C   胱抑素 C（Cystain C，cysC）在有核细胞中表达，每日产生量相对恒定，不受肌肉容量、性别等影响。cysC 分子量小，可经肾小球自由滤过并几乎完全被近曲小管重吸收并降解，不再进入血液循环，且不经肾小管排泌，尿中含量较低。血清 cysC 浓度主要由肾小球滤过率决定，可作为反映肾小球滤过功能的灵敏指标，特别是在肾功能受损早期，其灵敏度比血肌酐高。参考值 0.6 ~ 2.5 mg/L。

（二）肾小管功能检查

1. 近端肾小管功能检查

（1）尿 β_2 - 微球蛋白：尿 β_2 - 微球蛋白（urinary β_2-microglobulin，β_2-MG）作为一种小分子蛋白存在于细胞表面，在血清内的浓度相对恒定，与免疫功能密切相关。β_2-MG 经肾小球自由滤过，约 99% 被近端小管重吸收，经尿液排出量很少，成人尿液含量 <0.3 mg/L。近端肾小管损伤致重吸收障碍时，尿液中的 β_2-MG 量可增加。尿 β_2-MG 可作为近端肾小管损伤及功能障碍的指标。

（2）视黄醇结合蛋白：视黄醇结合蛋白是分子量为 21 000 的小分子蛋白，具有转运视黄醇至靶细胞的功能，每日产量相对恒定。转运完成后视黄醇结合蛋白与甲状腺素结合的前白蛋白分离，经肾小球滤过，在近端小管被重吸收并分解，正常尿中含量极低。当近曲小管损伤时，尿中排出增多，视黄醇结合蛋白可作为早期近端肾小管功能判定的灵敏指标。

2. 远端肾小管功能检查

（1）尿比重测定：尿比重由溶质的分子量、摩尔浓度及摩尔体积决定，易受溶质微粒大小和分子质量大小的影响。蛋白质、葡萄糖、甘露醇、利尿药及造影剂等都能影响尿比重测定结果，故尿比重往往不能真实反映肾小管浓缩和稀释功能。

（2）尿渗透压测定：尿渗透压指尿液中具有渗透活性的全部溶质总数量，可反映溶质和水的相对排出速度。尿渗透压仅与溶质分子浓度有关，与颗粒大小及所带电荷无关，不受溶质分子质量的影响，尿渗透压是评价肾小管浓缩功能最佳的方法。正常人尿渗透压范围为 $40 \sim 1400$ mOsm/（kg·H_2O）。禁饮 8 小时，若尿渗透压 <600 mOsm/（kg·H_2O），且尿/血浆渗透压 $\leqslant 1$，表明肾脏浓缩功能障碍。

3. 肾小管酸化功能

（1）酸负荷试验：酸负荷试验为口服一定量的酸性药物，使机体处于酸血症状态。若远端小管功能正常，可通过对 H^+ 和 NH_4^+ 的排泌酸化尿液从而纠正酸中毒；若远端小管功能障碍则无法酸化尿液。检测尿液的 pH 判断远端肾小管酸化功能状态，若每次尿液 pH 均 >5.5，则可诊断为远端肾小管性酸中毒。如有严重肝功能损伤、严重酸中毒则不适宜进行。常用方法包括以下两种。①单剂氯化铵负荷法：单剂量 1 次口服氯化铵 0.1 g/kg，服药后 $2\sim 8$ 小时，每小时收集 1 次尿液，测定尿液 pH。②3 日氯化铵负荷法：每日服氯化铵 0.1 g/kg，连服 3 日，第 3 日收集尿液，每小时 1 次，共 5 次，测定尿液 pH。

（2）碱负荷试验：碱负荷试验为口服或静脉滴注碳酸氢钠，纠正血浆 HCO_3^- 浓度到正常，测定尿 HCO_3^- 排量，并计算滤过的 HCO_3^- 排泄率。正常原尿中 HCO_3^- 绝大部分在近端小管重吸收，少部分由远端小管重吸收。若近端小管对 HCO_3^- 重吸收减少，HCO_3^- 从尿中排出增加，则血液呈酸中毒，尿液呈碱性。正常 HCO_3^- 排泄分数为 0，近端小管酸中毒时 HCO_3^- 排泄率 $>15\%$，远端小管酸中毒 HCO_3^- 排泄率 $<5\%$。

HCO_3^- 重吸收试验方法：静脉注射 5% 碳酸氢钠 500 mL，每分钟 4 mL，每小时采集血液和尿液标本，分别检测血和尿液中 HCO_3^- 及肌酐浓度。

计算公式：HCO_3^- 排泄率 = 尿 HCO_3^-（mmol/L）× 血 Scr（μmol/L）/血 HCO_3^-（mmol/L）× 血 Scr（μmol/L）。

三、免疫学检查

（一）血清免疫球蛋白

免疫球蛋白是一组由 B 细胞经抗原刺激产生的具有抗体特异性的蛋白质。免疫球蛋白由 2 条重链及 2 条轻链构成，根据重链的不同免疫球蛋白分为五类：IgG、IgA、IgM、IgD 和 IgE。IgD 和 IgE 含量较低，IgG、IgA 和

IgM 与肾脏病关系密切，一般常规检测 IgG、IgA 和 IgM。

1. Ig 水平升高　多见于感染、肿瘤、自身免疫性疾病、急性链球菌感染后肾小球肾炎和肝硬化等。多发性骨髓瘤以 IgG 升高为主，巨球蛋白血症以 IgM 升高为主，系统性红斑狼疮以 IgG、IgA 和 IgM 升高为主，类风湿关节炎以 IgG、IgM 升高为主。

2. Ig 水平降低　多见于慢性肾炎或肾病、网状淋巴系统的恶性疾病、慢性淋巴细胞性白血病和丙种球蛋白缺乏症等疾病。

（二）血清补体

补体作为必要补充的球蛋白辅助抗体发挥杀伤靶细胞的作用，故称补体。补体系统广泛参与机体的感染免疫反应，具有介导细胞溶解、调理吞噬、免疫黏附及参与炎症反应等作用。补体 C3、C4 是血清补体重要的组成成分，可发挥重要的生物学功能，其中 C3 是补体激活途径的中心环节。通过补体 C3、C4 的测定可判断机体的免疫情况。

1. 补体 C3　增高多见于自身免疫性疾病、肾病综合征、慢性肾炎、肿瘤和感染等。降低多见于急性肾小球肾炎、狼疮性肾炎、膜增生性肾小球肾炎、肝炎相关性肾炎和冷球蛋白血症肾损伤等。

2. 补体 C4　增高多见于风湿热急性期、皮肌炎、心肌梗死、结节性动脉周围炎和关节炎等。降低多见于 IgA 肾病、系统性红斑狼疮、类风湿关节炎和肝炎相关性肾炎等。

（三）自身抗体

自身抗体指免疫系统对自身组织发生异常免疫应答产生的抗体。正常免疫反应一般对自身组织不发生反应，可有低滴度的自身抗体，但超过一定水平就可能诱发疾病。

1. 抗核抗体　抗核抗体（antinuclear antibody，ANA）是一组以细胞核多种核成分为靶抗原的自身抗体的总称。ANA 在多种自身免疫性疾病中呈不同程度的阳性率，如系统性红斑狼疮为 95%～100%、狼疮性肝炎为 95%～100%、原发性胆汁性肝硬化为 95%～100%、全身性硬皮病为 85%～90%、混合性结缔组织病为 80%～100%、干燥综合征为 10%～40%、类风湿关节炎为 10%～20%。经皮质激素治疗后，阳性率可降低。

2. 抗中性粒细胞胞浆抗体　抗中性粒细胞胞浆抗体（antineutrophil cy-

toplasmicantibodies，ANCA）是以中性粒细胞和单核细胞胞浆成分为靶抗原的自身抗体。ANCA 相关性小血管炎是一组以血管壁炎症和纤维素样坏死为共同病理特征的系统性自身免疫性疾病。血清 ANCA 的检测可作为部分原发性系统性小血管炎的特异性指标。ANCA 主要分为胞质型（cANCA）和核周型（pANCA）。①cANCA 主要靶抗原是蛋白酶 3，对 Wegener 肉芽肿的诊断具有较高特异性和敏感性，还可见于坏死性血管炎、微小动脉炎和结节性多发性动脉炎等。②pANCA 主要靶抗原是髓过氧化物酶，主要与多种系统性血管炎性肾炎相关，还可见于多发性微动脉炎、肾小球肾炎和肺毛细血管炎等。

3. 抗肾小球基底膜抗体（抗 GBM 抗体）　抗 GBM 抗体是一类针对肾小球基底膜成分的自身抗体。抗 GBM 抗体在脏器中沉积可引起自身免疫性疾病，抗 GBM 抗体局限在肾脏，沿肾小球基底膜线样沉积，多表现为新月体肾炎，抗 GBM 抗体阳性率约为 60%。若同时累及肺则称 Goodpasture 综合征，抗 GBM 抗体的阳性率为 80%~90%。多数患者起病急、病情进展快、预后较差，早期诊断、及时治疗对改善预后至关重要。

四、影像学检查

（一）超声波

超声检查是临床应用较广的无创性检查，对肾脏疾病的诊断及判断预后具有十分重要的作用。肾脏超声可快速明确肾脏位置、外形和大小，肾实质的厚度及回声情况，对肾盂积水等梗阻性肾病敏感，可鉴别囊性或实性病变。彩色多普勒可判断肾脏灌注情况。

（二）X 线

X 线检查主要包括腹部平片和静脉肾盂造影检查。腹部平片为常用检查，在肠道准备理想的情况下可显示肾脏轮廓、钙化灶及阳性结石，少数阴性结石需进行静脉肾盂造影检查才能显示。静脉肾盂造影的造影剂经静脉注射后，经一定的时间间隔拍摄腹平片，可显示肾盂、肾盏形态，有无占位、畸形等，并可粗略反映双侧肾脏滤过功能。碘过敏、严重肝肾功能不全、心血管疾病及甲状腺功能亢进者应谨慎进行。

（三） CT

CT 检查为肾脏病影像学检查重要内容，必要时可配合碘造影剂，适用于肾脏畸形、肾结石、肾创伤、肾感染及脓肿等疾病。肾脏 CT 血管成像技术（CTA）可显示肾脏结构及血液供应，具有安全、无创等优点。

（四） 核素

核素检查主要提供肾脏功能性信息。静脉注射肾小球滤过而不被肾小管重吸收的放射性且无毒的显像剂，用采集装置采集双肾放射性图像，经数据分析获得放射性计数 – 时间曲线，即肾脏放射图，可计算肾小球滤过率或有效肾血浆流量，用以评价肾血流灌注、肾功能及尿路情况。放射性核素检查的优势是可以提供分肾的功能测定，随着 CTRA、MRA 等检查技术的出现，该检查方法目前在临床上已较少应用。

五、肾脏病理检查

肾脏穿刺活检技术使用穿刺装置，在超声等协助下，从肾脏提取少量肾组织标本并进行病理学检查。肾脏穿刺活检是肾脏疾病最重要的检查方法，目前该技术已广泛应用于临床，被视为绝大多数肾脏疾病诊断的"金标准"。肾脏穿刺活检技术可为肾脏疾病明确诊断、指导治疗和评估预后等提供重要的依据。

（一） 适应证

（1）肾病综合征、急性肾炎综合征、急进性肾炎综合征。
（2）持续性蛋白尿和（或）肾小球性血尿。
（3）原因不明的急性肾功能减退，且肾脏体积未完全缩小。
（4）累及肾脏的系统性疾病。
（5）原因不明移植肾功能减退或出现排异反应。

（二） 禁忌证

（1）凝血功能障碍，有严重出血倾向。
（2）患者一般情况差，无法配合穿刺活检术。
（3）肾发育不良，结构不清，皮质较薄，体积严重缩小。

（4）孤立肾、海绵肾、多囊肾、异位肾、游走肾。

（5）活动性肾盂肾炎、慢性肾衰竭。

（6）未控制的严重高血压。

（7）其他：严重精神疾病、剧烈咳嗽、严重贫血、心功能不全、妊娠和高龄等。

第三章　尿路感染

尿路感染亦称泌尿道感染，简称尿感，一般是指病原体侵犯尿路黏膜或组织引起的尿路炎症。多种病原体均可引起尿路感染，如细菌、真菌、病毒、支原体、衣原体、寄生虫等。尿路感染可于任何年龄发病，女性的发生率更高。其临床表现比较复杂，可表现为急、慢性肾盂肾炎，急、慢性膀胱炎，无症状性细菌尿，随病情进展可出现败血症、肾周脓肿、感染性休克等并发症，也可迁延不愈导致肾损伤。

一、病因与发病病机

任何侵入尿路的细菌均可引起尿感，以革兰氏阴性杆菌最常见，尤其是大肠埃希菌，既往有尿路器械检查史或长期留置导尿管的患者以铜绿假单孢菌、葡萄球菌感染多见。免疫功能低下及糖尿病患者常伴发尿路真菌感染。

尿路感染的途径包括：上行性感染、血行感染、淋巴感染及直接蔓延，以上行性感染为主，血行感染次之。上行性感染是指病原微生物侵入尿道入口及周围组织，然后上行至膀胱，再从膀胱上行至肾盂肾盏，然后经乳头部、肾小管上行至实质部。血行感染是指细菌从体内的感染灶入侵至血液先后引起肾皮质、肾小管、肾乳头、肾盂肾盏的感染。盆腔器官的炎症、阑尾炎及结肠炎等则可以通过淋巴转移、直接蔓延的方式侵及肾脏。

与发病有关的易感因素包括：①尿路梗阻，如前列腺肥大、泌尿道结石、泌尿道肿瘤、尿路畸形、尿道狭窄、神经源性膀胱等引起尿流不畅，细菌大量繁殖，引起尿路感染。②膀胱、输尿管反流及其他尿路畸形和结构异常，如多囊肾、海绵肾、马蹄肾、游走肾等。③尿路器械的使用，如膀胱镜检查及逆行尿路造影，留置导尿 1 天尿感发生率可达 50%，留置导尿 3 天感染发生率可达 90% 以上。④生理结构，如女性尿道短且直较易感染，妇科炎症亦容易致尿路感染。⑤代谢性疾病，如糖尿病、高尿酸血症、高钙血症或酸碱代谢异常。⑥机体防御机制破坏，如慢性肾脏病、肿瘤、长期使用免疫抑制剂、神经源性膀胱等。⑦其他因素，如妊娠、月经期、产褥期、绝经后女性、细菌性前列腺炎等。

机体的防御功能及病原菌的致病力在尿路感染的发病过程中也起到很重要的作用。即使细菌进入膀胱也不一定会发生尿路感染，这主要与尿液的冲洗作用、膀胱天然的黏膜防御机制、尿液及其成分的抗菌活性、男性前列腺液具有抗菌作用等有关。尿路感染大多数由单一细菌引起，而大肠杆菌是尿路感染的最主要致病菌。细菌黏附于尿道上皮细胞表面的能力在尿感的发病中起重要作用。这种黏附性与细菌表面的纤毛关系密切，已知尿路上皮细胞表面的甘露糖受体对细菌有吸附作用，而细菌表面的纤毛可使细菌与甘露糖受体结合，纤毛越多，与甘露糖受体的结合力越大。纤毛黏附于尿路上皮细胞的甘露糖受体是细菌上行至肾脏的重要机制。

本病属中医学"淋证"范畴。主要病因包括膀胱湿热、肝郁气滞、脾肾亏虚。膀胱湿热者，多因食辛热肥甘之品，或嗜酒过度酿成湿热，下注膀胱，或下阴不结，湿热秽浊毒邪侵入膀胱酿成湿热，或肝胆湿热下注，皆可使湿热蕴结下焦，膀胱气化不利，发为热淋、血淋、石淋或膏淋。肝郁气滞者，恼怒伤肝，肝失疏泄，或气滞不通，郁于下焦，致肝气郁结，膀胱气化不利，发为气淋。脾肾亏虚者，久淋不愈，湿热耗伤正气，或劳累过度，房事不节，或年老久病、体弱，皆可致脾肾亏虚。脾虚而中气不足，气虚下陷，则发为气淋；若肾虚而下元不固，肾失固摄，不能制约脂液，脂液下注，随尿而出，则发为膏淋；若肾虚而阴虚火旺，火热灼伤脉络，血随尿出，则发为血淋；久病伤正，遇劳即发者，则为劳淋。

二、临床表现

1. 膀胱炎 即下尿路感染，主要表现为尿频、尿急、尿痛，白细胞尿，偶可有血尿，甚至肉眼血尿，膀胱区可有不适。一般无明显的全身感染症状，但少数患者可有腰痛、低热（一般不会超过 38.5 ℃），血白细胞计数常不增高。膀胱炎多发生于性交后，亦见于妇科手术、月经后及老年妇女局部外阴瘙痒者。

2. 急性肾盂肾炎 主要表现为尿频、尿急、尿痛（膀胱刺激征），腰痛、下腹部疼痛，肾区压痛及叩击痛。急性肾盂肾炎伴有全身感染症状，如寒战、发热、头痛、恶心、呕吐、食欲下降等，常伴有白细胞计数升高及血沉增快。

3. 慢性肾盂肾炎 可无明显的临床症状，主要临床表现与长期的小管间质损伤有关，主要表现为高血压、钠丢失、浓缩功能减退、易发生高钾血症和酸中毒等。当急性发作时会伴有急性肾盂肾炎的症状。

4. 无症状细菌尿　又称隐匿性细菌尿，患者有真性细菌尿而无尿路感染症状，致病菌多为大肠埃希菌，患者可长期无症状，尿常规可无明显异常，但尿培养阳性，也可出现急性尿路感染症状。

5. 真菌性尿路感染　很多真菌都可引起尿路感染，但最常见的是白色念珠菌。常见于糖尿病患者、留置导尿管者、免疫功能低下患者、恶性肿瘤患者及自身免疫性疾病患者，亦见于长期使用抗生素、激素及免疫抑制剂者。

三、并发症

1. 肾乳头坏死　是肾盂肾炎的严重并发症之一，常见于严重肾盂肾炎伴糖尿病或尿路梗阻或妊娠期患者。

2. 肾周围脓肿和肾皮质、肾髓质脓肿　患者肾盂肾炎症状较重，且伴有持续高烧、寒战，明显的肾区疼痛，甚至有个别患者可触及腹部包块，病情较重。

3. 败血症　严重的复杂性尿路感染，尤其是并发急性肾乳头坏死者易发生败血症，主要表现为突然寒战、高热，常引起休克，预后较差，死亡率高达50%。

4. 并发感染性结石　可以分解尿素的细菌（如变形杆菌）引起的肾盂肾炎常可引起肾结石，占肾结石病因的15.4%，常呈大鹿角形，多为双侧性，结石的小裂隙内藏有致病菌，因抗菌药物不易达到该处，易导致尿路感染不易根治。

四、诊断与鉴别诊断

（一）诊断

尿路感染的诊断不能只依据临床症状与体征，还要依据实验室检查，有真性细菌尿者均可诊断为尿路感染。真性细菌尿是指：①膀胱穿刺尿培养有细菌生长；②导尿细菌定量培养菌落计数不低于10^5/mL；③清洁中段尿培养菌落计数不低于10^5/mL，但若临床上无尿路感染症状，则要求两次中段尿培养的菌落数不低于10^5/mL，且为同一种细菌。

（二）鉴别诊断

1. **发热性疾病**　如果急性尿路感染患者出现发热等全身感染症状，而尿路局部症状不明显，则易与发热性疾病混淆。但如果详询患者病史并做尿常规及细菌学检查，鉴别并不难。

2. **腹部器官炎症**　有些尿路感染患者无明显的尿频、尿急、尿痛，而表现为腹痛、恶心、呕吐、发热和血细胞增高等，易误诊为急性胃肠炎、阑尾炎及女性附件炎等。详询患者病史，配合相应细菌性检查可资鉴别。

3. **急性尿道综合征**　有尿频、尿急、尿痛等症状，但膀胱和尿道检查无明显器质性病变的一组非特异性综合征，尿细菌培养阴性。多见于已婚中青年女性。

4. **肾结核**　肾结核的膀胱刺激征表现更突出，结核杆菌培养可呈阳性，普通细菌培养为阴性。尿沉渣中可找到抗酸杆菌，静脉肾盂造影发现虫蛀样X射线征。部分患者可有肺部、生殖器等肾外结核病灶，以此可来进行鉴别。

五、西医治疗

尿路感染的治疗原则是：抗菌治疗，消除诱发因素，防止复发。

（一）一般治疗

应卧床休息，多饮水以增加尿量，增强尿液冲刷力。给予足够的热量及维生素以增强患者抵抗力。

（二）抗菌治疗

1. **急性膀胱炎**

（1）单剂抗菌疗法：磺胺甲基异噁唑2.0 g、甲氧苄啶0.4 g、碳酸氢钠片1.0 g，一次顿服。单剂疗法不适用于妊娠妇女、糖尿病患者、免疫低下患者、复杂性尿路感染及上尿路感染患者。

（2）3日疗法：可选用磺胺类、喹诺酮类、半合成青霉素及头孢等抗生素。任选一种药物，连续使用3天，90%以上患者均可治愈。

2. **急性肾盂肾炎**　治疗的关键是选用对致病微生物敏感的及血液浓度高的抗生素。

（1）首发急性肾盂肾炎：大多数为大肠埃希菌，留取尿标本后立即治疗，首选对革兰氏阴性杆菌有效的药物。72 小时内有效者不需要更换药物，否认根据药敏结果选用敏感的抗生素。

（2）轻型肾盂肾炎：可口服药物治疗，常用 STS 14 天疗法，即 SMZ 1.0 g、TMP 0.2 g 及碳酸氢钠片 1.0 g，一日 2 次，14 天为 1 个疗程。磺胺类药物过敏者，可用阿莫西林 0.5 g，一日 4 次，或诺氟沙星 0.4 g，一日 2 次，疗程均为 14 天。

（3）重型肾盂肾炎：需静脉给药，可用氨苄西林 1~2 g，每 4 小时一次，或头孢噻肟 2 g，每 8 小时 1 次，必要时联合用药。复杂的肾盂肾炎患者，其致病菌多有耐药性，可选用以下抗生素：①奈替米星 2 mg/kg，每 12 小时静注一次；②头孢曲松 2.0 g，每 24 小时静注一次；③氨曲南 2.0 g，每 8 小时静注一次。

3. 慢性肾盂肾炎　慢性肾盂肾炎治疗的关键在于积极寻找并去除易感因素。伴有急性肾盂肾炎发作时按急性肾盂肾炎治疗。

4. 无症状细菌尿　妊娠期无症状性细菌尿、学龄前儿童、尿路梗阻、肾移植、曾有症状感染者等应予治疗，根据药敏结果选择敏感抗生素，主张短疗程用药，如复发可采用长程低剂量抑菌疗法。

5. 真菌性尿路感染　具体治疗方法包括：①去除诱发因素；②药物治疗，可用两性霉素 B 冲洗膀胱，静脉滴注氟康唑、酮康唑等。

六、中医药治疗

（一）辨证要点

起病急，症见发热、小便赤热、尿时热痛、小便频急，症状明显，小便频、每次尿少者为膀胱湿热；小腹胀满明显，小便艰涩疼痛，尿后余沥不尽者为肝气郁滞；病情反复发作，时作时止，遇劳即发者为脾肾亏虚。辨别不同淋证后还需辨证虚实。一般初起或急性发作阶段，因膀胱湿热、气滞不利所致，尿痛较甚者多为实证；淋久不愈，尿路疼痛轻微，见肾气不足，脾气虚弱之证，遇劳即发者多属虚证。

（二）辨证论治

（1）膀胱湿热

主证：小便频急短涩，尿道灼热刺痛，尿色赤黄，少腹拘急胀痛，或有寒热，口苦，呕恶，或腰痛拒按，苔黄腻，脉滑数。

治法：清热、利湿、通淋。

方药：八正散加减。车前子、滑石、栀子、瞿麦、萹蓄、甘草、通草、大黄。若小腹胀满者，加乌药、川楝子行气止痛；若湿热伤阴，则去大黄，加生地黄、牛膝、白茅根以养阴清热；若胀满、便溏者，则去大黄；若热毒弥漫三焦者，当急则治标，用黄连解毒汤合五味消毒饮清热泻火解毒；若恶寒发热、鼻塞流涕，则加柴胡、金银花、连翘等宣透热邪。

（2）肝气郁滞

主证：实证为小便涩痛、淋沥不尽、小腹胀满疼痛，苔薄白，脉沉弦。虚证为尿涩滞，小腹坠胀，尿有余沥，面白无华，舌质淡，脉虚细无力。

治法：实证利气疏导，虚证宜补中益气。

方药：实证用沉香散，虚证用补中益气汤。用沉香、陈皮、当归、白芍、甘草、石韦、冬葵子、滑石、王不留行。虚证用黄芪、炙甘草、人参、当归、橘皮、升麻、柴胡、白术。若胸闷胁胀，可加青皮、乌药、小茴香以疏肝理气；气滞血瘀者，可加红花、赤芍、川牛膝以活血化瘀。补中益气汤可补中益气以治中气不足、气虚下陷之淋证。若小便涩痛兼血虚肾亏者，可用八珍汤倍茯苓加杜仲、枸杞子、怀牛膝以益气养血，脾肾双补。

（3）脾肾两虚

主证：小便不甚赤涩，但淋沥不已，时作时止，遇劳即发，腰酸膝软，神疲乏力，舌质淡，脉细弱。

治法：健脾益肾。

方药：无比山药丸。山茱萸、泽泻、熟地黄、茯苓、巴戟天、牛膝、赤石脂、山药、杜仲、菟丝子、肉苁蓉。若脾虚气陷，症见小腹坠胀、小便点滴而出者，可与补中益气汤同用；若肾阴亏虚，症见面色潮红、五心烦热、舌红少苔、脉细数者，可与知柏地黄汤同用；若肾阳虚衰，症见面色少华畏寒怯冷、四肢欠温，舌淡、苔薄白、脉沉细者，可合右归丸。

（三）中成药

1. 银花泌炎灵片 每次 4 片，每日 3 次。本药有清热解毒、利湿通淋的功效，用于急性肾盂肾炎、急性膀胱炎、下焦湿热证。（主要成分：金银花、半枝莲、萹蓄、瞿麦、石韦、川木通、车前子、淡竹叶、桑寄生、灯心草）

2. **热淋清颗粒** 一次 1~2 袋，一日 3 次。本药有清热泻火、利尿通淋的功效，用于下焦湿热所致的热淋，症见尿频、尿急、尿痛，以及尿路感染、肾盂肾炎见上述证候者。（主要成分：头花蓼）

3. **白蓟凉血合剂**（济宁市中医院院内制剂） 每次 20~30 mL，一日 3 次。本药有凉血止血、清热解毒的功效；用于肾炎所致的血尿，热毒内盛，迫血妄行，症见尿血色鲜红，或伴有尿频、尿急、尿痛、尿灼热感、咽痛、口渴、舌红苔黄腻、脉数等。（主要成分：白茅根、小蓟、大蓟、石韦、三七、茜草等）

七、预防调护

多饮水、勤排尿，忌食辛辣刺激食物，注意营养及休息，增强自身抵抗力。

八、临床经验分享

尿路感染首次发作或慢性恢复期再急性发作，有条件的应做尿培养加药敏，以明确病原菌，选用敏感抗生素治疗，以期达到根治或减少再发的目的。尿路感染属中医学"淋证"范畴，反复发作的属于"劳淋"范畴。名老中医王祥生主任医师认为，本病标在"湿热"，湿热贯穿本病始终，清热解毒、利湿通淋为主要治法；其本在脾肾亏虚，健脾补肾、益气养阴为反复发作性尿路感染的根本治法。急性期湿热证常选用八正散加减，尿血明显者加小蓟饮子，慢性期脾肾亏虚常选用四君子汤、参芪地黄汤、知柏地黄汤、金匮肾气丸加减。其中清热解毒抑制细菌生长的中药常用白头翁、马齿苋、野菊花、紫花地丁、蒲公英。清热利湿通淋常用石韦、败酱草、车前子、滑石、瞿麦、萹蓄、灯心草等。治湿热诸方中，常加川牛膝引火下行。加桔梗提壶揭盖以治尿不尽、尿艰涩。尿混浊者加丹参、棉萆薢、石菖蒲分清泄浊。小腹坠胀者加醋香附、醋青皮理气除胀。反复发作尿路感染，常加肉桂以恢复膀胱气化功能。加益智仁和乌药以温补肾中元阳，助命门之火，促进膀胱气化功能正常。

九、中医名家经验荟萃

何立群教授治疗慢性尿路感染经验：①清热解毒，贯穿始终。何教授认为，湿热存在于尿路感染全过程，湿热蕴结下焦，以致膀胱气化不利而致本病的发生。尿路感染急性期的特点是邪毒炽盛。何教授往往重用清热解毒之剂，以清气分热毒。急性期宜清热解毒通淋；缓解期宜扶正固本、补肾益气，辅以清解之剂。并主张无论是在急性期，还是在缓解期，均宜将清热利湿法贯穿于治疗的始终。②健脾益肾，治病求本。何教授指出，在治疗慢性尿路感染的过程中，消除膀胱刺激症状并不难，难的是彻底治愈，不再复发。人体正气盛衰决定了疾病的发展转归，因此，缓解期绝对不可忽视治本。针对本虚之辨证，治以健脾益气、补肾固摄、滋阴补阳。常用药：山茱萸、山药、太子参、党参、黄芪、熟地黄、菟丝子、五味子、金樱子、枸杞子、制黄精、何首乌、补骨脂、肉苁蓉等。③凉血活血，知病达变。何教授认为，血瘀与湿热一样也是慢性尿路感染的主要病因之一。对于尿路感染患者血瘀证的产生，何教授认为与湿热有密切关系。湿性重浊黏滞，易阻气机，而一身之血"环周不休"，实赖气之推动，气滞而成血瘀；同时湿热久羁，煎熬津液，而津血同源，津亏血少浓聚而成血瘀。当然，湿热在伤津的同时又可耗气，致气虚血瘀；另外，湿热内积，灼伤血络亦可成瘀。活血化瘀药在改善膀胱刺激症状、提高清热解毒药的功效方面有一定作用。对此，何教授在慢性尿路感染的辨治中尤为注重活血化瘀法的应用，喜用当归、川芎、红花、桃仁、赤芍、丹参等。同时还主张不论有无营分证候，皆应佐以通热凉营之品，以气营两清，迅速截断扭转病势，因此在治疗中，在热邪尚未进入营分时即使用凉血药物，如生地黄、赤芍、牡丹皮、水牛角，以防止热入营分。④疏肝理气，畅达三焦。《证治要诀·淋闭》篇说："气淋，气郁所致。"少腹乃足厥阴肝经循行之处，情志怫郁，肝失条达，气机郁结，膀胱气化不利；或气郁化火，肝胆郁热，循经下注，故见小便涩滞，淋沥不宣，少腹满痛。临床上多见于仅有下尿路症状，而尿定量培养阴性者。针对这种情况，何教授在立法方药上多采用陈皮、佛手、乌药、小茴香、柴胡、白芍、延胡索、郁金疏肝理气，畅达三焦，如此，则不利水而水自利，未通淋而淋自通。⑤湿性黏腻，通利为先。膀胱为州都之官，津液储存之所，气化水始能出，风寒湿热之邪下犯膀胱，气化失司，水道不利，遂发为淋证。可见，湿热二邪实是贯穿病程之终始。湿性黏滞，病势多缠绵，易阻滞气机，困遏清阳，因此，尿路感染患者，每有反复性菌尿，其尿路刺激征亦可呈持续性或反复发作性；即使症状不典型者，或可见到尿色黄，或尿短等。因此，何教授治疗尿路感染强调利水渗湿通淋，使用如车前子（草）、瞿麦、萹蓄、石韦、冬葵子及静脉滴注丹参注射液等以加强利尿。小便利则湿去，湿去则有脾运，气通则淋沥自止。

刘明教授认为淋证发病是以肾虚为本，湿热蕴结下焦为标，肝郁气滞可以使淋证加重，"久病多瘀"，血瘀证又是造成淋证迁延不愈的重要原因之一。治疗大法为补虚祛邪，补虚以健脾益肾为主，祛邪以清热利湿通淋为主，佐以疏肝理气，活血化瘀，常常能取得良好的疗效。

第四章　无症状性血尿或蛋白尿

无症状性血尿或蛋白尿亦称隐匿性肾小球肾炎，指单纯血尿和（或）蛋白尿，不伴有水肿、高血压及肾功能损伤。其以一种表现较突出，可呈持续性或反复性发生。

一、病因与发病病机

本病病因尚不清楚。主要诱发因素为上呼吸道感染、激烈活动、过度疲劳，有时会出现在皮肤感染、麻疹、水痘等病毒感染之后，一般尿检异常与感染同时存在或在感染 1～5 天内出现。本病可由多种病理类型的原发性肾小球疾病所致，其病理改变较轻。可见于轻微性肾小球病变、轻度系膜增生性肾小球肾炎及局灶性节段性肾小球肾炎等病理类型。根据免疫病理表现，又可将系膜增生性肾小球肾炎分为 IgA 肾病和非 IgA 系膜增生性肾小球肾炎。

本病属中医学"尿浊""尿血""虚劳"范畴。其病因为肾元亏虚，肾之气阳不足和封藏失职，精关不固，感受风寒湿等邪气。其病位在肾，涉及肝脾，发作期多因外感诱发，稳定期以脾肾亏虚、气阴两虚为主。如《素问·至真要大论》曰："诸转反戾，水液浑浊，皆属于热。"而《诸病源候论》云："胞冷肾损，故小便白而浊也。"两者均明确指出了本病的病因有"热"与"肾损"之不同。《医学正传》指出："夫便浊之证，因脾胃之湿热下流，渗入膀胱，故使便溲或白或赤而混浊不清也。"《太平惠民和剂局方》也曰："夫尿血者，是膀胱有客热，血渗于脬故也。血得热而妄行，故因热流散，渗于脬内而尿血也。"

二、临床表现

1. **无症状性血尿**　多见于青年人，患者经常于体检时发现有镜下肾小球源性血尿，持续性或反复发作，无其他临床症状与体征。剧烈运动后、高热、饮酒、上呼吸道感染等可致一过性肉眼血尿，但短时间内可迅速消失。

2. 无症状性蛋白尿　多见于青年男性,呈持续性蛋白尿,以白蛋白为主,尿蛋白定量通常在 2 g/d 以下,可持续多年,预后可。

3. 无症状性血尿和蛋白尿　本病尿蛋白持续存在,血尿可间断发生。血尿发作时尿蛋白也相应加重,血尿减轻后尿蛋白也随之减轻,病情较单纯性血尿和单纯性蛋白尿重。因其无其他临床表现及体征易致早期漏诊。

三、诊断与鉴别诊断

(一) 诊断

对于无症状性血尿和(或)蛋白尿,排除非肾小球疾病之后,可确诊。

(1) 无明显临床症状与体征,仅表现为肾小球性血尿和(或)单纯性蛋白尿。

(2) 无急、慢性肾炎或其他肾脏病病史,肾功能无异常。

(3) 排除非肾小球性血尿或功能性血尿。

(4) 单纯性蛋白尿以轻度蛋白尿为主,尿蛋白定量 < 1.0 g/24 h。单纯性血尿以持续或间断镜下血尿为主,红细胞位相以异形红细胞为主。

(二) 鉴别诊断

1. 生理性蛋白尿
(1) 体位性蛋白尿:直立状态下出现的蛋白尿,卧床后消失。
(2) 功能性蛋白尿:在剧烈运动、发热或寒冷时出现。
2. 慢性肾炎　常伴有水肿、高血压及肾功能损伤。
3. 遗传性肾小球病　以血尿为主,包括遗传性进行性肾炎、良性家族性血尿,遗传性进行性肾炎以连锁显性遗传多见,电镜检查可见肾小球基膜广泛变厚,襞裂分层。良性家族性血尿,常染色体显性遗传,电镜下可见肾小球基膜弥漫变薄。

四、西医治疗

隐匿性肾小球肾炎在未明确诊断前无须特殊治疗。嘱患者勿感冒、劳累,勿使用肾毒性药物。感冒时及时控制炎症。对于无症状性蛋白尿患者因尿蛋白量不多,可试用雷公藤多苷,初期不可用激素及免疫抑制剂治疗。

五、中医药治疗

主要治法宜疏风清热，凉血止血，健脾补肾，益气养阴。

（一）辨证要点

本病多因素禀薄弱，加之劳烦过度，饮食内伤，感受外邪等因素，损伤脾肾，湿热内蕴而致脾失健运，肾失封藏，精微外泄而发。病程日久，或反复感邪，或伤劳过度，日久脾肾虚衰，湿浊热毒阻滞，气机逆乱，亦会出现"溺毒"危候。故本病的病理特点总属虚实夹杂，虚中夹实。

（二）辨证论治

（1）湿热内蕴

主证：小便短赤有热感，或小便混浊，或有血尿，口苦口黏，胸闷口渴，舌苔黄腻，脉象濡数。

治法：清利湿热，分清泄浊。

方药：萆薢、菖蒲、黄柏、车前子（包）、白术、茯苓、莲子心、丹参。若湿热伤阴，可加生地、知母、白茅根；便秘者，加大黄以泄热通便；尿中有血者，加大小蓟、藕节；小便黄赤，加通草、龙胆草；若舌暗红有瘀象者，加赤芍、桃仁、红花。

（2）脾肾气虚

主证：小便或白或赤，日久不愈，神疲纳差，面色无华，腰酸乏力，面部虚浮，舌质淡胖，脉虚无力。

治法：健脾益肾，渗湿利水。

方药：以脾虚为主者选用补中益气汤加减。人参、黄芪、白术、当归、陈皮、升麻、柴胡、甘草。以肾虚为主者选用五子衍宗丸：黄芪、枸杞子、菟丝子、五味子、覆盆子、车前子（包）。若腰膝酸软、小便频数者，加杜仲、山萸肉；纳呆便溏者，加薏苡仁、白扁豆、蔻仁；若尿蛋白多、长期不消者，加金樱子、桑螵蛸；平素易感冒者，可常服玉屏风散；气虚及阳者，症见畏寒肢冷、腰膝冷痛，宜加仙茅、肉苁蓉、桂枝之属。

（3）心火炽盛

主证：小便灼热，尿中带血，血色鲜红，心烦，夜寐不安，或口渴，口舌生疮，舌尖红，脉数。

治法：清心泻火，凉血止血。

方药：生地、竹叶、通草、甘草梢、栀子、大蓟、小蓟、滑石、蒲黄、藕节。若心烦失眠者，加合欢皮、酸枣仁、茯神；大便秘结者，加大黄；口苦口渴者，加黄芩、麦冬。

（4）阴虚火旺

主证：小便色赤带血，头晕目眩，腰酸耳鸣，五心烦热，咽干而痛，舌红少苔、脉细数。

治法：滋阴降火。

方药：知柏地黄汤加减。知母、黄柏、生地、山药、茯苓、泽泻、丹皮。若血尿、小便短赤者，加白茅根、小蓟、藕节；若尿蛋白长期不消者，加生牡蛎、金樱子、莲须；五心烦热者，加青蒿、鳖甲、地骨皮；咽干口渴者，加石斛、麦冬、玉竹。

（三）中成药

1. 参苓白术丸　每次 3~6 g，日 2 次，本方益气健脾，渗湿和胃。（主要成分：人参、茯苓、麸炒白术、山药、炒扁豆、莲子、麸炒薏苡仁、砂仁、桔梗、甘草）

2. 补中益气丸　每次 9 g，日 2~3 次口服，本方益气健脾，升阳举陷。用于脾虚气陷者。（主要成分：黄芪、党参、甘草、白术、当归、升麻、柴胡、陈皮。辅料生姜、大枣）

六、预防调护

预防感冒，避免使用肾毒性药物，忌食辛辣肥甘食物，注意休息。

七、临床经验分享

王祥生主任医师认为无症状性血尿，病在脾肾，以脾肾亏虚为本，以脾气虚、肾阴虚最为常见，以湿、热、瘀为标，总属本虚标实，病机不外如下几点：①脾肾气虚，统摄无权；②肾阴亏虚，阴虚火旺、迫血妄行；③下焦湿热，热灼脉络；④瘀血阻络，血不循经。治疗上常以补中益气汤、知柏地黄汤、小蓟饮子、桃红四物汤加减化裁。王祥生主任医师认为此病病程较长，但患者一般无特殊不适，患者正气尚足，邪气亦未盛，用药不能过度补益或攻伐，常用平补平泄法治疗此病，补益药常选黄芪、太子参、莲子、山药、酒萸肉、芡实、金樱子，用量常在 12～15 g。清热利湿药常选石韦、黄柏、白茅根、茯苓、玉米须、薏苡仁等。止血类药物常用藕节、茜草、仙鹤草，肉眼血尿者常加地榆或地榆炭、卷柏，同时配合活血化瘀药，以免闭门留寇，常用丹参、川芎、丹皮、莪术、赤芍等。单纯型镜下血尿西医无特殊治疗，重点是治疗肉眼血尿和定期监测是否伴有蛋白尿，同时注意预防上呼吸道感染，避免使用肾毒性药物。

蛋白尿是影响肾脏病进展的重要危险因素，患者出现蛋白尿都应该积极治疗，力争将蛋白尿消除或控制在力所能及的最低水平。王祥生主任医师认为无症状性蛋白尿的发生主要与脾失统摄、精微下陷和肾失封藏、精微下泄有关，风湿、湿热、瘀血在蛋白尿的产生和病情加重过程中起重要作用。治疗中常以健脾补肾立法，常用黄芪、太子参、山药、白术、黄精、茯苓等健脾补气固摄，补气同时擅配合使用升麻，以助脾之升清，量大者可用至40～60 g。另根据患者舌、脉主要表现，辨风湿、湿热、瘀血之轻重不同，风湿常用穿山龙、豨莶草、桑枝、海桐皮、独活、续断、千年健等。湿热常用苍术、蛇莓、白花蛇舌草、半枝莲、鬼箭羽、鹿衔草、石韦、败酱草、车前草等。久病入络，内有瘀阻，酌用活血通络药，如丹参、川芎、红花、桃仁、当归、赤芍、益母草、泽兰等，甚至可用虫类通络药，如地龙、水蛭、全蝎等。

八、中医名家经验荟萃

叶任高教授认为无症状性蛋白尿，以脾肾气虚型最常见，劳倦过度或久病耗伤脾肾，脾气虚弱，运化失司，气血乏源，肾不藏精，精微下注，故见蛋白尿。对于此型，既有脾虚，又有肾亏。

邓滔、吴兆东等运用益气固肾浓缩丸（黄芪、党参、白术、山药、陈皮、川芎、芡实、熟地、茯苓、炙甘草、枸杞子、薏苡仁）治疗无症状性蛋白尿中医辨证为脾肾气虚型 46 例，与对照组口服贝那普利相比，有显著疗效。

朱彩凤全国老中医专家运用"塞流、澄源、复本"法治疗无症状性蛋白尿的经验如下。

1. 理论渊源 塞流、澄源、复本原是治疗妇科崩漏证的基本大法，蛋白尿的病机多由本虚标实所致。正虚无力摄精，邪实内扰肾络，病由此生。正虚多因肺气虚损，宣肃无权，精微不布；肾失封藏，精微不固，随溲下泄；脾虚失运，升清不利，反致精气下泄。邪实则多由风湿、瘀血、痰浊所扰，导致肾络受损，精气外溢，下遗尿中。故从发病机制、病理特征上看崩漏病与肾性蛋白尿颇为相似。

2. 临床应用

（1）塞流：塞流者，急则治其标也，即截流止涩，固摄精微。这是针对肾封藏失职、精关不固，脾虚下陷、统摄失职等病机和证候而制定的，主要指减少或消除尿蛋白和尿红细胞这些精微的流失。治疗上主要分固脾、固肾，固脾即益气健脾，统摄精微；固肾即益肾涩精，固摄精微。偏脾虚者，方用补中益气汤、玉屏风散等；偏肾虚者，方用水陆二仙丹加益智仁。

（2）澄源：澄源者，治病求于本也。澄源是指消除病因而阻断病机发展。朱彩凤教授认为引起肾脏病患者蛋白尿和病情进展的主要原因为风湿扰肾。风湿扰肾不仅是导致肾风病的始作俑者，而且还是使病情加重的独立危险因素。以下症状提示风湿证甚重：新近出现的身重困乏水肿加重，尿中泡沫明显增多，大量蛋白尿，病理上表现为炎细胞增生，内皮细胞肿胀增多，新月体形成，毛细血管祥纤维素样坏死等，舌淡、苔薄腻，脉弦、弦细或沉。常用处方有加减防己黄芪汤（汉防己、防风、生黄芪、炒白术、茯苓、仙灵脾、雷公藤），为减少药物不良反应，雷公藤常以雷公藤多苷片代替，或以汉防己甲素片口服。若湿邪郁滞日久化热，湿与热合，则合用四妙丸或程氏萆薢分清饮，清热利湿，分消走泄。风湿扰肾，日久肾络瘀闭，湿与瘀相合为患，使病情缠绵难愈，迁延进展，故在祛风除湿基础上合用活血祛瘀通络之品，如复方积雪草汤。

（3）复本：复本者，缓则治其本也。无症状尿蛋白患者临床表现隐匿，病程冗长。《素问·六节脏象论》："肾者，主蛰，封藏之本，精之处也。"肾受五脏六腑之精而藏之，肾气充则精气内守，肾气虚则精关不固，蛋白精微失守，漏于尿中，故出现蛋白尿。脾主运化，统摄升清，若脾不摄精或脾不升清，致精气下泻则出现蛋白尿。而长期尿蛋白精微丢失，又加重肾精亏虚、脾气不足的基本病机。故复本的重点是调补脾肾，酌情兼顾他法，临床上主要分脾肾阳（气）虚及肾阴亏虚。脾肾阳（气）虚者，治以济生肾气丸等加减；肾阴亏虚者，治以大补阴煎或六味地黄丸。

第五章　急性肾小球肾炎

急性肾小球肾炎简称急性肾炎，是以急性肾炎综合征为主要临床表现的一组原发性肾小球疾病，其特点为急性起病，患者出现血尿、蛋白尿、水肿和高血压，可伴有一过性氮质血症。溶血性链球菌感染为最常见病因，常于感染后 1~4 周发病，有自愈倾向，但重症患者可出现心力衰竭、脑病、急性肾衰竭等并发症。任何年龄均可发病，以学龄儿童多见，青年人次之，中老年人少见。男性发病率较女性高，约为 2:1。

一、病因与发病病机

本病多见于链球菌感染后，其他细菌、病毒及寄生虫感染也可以引起，如葡萄球菌、肺炎球菌、脑膜炎双球菌、淋球菌、流感杆菌、伤寒杆菌、立克次体、疟原虫和梅毒螺旋体等也可以引起。

关于急性肾炎的发病机制，目前认为系感染后的免疫反应引起，近年来多认为是细胞免疫功能（T 细胞）低下引起体液免疫（B 细胞）反应亢进所致。主要机制：一是致病因素促使人体产生抗体，两者结合成为免疫复合物，循环于血液中，最后在肾小球沉积，激活补体系统而产生肾炎。二是致病因素在人体内产生抗肾小球基膜抗体，这些抗体和抗原一与肾小球基膜结合，发生免疫反应，激活补体而引起肾炎。三是致病因素使人体产生某些物质，这些物质在血液中其他因子（如备解素、B 因子、D 因子）的协同下，直接激活补体 C3，随后激活其下的补体，并在肾小球中引起炎症。

急性肾小球肾炎的病理变化：肾小球毛细血管内皮呈弥散性增生肿胀，使毛细血管腔狭窄甚至闭塞，肾小球囊血管间质细胞增生肿胀，并有中性粒细胞浸润及纤维蛋白等沉积，因而从外部压迫毛细血管，两者均使肾小球毛细血管内血流受到障碍，引起缺血，使肾小球滤过率降低。在电镜下可见到肾小球基膜的上皮侧有驼峰样物质沉积，在基底膜内侧也有不规则沉积物，基膜密度有时不均匀，部分可变薄断裂，上皮细胞的足突有融合现象。免疫荧光检查可见 C3 及 IgG 在驼峰中存在，并沿毛细血管壁呈颗粒样沉积，肾小管细胞因缺血发生混浊肿胀，有透明样变及脂肪颗粒，管腔中有红白细胞管型，全部肾小球均有病变，轻重程度不一。

本病属于中医学"水肿""风水""肾风"等范畴。以风、寒、湿、温等外邪为主要病因，皮肤疮疡毒邪内侵也是引起本病的因素。其发病机制为机体在风寒、风热、风湿或疮毒内侵等有害因素的作用下，使肺、脾、肾三脏功能平衡和协调状态受到破坏，气化过程发生紊乱，导致人体水液代谢失调，发生气机阻滞，水湿潴留。急性肾炎的病理过程是以肺、脾、肾三脏功能失调为主，涉及气血津液等各个环节的整体性病理过程。急性肾炎的病机演变趋向，从病位上来讲是由表及里，由上焦及中焦进而下焦。从病性上讲是从实证向虚实夹杂证演变。湿邪的存在贯穿于整个病程的始终。

二、临床表现

本病起病较急，病情轻重不等。多数患者有明确的链球菌感染史，如上呼吸道感染、扁桃体炎、皮肤感染等。潜伏期相当于致病抗原初次免疫后诱导机体产生免疫复合物所需要的时间，呼吸道感染者的潜伏期较皮肤感染者短，一般经过2~4周（上呼吸道感染、扁桃体炎一般6~10天，皮肤感染者约2周后）突然起病，首发症状多为水肿和血尿，呈典型急性肾炎综合征表现，重症者可发生急性肾衰竭。本病多发于5~14岁，可能与儿童进入集体生活环境后，第一次接触β链球菌致肾炎菌株，又尚未产生特异性免疫力有关。

（一）主要表现

1. 血尿　常为起病的第一个症状，几乎全部患者均有血尿，肉眼血尿约占40%。尿色呈均匀的棕色混浊或呈洗肉水样，但无血凝块。约数天至1~2周消失。

2. 蛋白尿　大部分患者尿蛋白呈阳性。蛋白尿程度一般不重，为0.5~3.5 g/d，常为非选择性蛋白尿。仅约不到20%患者尿蛋白在3.5 g/d以上，多为成年人，常常病程迁延和预后不良。大部分尿蛋白于数日至数周内转阴。

3. 水肿　为起病早期常见症状，出现率为70%~90%。轻者为早起眼睑水肿，呈所谓的"肾炎面容"，严重时可延及全身。指压可凹陷不明显，体重可较病前增加5 kg以上。少于20%病例出现肾病综合征。大部分患者于 2 周左右自行利尿、消肿。如水肿或肾病综合征持续发展，常提示预后不佳。水肿主要是由于原发性肾性钠、水潴留。

4. 高血压　见于 80% 左右病例，老年人更多见。多为中等度的血压增高，偶可见严重的高血压。舒张压上升者占 80% 以上，但很少超过 120 mmHg，常不伴高血压眼底病变。高血压的发生也主要与水钠潴留、血容量扩张有关。高血压与水肿的程度常平行一致，并且随着利尿而恢复正常。

5. 少尿　大部分患者起病时尿量 <500 mL/d。可由少尿引起氮质血症。2 周后尿量渐增，肾功能恢复。只有少数患者由少尿发展成为无尿，提示可能呈新月体肾炎病变。

6. 肾功能损伤　常有一过性氮质血症，血肌酐及尿素氮轻度升高，较严重的出现急性肾衰竭。经利尿治疗数日后，氮质血症即可恢复正常。少数患者虽经利尿但肾功能仍不能恢复正常，预后不佳。

7. 全身表现　患者常有疲乏、厌食、恶心、呕吐（与氮质血症不完全成比例）、嗜睡、头晕、视物模糊（与高血压程度及脑缺血、脑水肿有关）及腰部钝痛（肾实质肿大，撑胀肾被膜，牵扯感觉神经末梢所致）。

（二）并发症

1. 心力衰竭　程度不等的心力衰竭，见于半数以上有临床表现的急性肾炎患者，尤以成年及老年人多见，可能原有一定程度的心脏病。有肺淤血、肝淤血等左右心衰的典型表现，心脏扩大（主要是心腔扩大，而不是心肌肥厚），可有奔马律。其发生原因主要是循环血容量急骤增加，而不是心肌病及高血压。

2. 脑病　儿童患者多见，发生率为 5%～10%。表现为剧烈头痛、呕吐、嗜睡、神志不清、黑蒙，严重者有阵发性惊厥及昏迷。常常因此而掩盖了急性肾炎本身的表现。由于患者血压并不特别高，而且持续时间较短暂，因此眼底改变一般都不明显，仅有视网膜小动脉痉挛表现。

3. 急性肾衰竭　由于重视限水限盐及利尿措施，目前心力衰竭及脑病的发生率下降、救治成功率较高。因此，急性肾炎的主要严重并发症为GFR 下降（在 55 岁以上患者中约 60% 出现，常伴高血钾；而在儿童及青年中发生率低）。

三、诊断与鉴别诊断

（一）诊断

短期内发生血尿、蛋白尿、水肿、尿少、高血压等典型病例，即可诊断急性肾炎综合征；病前 1～3 周咽部感染或皮肤感染史、有关链球菌培养及血清学检查阳性、血清补体下降（肾炎病程早期血总补体及 C3 均明显下降，6～8 周后恢复正常，此规律性变化为本病的典型表现）等，可帮助临床确诊本病。临床表现不明显者，须进行连续多次尿常规检查，根据尿液典型改变及血清补体动态改变做出诊断。

（二）鉴别诊断

1. 急性全身感染性发热疾病　高热时均可出现一过性蛋白尿及镜下血尿，见于高热的极期；随着热退，尿检查恢复正常。不伴有水肿、高血压等肾脏疾病的临床表现。

2. 急性泌尿系感染或急性肾盂肾炎　急性肾炎时可有腰痛，少尿及尿中红细胞较多时，可有排尿不适感，尿中白细胞亦可较多，因此需要与泌尿系感染相鉴别。但泌尿系感染有全身及局部感染的表现，如发热、尿路刺激征、尿中大量白细胞甚至管型、尿细菌培养阳性，经抗感染治疗后有效。

3. 以急性肾炎综合征起病的肾小球疾病　IgA 肾病或非 IgA 系膜增生性肾炎、Ⅱ型急进性肾炎、膜增生性肾炎。

4. 全身系统性疾病引起的肾脏损伤　如系统性红斑狼疮性肾炎及过敏性紫癜性肾炎。

四、西医治疗

本病是一种自限性疾病，因此基本上是对症治疗，主要环节为预防和治疗水钠潴留、控制循环血容量，从而减轻水肿和控制高血压症状。预防致死性并发症如心力衰竭、脑病、急性肾衰竭，以及防止各种加重肾脏病变的因素，促进病肾组织学及功能的修复。

（一）休息

急性起病后必须卧床休息，直至肉眼血尿消失，利尿消肿，血压恢复正常（大约 2 周）。当各种临床表现均已恢复，仅尿检未完全恢复时，可以适当活动，但应密切随诊，勿过劳，如病情恶化，则应继续卧床休息。

（二）饮食

应给富含有维生素的低盐饮食，蛋白质摄入量保持约 1 g/（kg·d）。不加分析地控制蛋白质入量，对于肾单位的修复不利，而过高摄入蛋白质则增加肾脏负担。有水肿及高血压者，应免盐或低盐（食盐 2.0～3.0 g/d），直至开始排尿。水肿重且尿少者，应控制入水量，相当于尿量加不显性失水量。

出现肾功能不全、氮质血症者，应限制蛋白质入量，给予高质量蛋白质（含必需氨基酸的蛋白质，如牛奶、鸡蛋等），以达到既减轻肾脏排泄氮质的负担，又保证一定营养的目的。患者应同时限制钾入量。

（三）对症治疗

1. 利尿　控制水、盐入量后，水肿仍明显者，应加用利尿药。常用噻嗪类利尿药，必要时可用髓袢利尿剂，如呋塞米及布美他尼等。此二药于肾小球滤过功能严重受损、肌酐清除率 <5～10 mL/min 的情况下，仍可能有利尿作用（可能通过调整肾脏血流分布，使进入肾小球的血量增加，而进入肾脏髓质部的血量减少，纠正"球管失衡现象"）。呋塞米用量有时需400～1000 mg/d，应注意大剂量呋塞米可能引起听力及肾脏的严重损伤。汞利尿药（损害肾实质）、渗透性利尿药（增加血容量，加重心、脑并发症）及保钾利尿药不宜采用。

2. 降压药物　一般情况下利尿后即可达到控制血压的目的。（降压效果约出现于起病后 7～10 天后）必要时可用钙通道阻滞剂（如硝苯地平 20～40 mg/d）及肼屈嗪、哌唑嗪以增强扩张血管效果。

3. 高血钾症的治疗　注意限制饮食中钾的入量，应用排钾性利尿药均可防止高钾血症的发展。必要时可血液透析。

4. 控制心力衰竭　主要措施为利尿、降压，必要时可应用酚妥拉明或硝普钠静脉滴注，以减轻心脏前后负荷。如限制钠盐摄入与利尿仍不能控制心力衰竭时，可应用血液滤过脱水治疗。洋地黄类药物对于急性肾炎合并心力衰竭效果不肯定（因为此时心肌收缩力并不下降），不作为常规应用，仅必要时试用。

（四）感染灶治疗

在急性肾炎治疗中，对于已无感染灶患者应用青霉素或大环内酯类等针对链球菌的抗生素至今尚无肯定意见。但是在病灶细菌培养阳性时，应积极应用抗生素治疗，有预防疾病传播的作用。扁桃体切除术对急性肾炎的病程发展无肯定效果。对于急性肾炎迁延两个月至半年以上，或病情常有反复，而且扁桃体病灶明显者，可以考虑做扁桃体摘除术。手术时机以肾炎病情稳定、无临床症状及体征、尿蛋白＜（＋）、尿沉渣红细胞＜10个/高倍视野，且扁桃体无急性炎症为宜。术前后应用青霉素2周。

（五）透析治疗

本病于以下两种情况时应用透析治疗：①少尿性急性肾衰竭，特别呈高血钾时，如肾脏活检确诊本病，则以透析治疗维持生命，配合上述对症治疗，疾病仍可自愈。②严重水钠潴留，引起急性左心衰竭者。此时利尿效果不佳，对洋地黄类药物反应亦不佳，唯一有效措施为透析疗法超滤脱水，可使病情迅速缓解。

五、中医药治疗

（一）辨证要点

急性肾小球肾炎多由于感受外邪引起，中医辨证首先应辨外邪的性质，是风邪还是湿邪；并辨别其寒热。然后辨别病变部位，虽可能出现肺或脾的症状，但主要病变在肾。根据病史和临床症状辨病程的不同阶段，一般分为两个阶段，即病变发展期和恢复期。病变发展期指有外感表证及水肿、小便少或肉眼血尿等。恢复期指外邪已解，水肿消退，但尿化验仍有红细胞或蛋白。

（二）治疗原则

本病主要以"标实邪盛"为主要特点。急性期散邪利水，以疏风解表、清热解毒、分利湿热、凉血止血、活血化瘀、利水消肿为治则；恢复期培元固本、清补兼施，以健脾化湿、益肾滋阴、清热利湿为治则。

（三）辨证论治

1. 急性期

（1）风水泛滥

主证：发病急骤，眼睑及面部先出现水肿，继而延及四肢及全身，多伴有恶寒、发热、肢体酸痛、小便短少等症。偏风寒证者，多兼恶寒无汗、头痛、咳喘，舌淡，苔薄白，脉浮紧或沉紧。偏风热证者，多伴咽喉红肿疼痛，口干渴，小便黄少，舌边尖微红，苔薄黄，脉浮数或滑数。

治法：疏风散表，宣肺利水。

方药：越婢加术汤加减。生麻黄、生石膏、生姜、白术、大枣、甘草。水肿明显者，加茯苓、浮萍、泽泻、大腹皮；风寒恶寒无汗者，去石膏加防风、荆芥、苏叶、桂枝；咽喉疼痛明显者，加板蓝根、木蝴蝶、连翘、芦根等；咳喘较甚，加前胡、白前、杏仁。

（2）湿毒浸淫

主证：眼睑水肿，迅速延及全身，尿少色赤，身发疮毒，甚至溃烂，恶风发热，舌红，苔薄黄或黄腻，脉浮数或滑数。

治法：宣肺解毒，利水消肿。

方药：麻黄连翘赤小豆汤合五味消毒饮加减。麻黄、连翘、赤小豆、桑白皮、杏仁、野菊花、金银花、蒲公英、紫花地丁、紫背天葵等。若脓毒重者，重用蒲公英、紫花地丁；若风盛皮肤瘙痒者，加白鲜皮、徐长卿、地肤子；血热而红肿甚者，加赤芍、丹皮、生地清热凉血消肿；水肿较重者，加泽泻、大腹皮以利水消肿。

（3）水湿浸渍

主证：起病缓，病程长，全身水肿，按之没指，小便短少，身体困重，胸闷，纳呆泛恶，舌苔白腻，脉沉缓。

治法：健脾化湿，通阳利水。

方药：五皮饮合胃苓汤加减。桑白皮、大腹皮、生姜皮、茯苓皮、陈皮、苍术、厚朴、猪苓、泽泻、桂枝、白术、生姜、大枣。若腰冷身凉，大便溏，脉沉迟者，加附子、干姜温阳散寒；肿甚咳喘者，加麻黄、杏仁、葶苈子；呕恶较甚者，加竹茹、半夏、蚕沙等。

（4）下焦湿热

主证：尿血，血色鲜红或呈洗肉水样，小便灼热而频，腰脊酸软，或伴水肿，尿少，舌质红，苔薄黄，脉滑数或细数。

治法：清热利湿，凉血止血。

方药：小蓟饮子合五皮饮加减。小蓟、生地、滑石、黄柏、藕节炭、栀子、茯苓皮、大腹皮、泽泻等。血尿重者，加三七粉、棕榈炭、地榆炭等；腰酸痛者，加杜仲、烫狗脊、续断；心烦少寐者，加黄连、麦冬、首乌藤。

（5）水气凌心（急性心力衰竭）

主证：全身水肿，腹部胀满，小便少，胸闷气急难以平卧，咳嗽，舌暗红而胖，苔薄白，脉沉细数。

治法：温阳强心，泻肺利水。

方药：真武汤合葶苈大枣泻肺汤加减。熟附子、茯苓、葶苈子、苏子、泽泻、猪苓、桂枝、生姜、万年青根。有风寒咳嗽者，加麻黄、杏仁、紫菀；风热咳嗽者，减桂枝、生姜，加麻黄、石膏、杏仁、桑白皮；痰黄黏稠者，加黄芩、鱼腥草、浙贝母。

（6）肝阳亢盛（高血压脑病）

主证：头晕或剧烈头痛，恶心呕吐，或嗜睡，或神志昏迷，甚者惊厥，面浮肢肿，或肿不明显，小便短少，舌苔薄黄，脉弦数。

治法：平肝潜阳，镇痉降逆。

方药：羚角钩藤汤加减。羚羊角粉（吞服）、生石决明、钩藤、黄芩、丹皮、夏枯草、泽泻、车前子。大便秘结者，加生大黄、玄明粉；口干舌红者，加生地、玄参、麦冬；神志不清而惊厥者，加安宫牛黄丸1粒，研末吞服或鼻饲。

2. 恢复期

（1）湿热留恋

主证：外感表证已解，水肿已退，无明显虚证，或口干不欲饮，纳呆或胸闷，小便黄，大便偏干，苔薄黄或黄腻，脉滑或濡。

治法：清化湿热。

方药：甘露消毒丹加减。黄芩、连翘、藿香、射干、白茅根、荠菜花、苎麻根、茯苓等。

（2）气阴两虚

主证：水肿已退，疲乏倦怠，口干或有低热盗汗，腰酸软，小便黄，大便干，舌淡红，少苔，脉沉细数。

治法：益气养阴。

方药：参芪地黄汤加减。黄芪、太子参、生地、山茱萸、山药、茯苓、泽泻、丹皮、墨旱莲、白茅根、地骨皮等。有低热者，加柴胡、青蒿；夜间盗汗者，加知母、煅牡蛎、浮小麦；咽痛者，加玄参、金莲花。

（四）中成药

1. 黄葵胶囊 每次 5 粒，每日 3 次。本药有清热利湿、解毒消肿的功效，用于急性肾炎见湿热证者。（主要成分：黄蜀葵花）

2. 肾复康胶囊 每次 4~6 粒，每日 3 次。本药具有清热利尿、益肾化浊的功效，用于热淋涩痛、急性肾炎水肿、慢性肾炎急性发作。（主要成分：土茯苓、益母草、槐花、白茅根、藿香）

3. 羚羊感冒片 每次 2~4 片，每日 3 次。本品具有清热解表的作用，用于急性肾炎初期，症见发热恶风、头痛、咳嗽、咽喉疼痛。（主要成分：羚羊角、牛蒡子、淡豆豉、金银花、连翘、荆芥、淡竹叶、桔梗、薄荷素油、甘草）

4. 百令胶囊 每次 2~6 粒，每日 3 次。本药具有补肺肾、益精气的作用，可用于急性肾炎恢复期或延期不愈者。（主要成分：发酵冬虫夏草菌粉）

5. 金水宝胶囊 每次 3~6 粒，每日 3 次。本药具有补益肺肾、秘精益气的作用，用于急性肾炎恢复期或延期不愈者。（主要成分：发酵冬虫夏草菌粉）

（五）单方验方

（1）玉米须 50 g，赤小豆 50 g，煎汤代茶饮，持续服有良效。

（2）白术、桔梗各 5 g，杏仁、薏苡仁、猪苓、泽泻、大腹皮各 6 g，陈皮、木通、五加皮各 3 g，茯苓 9 g，葱白 3 根，水煎 300 mL 分 3 次服，连服 5 剂，治小儿急性肾炎有良效。

（3）生地、木通、萹蓄、石韦、海金沙各 12 g，甘草 6 g，淡竹叶 6 g，大小蓟和白茅根各 30 g，水煎分 3 次服，每日 1 剂，治急性肾炎湿热证导致的血尿有良效。

（4）荆芥、防风各 8 g，生石膏、茺蔚子、苦参、牛蒡子各 10 g，知母、白术、当归各 10 g，蝉蜕 5 g，木通 4 g，水煎分 3 次服，每日 1 剂，治急性肾炎有良效。

（5）白茅根 15 g、车前草、金银花、板蓝根、鱼腥草、白花蛇舌草、益母草、蒲公英、赤小豆各 12 g，连翘、蝉蜕各 5 g，水煎 3 次服，每日 1 剂，治急性肾炎有良效。

（6）鲫鱼（鲤鱼）汤：以鲫鱼（鲤鱼）一尾，重 250～500 g，去鳞及内脏，鱼腹内放入砂仁、白蔻仁各 6 g，不放盐，加水煮熟，喝汤食肉。

（7）粳米 30 g、赤小豆 30 g、芡实 30 g、花生 10 g、栗子 10 g、红糖 10 g，加水煮粥食用，可健脾补肾。

六、预防调护

积极预防感染，特别是预防上呼吸道感染，在儿童易聚集场所如幼儿园、小学，尤应注意预防呼吸道感染，保持场所通风，勤洗手，注意口腔卫生，保持皮肤干燥，发现呼吸道感染及时治疗。急性肾炎患者应卧床休息，特别是伴有重度水肿甚至心力衰竭的患者要绝对卧床休息。水肿较重且血压高者，应限盐饮食。水肿且少尿者，控制入水量和静脉输液量。有氮质血症者，限蛋白饮食。

七、临床经验分享

急性肾炎的发生既有外因，也有内因，外因主要为外感六淫邪气或疮毒，其中以风邪或兼夹寒、湿、热邪致病最为常见。如《素问·水热穴论》云："勇而劳甚，则肾汗出；肾汗出逢于风，内不得入于脏腑，外不得越于皮肤，客于玄府，行于皮里，传为胕肿。本之于肾，名曰风水。"内因主要为肾气不足，近代医家亦认为本病的发病是由于肾气不足，外邪入侵所致，如邹云翔云："内在肾气不足，病邪乘虚而入，导致肾炎的发生。"任继学云："乃基于机体内正气不足，外在卫气不固，腠理不密，外在六淫之邪，或湿热之贼，以及皮肤疮痍之毒，得以内乘，正邪交争，外而阴阳失调，内而脏腑经络失和而发病。"傅灿水云："外感风邪，内蕴湿热，闭其肺之宣发，阻其肺之肃降，雾露之溉失司，水津无以四布，肾失气化，三焦决渎无权，通调水道失职，则泛溢肌肤，乃肺肾同病也。"以上各家已经认识到急性肾炎的发病不仅仅是感受外邪所致，还有内因因素，临床上不少患者感受外邪而发生咽痛、发热、咳嗽等肺卫表证，一般外邪解后，病即痊愈，但有一部分患者上述肺卫表证缓解后，随即出现水肿、血尿等症而形成急性肾小球肾炎，主要是"肾气不足"，外邪得以深入为患。故本病的病机特点主要为本虚标实，外邪入侵，肺先受病，先出现肺卫表证，恶寒发热、咽痛、咳嗽或皮肤患疮，患者肾气不足，病邪得以深入，内客于肾，气化功能失常，兼之肺失宣肃、脾失运化，以致水液代谢障碍，水湿泛溢于肌肤而发病。

对于急性肾小球肾炎的治疗，总结以下要点。

（1）急性期准确辨证，散邪利水。因急性肾炎患者常为感受外邪急性起病，根据患者临床表现及舌苔脉象，采用准确有效的辨证治疗，尽快祛除外邪，消除水肿，能有效缩短病程，促进疾病愈合，防止传变。根据外邪性质，将急性肾炎分为风热、风寒、湿热、寒湿或疮毒证，选用疏风清热利水法、祛风散寒利水法、清利湿热利水法、散寒燥湿利水法或清热解毒利水法等给予相应药物治疗。如临床症见面浮肢肿，或全身水肿，小便短少，伴恶寒发热、鼻塞流涕、咽痛或咳嗽，舌红、苔薄腻或黄、脉浮数，则选用疏风清热利水法，方以银翘散合五苓散加减，药选荆芥、金银花、牛蒡子、半枝莲、浮萍、茅根、小蓟、车前子、茯苓、白术、泽泻等。如临床症见面浮肢肿，或全身水肿，小便短少，伴恶寒无汗，发热不高，或咳嗽，舌苔薄白，脉浮紧，则选用祛风散寒利水法，方以麻黄汤合五苓散加减，药选麻黄、桂枝、杏仁、生姜、茯苓、泽泻、白术等。

（2）恢复期扶正固本，清补兼施。急性期经过利水消肿等祛邪治法后，患者外邪已解，水肿消退，但尿中仍可能有尿潜血或蛋白，此时患者正气亏虚，容易引起水湿、湿热、瘀血留恋不解，使病情缠绵不愈，发展成慢性肾炎。治疗上应扶正固本，清补兼施，清除余邪，补益正气。如急性肾炎恢复期，患者水肿已退，症见神疲乏力、纳呆、腰酸、晨起颜面稍肿，舌淡，苔薄白，脉濡细，为脾肾气虚、水湿留恋，方选参苓白术散加泽泻、苍术、冬瓜皮等治疗。如水肿已退，口干或有低热盗汗，腰酸尿黄，大便干，舌红，少苔，脉细数，为水湿化热、伤及肾阴，方选六味地黄汤加青蒿、白薇、沙参、黄柏等治疗。此期患者表邪虽解，但正气亏虚，扶正固本为根，但正虚易邪恋，故还要用药物清除余邪，此时祛邪力度要缓，故以"清"为主。利水宜选茯苓、泽泻、车前子、薏苡仁、冬瓜皮、玉米须、石韦等淡渗之品，化湿宜选砂仁、苍术、白术、佩兰、木香、佛手轻宣之品，血瘀宜选茜草、茅根、小蓟、三七、仙鹤草、丹皮、川芎等活血止血之品，切忌过度攻伐，损伤正气。

（3）详查病机，谨防传变。急性肾炎治疗期间，一定要仔细观察患者临床症状及舌脉变化，把握病机变化，防止出现失治误治，造成危重并发症。如患者经治疗后，全身水肿加重、腹部胀满、胸闷气急不能平卧，则为水气凌心之证。如患者头痛剧烈、恶心呕吐，或嗜睡，或惊厥，则为肝阳上亢证。上述均为危重症候，要及时处理，否则会危及患者生命。

八、中医名家经验荟萃

叶传蕙教授治疗急性肾炎，强调从以下几方面着手。第一，将息得宜：外避邪侵，内悦情志，卧床休息，调节饮食以生养正气。第二，祛邪为先：本病以标实邪盛为主，初期突出表现在风水相搏或湿毒浸淫，后期表现为正虚邪恋，虚实夹杂，其邪气羁留仍然是病机上的重要方面。因此叶教授认为当以祛邪为务，以期邪去而正安。如急性肾炎初期，风邪从外侵入或疮毒自表内而发，病变在肺脾两脏，水肿偏于身半以上，当宣肺达邪、发汗散水，使邪从表入还从表出。病至后期，邪已入里，病变重在脾肾两脏，水肿偏于下半身，故当渗利于前或攻逐于后。第三，清热为要：清热解毒是治疗急性肾炎之关键，不仅为风热、疮毒致病所必需，而且适用于寒邪之热，即使寒邪致病，也因水肿迁延日久而生内湿内热。第四，活血为重：叶教授认为肺主气，朝百脉，外邪侵袭，肺气不畅，而百脉之气失其畅达，气滞而血瘀；水液内停，阻滞气机，水病及血；疾病后期湿热留恋，气机受阻，血行迟滞，瘀血形成，故治疗中常加入活血化瘀之品。

陆颂文老中医提出：急性肾小球肾炎急性期的治疗，应着眼于祛除外邪和水湿，按照传统的"其在皮者汗而发之""腰以上肿当发其汗""开鬼门""洁净腑"等原则，在麻黄连翘赤小豆汤、越婢汤、冬桂浮萍汤等方剂的启发下创制了急性肾炎Ⅰ号方，药用麻黄、浮萍、汉防己、防风、茯苓、车前子、泽泻、蛇舌草、玉米须、石韦、赤小豆、忍冬藤、连翘等。恢复期扶正培本补益脾肾，药用黄芪、太子参、炒白术、茯苓、淮山药、细生地、制女贞、墨旱莲、桑寄生等。

钟新渊不论何因，都以清泄邪毒为主，泄毒之法，一是清利，使毒从里泄；二是活血，活血有助于清利，常用自拟方（白茅根、益母草、白花蛇舌草、车前草）随证加味。胡培德善用芳化清利法，用基本方（藿香、佩兰、苏叶、连翘、忍冬藤、黄芩、竹叶）随证加减，收效甚捷。徐小洲认为清热解毒法为治本病之关键，水肿期以开鬼门、洁净府为主，佐以清解（麻黄、桔梗、生甘草、桑白皮、冬瓜皮、大腹皮、茯苓皮、车前子、蒲公英）；初中期血尿治用清热解毒、凉血止血之法（蒲公英、桔梗、生甘草、玄参、赤芍、大青叶、三七粉、仙鹤草），若邪热未尽，正气受损，兼有瘀滞者，治用清热解毒、益气利水、活血祛瘀法（黄芪、防己、茯苓、甘草、蒲公英、桔梗、玄参、赤芍、穿山甲、皂角刺）；恢复期小便正常，应用保和丸消食理滞、调理脾胃，继之以六君子汤收功。任继学治疗急性肾炎分四型，风寒肾风治宜解肌渗湿汤（麻黄、桂枝、杏仁、土茯苓、爵床、生茅根、藿香叶、生姜、大枣），表解者改用渗湿治肾汤（土茯苓、爵床、生茅根、生槐花、白蔻仁、女贞子）；风热肾风治宜疏清渗解汤（前胡、羌活、大少子、蝉蜕、大青叶、土茯苓、爵床、茜草、生茅根、藿香），表解者改用益肾清浊饮（女贞子、覆盆子、土茯苓、爵床、白蔻仁、茜草、生槐花）；湿热肾风治宜清渗养肾汤（藿香、白皮、土茯苓、佩兰、黄芪、黄柏、苍术、爵床、生茅根、女贞子），湿热已清改用健肾化浊汤（白蔻仁、白术、女贞子、芡实、山萸肉、土茯苓、爵床、鸡冠花、茜草、生茅根）；寒湿肾风治宜复肾壮阳汤（仙茅、仙灵脾、韭菜子、白蔻仁、土茯苓、爵床、白术、生茅根、九香虫）。

第六章　急进性肾小球肾炎

急进性肾小球肾炎是指在肾炎综合征（血尿、蛋白尿、水肿、高血压）基础上短期内出现少尿、无尿，肾功能急骤进展（常于数周或数月内进展至终末期肾衰竭）的一组临床综合征。病理改变特征为新月体性肾炎。

一、病因与发病机制

（一）病因

本病由多种病因引起，发病原因不明并且无其他组织特异性病理改变的称为原发性急进性肾炎；病因明确或继发于全身性疾病者称为继发性急进性肾炎。本病患者约半数以上有上呼吸道感染的前驱病史，其中少数为典型的链球菌感染，其他多为病毒感染，但感染与急进性肾炎发病的关系尚不明确。接触某些有机化学溶剂、碳氢化合物如汽油，与Ⅰ型急进性肾炎发病有较密切的关系。某些药物如丙硫氧嘧啶、肼苯达嗪等可引起Ⅱ型急进性肾炎。急进性肾炎的诱发因素包括吸烟、吸毒、接触碳氢化合物等。此外，急进性肾炎可能有免疫遗传易感性。

1. 原发性急进性肾炎　分3型。Ⅰ型：抗肾小球基底膜抗体型；Ⅱ型：免疫复合物型；Ⅲ型：无免疫球蛋白和补体沉积型。

2. 继发于其他原发性肾小球疾病　包括：①系膜毛细血管性肾炎；②膜性肾病；③IgA肾病；④链球菌感染后肾炎。

3. 继发于感染性疾病　包括：①感染性心内膜炎后肾炎；②败血症及其他感染后肾炎。

4. 继发于其他系统性疾病　包括：①系统性红斑狼疮性肾炎；②肺出血肾炎综合征–抗肾小球基底膜抗体型；③过敏性紫癜性肾炎；④冷球蛋白血症肾炎。

（二）发病机制

本病发病机制尚不清楚，主要与免疫性损伤有关，多见以下三种类型。

1. 抗肾小球基底膜抗体型　占本病的 10%～30%。免疫荧光检查可见肾小球基底膜上有弥漫性细线状沉积物，主要为 IgG，有时为 IgA，常伴 C3。电镜下见肾小球基底膜有电子致密物沉积。患者血清中可检出抗肾小球基底膜抗体。

2. 免疫复合物型　我国主要见于本型，约占本病总数的 1/3。患者血清中免疫复合物检测阳性，免疫荧光证实肾小球基底膜及系膜区呈弥漫性颗粒状沉积，主要为 IgG、IgM，偶有 IgA，伴有 C3。

3. 其他机制　本病约 1/2 患者肾组织经免疫荧光及电镜检查均未见或仅有微量免疫沉积物，循环抗肾小球基底膜抗体及免疫复合物亦阴性，可能系非免疫机制或细胞免疫介导致病。

本病形成原因，主要有外感邪气和正气虚损两方面。内在由饮食不节、七情内伤、妊娠、劳倦等因素导致正气亏虚，外在邪气如风、湿、热、毒等由口鼻或皮毛侵入人体，首先犯肺，直中脾胃，循经犯肾，致肺、脾、肾三脏气化功能失常。水液代谢障碍，泛溢肌肤则出现颜面或全身水肿；热毒内盛，损伤血络，则出现尿血；湿浊潴留，浊毒内生，壅塞三焦，升降失职，开阖失司，清浊不分，溺毒潴留，则出现恶心呕吐、尿少、尿闭。总之，本病病机为肺、脾、肾三脏气化功能失调，水液代谢障碍，湿浊潴留，壅塞三焦，升降失职。以风、湿、热、毒之邪侵袭为标，肺脾肾虚损为本。瘀血等疾病过程中的病理产物常贯穿本病的始终。

本病总属虚实夹杂之证，一般早期热毒壅遏，以正盛邪实为主，病程迁延，正气渐亏，邪实越盛，脾肾衰败，浊毒内蕴，正虚邪实并重，病势危急，出现"关格"等证候。此外，在本病的不同阶段，由于热毒炽盛，毒壅血凝，常出现尿血、便血、皮肤瘀斑等各种出血症状，出血为标，瘀血为本，形成瘀血的原因多为前期热毒蕴结，气机阻滞，气滞血瘀，后期热毒耗阴，气血亏损，正气衰败，无力行血，久滞成瘀，瘀血的病理变化常贯穿病程始终。本病进展迅速，证候变化较快，早期正盛邪实为主，随着病情迁延，邪毒越盛，正气渐伤，常见正虚邪实并重，虚实错杂。

二、临床表现

本病起病和发展急骤，部分患者发病前有前驱感染史，患者常伴有疲乏、恶心、呕吐、低热、关节痛、腰痛等非特异性症状。因发病机制不同，其临床表现也有差异。

1. 肾损伤表现　大多数患者表现为严重的血尿、蛋白尿、水肿、高血压，发病时即常有肾功能减退，肾小球滤过率降低，血清尿素氮及肌酐增高，且呈进行性进展，短期内进行性少尿、无尿，最终可进展至尿毒症期，呈透析依赖性肾衰竭。发病前常有前驱感染，在Ⅰ型和Ⅲ型常有流感样综合征。几乎所有患者都有血尿，部分患者可见肉眼血尿，蛋白尿一般在 1 ~ 2 g/d，部分患者 >3.5 g/d，并出现肾病综合征（主要见于Ⅱ型），随着病情进展，出现贫血及高血压。

2. 肾外表现　Ⅰ型的部分患者可有咳血、呼吸困难、发热及胸痛，血清抗肾小球基底膜抗体阳性。Ⅱ型中继发于原发性肾小球病的患者无特异性表现，继发于其他系统性疾病的，常有典型多系统损伤症状，如系统性红斑狼疮性肾炎、过敏性紫癜性肾炎。Ⅲ型中的小血管炎肾损伤，常有咳嗽、咯血、呼吸困难、低热、乏力、体重减轻等，胸片可见双肺炎性改变。显微镜下多血管炎多有过敏性鼻炎、过敏性哮喘，血嗜酸性粒细胞增多，常伴有心、脑、皮肤等小血管炎表现，血清免疫学标志物 PANCA、髓过氧化物酶呈阳性。Wegener 肉芽肿多先侵犯鼻、鼻旁窦、软腭及肺等炎症性病变，可有发热、皮疹、紫癜、关节肌肉疼痛及单神经炎症状，血清 C-ANCA、PR3 呈阳性。

三、诊断与鉴别诊断

（一）诊断

（1）起病急，病情重，进展迅速，多在发病数周或数月内出现较严重的肾功能损伤。

（2）一般有明显的血尿、蛋白尿、水肿、高血压等急性肾炎综合征表现，也可出现肾病综合征及迅速发展的贫血。

（3）肾功能损伤呈进行性加重，可出现少尿、无尿，如病情经药物不能得到有效控制，常需透析治疗以缓解临床症状。

（二）鉴别诊断

1. **急性肾小管坏死**　常有明确的肾缺血，如休克、脱水或肾毒性药物或肾小管堵塞（血管内溶血）等诱因，临床上肾小管损伤为主，尿钠增加、低比重尿、低渗透压尿，一般无急性肾炎综合征表现。

2. **急性间质性肾炎**　发病前常有明确的用药史，部分患者有发热、皮疹、血尿嗜酸性粒细胞增高，血 IgE 增高等，24 小时尿蛋白定量一般≤1 g/d，少数情况下如严重感染、中毒、药物引起的肾间质炎症造成肾小球基底膜通透性增加，产生大量蛋白尿甚至肾病综合征表现，此时需要依靠肾活检加以区别。

3. **急性肾小球肾炎**　学龄儿童多见，多有前驱链球菌感染史，典型表现除急性肾炎综合征外，抗 "O" 增高，血清低补体血症，补体 4～8 周恢复正常，可同时出现一过性肾功能减退，常为氮质血症，非急进性进展。

四、西医治疗

本病进展迅速，治疗应该在早诊断（包括病因诊断和免疫病理诊断）的基础上，尽快进行强化治疗，主要包括强化血浆置换和甲泼尼龙冲击联合免疫抑制剂的应用。

（一）对症治疗

绝对卧床休息，限盐，低蛋白饮食，维持水和电解质平衡，纠正代谢性酸中毒。

（二）强化血浆置换法

用血浆置换机分离患者的血细胞和血浆，弃去血浆，补充以等量的正常人血浆。每日或隔日 1 次，每次置换 2～4 L，直到血清抗体（如抗 GBM 抗体、ANCA）或免疫复合物转阴，病情好转，一般需置换 6～10 次。该疗法需配合糖皮质激素［口服泼尼松 1 mg/（kg·d），2～3 个月后减量］及细胞毒药物［环磷酰胺 2～3 mg/（kg·d）口服，累积量一般不超过 8 g］，以防止在机体大量丢失免疫球蛋白后有害抗体大量合成而造成"反跳"。该疗法适用于各型急进性肾炎，但主要适用于 I 型；对于肺出血－肾炎综合征和原发性小血管炎所致的急进性肾炎（Ⅲ型）伴有肺出血，作用较为肯定、快速，应作为首选。

（三）药物治疗

1. 糖皮质激素冲击治疗　甲泼尼龙 500 ~ 1000 mg 静脉滴注，每日或隔日1次，3次为1个疗程，每间隔1~2周后可再用1~2个疗程，静滴时间1~2小时。冲击间隔和冲击后改口服泼尼松1~1.5 mg/(kg·d)，每日或隔日服用，3个月后逐渐减量。糖皮质激素维持时间长短根据原发病不同而异，如抗 GBM 病和多系统疾病维持时间要长。甲泼尼龙冲击疗法对Ⅱ型和Ⅲ型疗效较Ⅰ型好。

2. 细胞毒性药物　甲泼尼龙冲击治疗的同时给予环磷酰胺冲击治疗，与前者合用相对不良反应小，疗效增强。可用环磷酰胺0.6~1.2 g/次，缓慢静脉滴注（500~1000 mL 液体稀释），每周或每2周1次，2~3次后改为每月1次，总量勿超过8~12 g。环磷酰胺或硫唑嘌呤口服对治疗 Wegener 肉芽肿和 M-PAN 很有效，文献报道口服维持治疗时间应1年以上。可用环磷酰胺2~3 mg/(kg·d) 或硫唑嘌呤1~2 mg/(kg·d)，必要时强化治疗以减少疾病复发。应用免疫抑制剂时应定期监测血常规、肝功能和 T 淋巴细胞亚群，注意药物不良反应。

3. 抗凝药　在急进性肾炎发病过程中，由纤维蛋白原裂解产生的纤维蛋白多肽是一种单个核细胞的化学趋化剂，在新月体形成中起一定介导作用，因此抗凝治疗可减少纤维蛋白多肽产生，阻止或减少新月体的形成。常用的抗凝剂有肝素、华法林、安克洛酶、链激酶和人重组组织纤溶酶原激活物。具体用法：普通肝素 5000 ~ 20 000 U，加入 200 ~ 500 mL 5% 葡萄糖液中静脉滴注，以凝血时间延长1倍或尿纤维蛋白降解产物下降为调节药量指标，或用低分子肝素 5000 U 皮下注射，每日2次。

4. 抗血小板制剂　可选用双嘧达莫（潘生丁）100 ~ 150 mg 每次，每日4次口服，或阿司匹林0.3~0.6 g，每日1次。

5. 四联疗法　即细胞毒药物（环磷酰胺或硫唑嘌呤）、糖皮质激素、抗凝药（肝素或华法林）及抗血小板聚集药（双嘧达莫）联合应用。

上述治疗常同时合用下列药物：①短期广谱抗生素；②H_2 受体阻滞剂，尤其在糖皮质激素冲击治疗时；③以往有结合病史者使用抗结核药。大剂量糖皮质激素和免疫抑制剂治疗应用于早期可逆的肾小球病变（纤维素样坏死或细胞性新月体）疗效较好，当肾小球病变为不可逆，即出现大量纤维性新月体、肾小球硬化、间质纤维化时，不应用冲击疗法，否则适得其反，药物不良反应大，感染率高，疗效差。

6. 透析疗法　肾脏病理提示新月体以纤维性为主伴明显肾小球硬化和间质纤维化，不应盲目应用激素冲击和免疫抑制剂，而应尽早透析。对于严重肾衰竭，出现少尿或无尿，高钾血症突出，急性肺水肿，严重酸中毒患者也应该先进行透析治疗，透析后内环境的改善，也有利于糖皮质激素和免疫抑制剂的使用。

五、中医药治疗

（一）辨证要点

本病发病急骤，证候变化迅速，在早期阶段正气尚足，以邪实为主，病至后期，正气耗伤，出现脾肾衰败，湿浊溺毒潴留严重，而成本虚标实、虚实夹杂之证。初期以风邪、水湿、湿热、湿浊、瘀血之邪壅滞三焦，后期则脏腑虚损，浊毒内盛，造成多种变证，严重者出现上凌心肺，蒙蔽清窍。本病辨证需分清标本缓急，明确脏腑变证，急则治标，缓则治本。

（二）治疗原则

根据病情发展的不同阶段进行辨证论治。早期正盛邪实，治疗当以祛邪为主，可分别采用宣肺利水、清热解毒、祛湿化浊、活血祛瘀之法；中期邪实正虚，治当扶正祛邪兼顾，采用清热解毒、化湿降浊、活血祛瘀、补益脾肾之法；后期正虚为主，虚实交错，治当扶正为主，兼顾祛邪，采用温补脾肾之阳、解毒降浊、活血祛瘀之法。由于瘀血贯穿本病全程，各个时期的治疗均配合活血化瘀法。

（三）辨证论治

（1）外邪侵袭，热毒壅盛

主证：发热、头痛，咳嗽咯血，咽干口干而欲饮水，颜面或全身水肿，小便短少，尿色红赤或便秘溲黄，甚则心慌气短，舌质红，苔黄，脉浮数。

治法：清热泻火解毒。

方药：白虎汤合黄连解毒汤加减。生石膏、知母、粳米、黄连、黄芩、黄柏、栀子、甘草等。若发热重者，加紫雪丹以增强其清热之力；口渴严重者，加石斛、天花粉以清热生津止渴；小便短赤或尿血者，加大蓟、小蓟、白茅根、茜草—清热凉血；大便干结阳明腑实者，加生大黄；有吐血发斑症状者，加生地、玄参、丹皮以凉血化瘀。

（2）湿热蕴结，气阴两伤

主证：面目浮肿或全身水肿，身困乏力，腹胀纳呆，或恶心欲吐，口干咽燥或咽痛，头晕耳鸣，心烦失眠，尿少色赤或血尿，大便干，舌质干暗红，苔薄黄或黄腻，脉濡数或弦细数。

治法：清热化湿、益气养阴。

方药：甘露消毒丹合生脉饮加减。滑石、茵陈、黄芩、石菖蒲、川贝、通草、藿香、射干、连翘、薄荷、白豆蔻、麦冬、党参、五味子等。热势重者，加生石膏、金银花以清热解毒；口中氨味重、舌黏腻者，加六月雪、蒲公英、白花蛇舌草增强化浊解毒之力；湿浊较重兼有水肿者，可加茯苓皮、车前子、薏苡仁利水化湿；恶心呕吐重者，加姜半夏、陈皮、姜竹茹以和胃化湿降逆止呕；热毒极盛，闭阻心窍者，可加服安宫牛黄丸以清心窍、开郁闭而清热泻火解毒。

（3）脾肾阳虚，浊毒上犯

主证：精神萎靡，面色㿠白，面目虚浮，头晕纳呆，泛恶呕吐，腹胀，腰酸，尿少尿闭，大便不调，或见皮肤瘙痒，齿衄，紫斑，尿血便血，甚则神昏抽搐。舌淡，苔薄白，脉细无力。

治法：温补脾肾、解毒降浊。

方药：金匮肾气丸合黄连温胆汤加减。地黄、山药、山茱萸、泽泻、丹皮、肉桂、熟附子、半夏、陈皮、枳实、竹茹、黄连、茯苓、苏叶、甘草等。若湿热日久，化生热毒者，可加六月雪、酒大黄、蒲公英、败酱草清热解毒泄浊；若大便闭结，加生大黄通腑泄浊；若湿热生痰浊，蒙蔽心包，症见神昏谵语、语无伦次、烦躁不安，可用菖蒲郁金汤加白附子、僵蚕以清热利湿、豁痰开窍。

（四）中成药

（1）肾炎清热片，每次2~5片，每日3次。本药有疏散风热、宣肺利水的功效，用于水肿之外感风热，肺失宣降者。

（2）肾炎阳虚片，每次3~6片，每日3次。本药有温肾健脾、清热化瘀、行气利水的功效，用于脾肾阳虚、阴寒内盛之水肿证。

（3）黄葵胶囊，每次 5 粒，每日 3 次。本药有清热利湿、解毒消肿的功效，用于急性肾炎见湿热证者。（主要成分：黄蜀葵花）

（4）四消丸，每次 3~6 g，每日 3 次，空腹温开水送下。本方有攻下理气、消积化瘀的功效，用于急性肾衰竭少尿期，辨证为里热炽盛，气滞血瘀者。

（5）百令胶囊，每次 2~6 粒，每日 3 次。本药有补肺肾、益精气的功效，可用于急进性肾炎恢复期。（主要成分：发酵冬虫夏草菌粉）

（五）单方验方

1. 温肾解毒汤　紫苏 30 g，党参 15 g，白术 15 g，半夏 9 g，黄连 3 g，六月雪 30 g，绿豆 30 g，丹参 30 g，熟附子 9 g（先煎），生大黄 9~15 g，砂仁 3 g（后下），生姜 6 g，水煎服，每日 1 剂。本方可温补脾肾，涤荡三焦浊气。

2. 解毒利湿汤　金银花 30 g，鱼腥草 30 g，射干 15 g，马勃 15 g，土茯苓 15 g，车前草 30 g。水煎服，每日 1 剂。适用于急进性肾炎合并有呼吸道感染者。

3. 补肾降浊散　冬虫夏草 3 g，西洋参 3 g，参三七 3 g，酒大黄 6 g。烘干碎粉，等分 3 包，温水冲服，每次 1 包，每日 1 次。适用于急进性肾炎尿毒症期和缓解期。

4. 三仙饮　生萝卜、鲜藕、蜂蜜各 250 g，梨 2 个，将生萝卜、鲜藕、梨切碎绞汁再加蜂蜜。可生服，亦可将汁蒸熟，冷服。3~6 天内分次服完。有清热润肺、止咳止血之效。

5. 蜜百合　新鲜百合 500 g，蜂蜜 300 g，二者加开水适量拌匀，于锅内微火烧之，至不粘手，取出放凉即可。可每日服 200 g，分次食之，有生津止渴之效。

6. 中药灌肠　生大黄 30 g，大黄炭 30 g，生牡蛎 30 g，槐米 12 g，蒲公英 30 g，当归 20 g，丹参 20 g，水煎 200 mL 温灌肠，保留 30 分钟，每日 1 次。

六、预防调护

避免应用有肾毒性的药物，避免各种外感疾病和皮肤感染的发生，积极治疗原发病。低优质蛋白饮食，增加高热量食物的摄入。少尿、无尿时控制入液量及食盐的摄入，控制高钾食物的摄入，忌辛辣刺激和油腻食物。卧床休息，调畅情志，正确认识疾病。

七、临床经验分享

急进性肾炎进展迅速，临床上应审时度势，及时采取有效手段遏制病情进展，最大程度挽救患者肾脏功能。对比急进性肾炎的中西医治疗，西医治疗目的性更强，指征明确，手段丰富。如尽早使用甲泼尼龙冲击联合环磷酰胺等免疫抑制剂，能尽快控制细胞性新月体的出现；出现少尿或无尿、急性心功能不全、严重高血钾等并发症时可以及时进行血液透析治疗；如有抗GBM病、ANCA相关性小血管炎并肺出血可以进行血浆置换。中医受限于尿少、水肿、心力衰竭、高血钾、严重高血压、用药依从性等因素，口服中药会受限，使用率低，并且手段单一。这也是导致针对急进性肾炎的中医研究较少的原因。故而，目前在急进性肾炎的中西医结合治疗方面，更主张以西医治疗为主、中医为辅。

治疗急进性肾炎经验分享：①口服中药要慎重，避免造成心力衰竭、高血钾加重，可以考虑及早介入透析后再服用。②疾病早期应注重疏风清热解毒药物应用，因绝大多数急进性肾炎患者常有上呼吸道感染的前驱症状，早期加入疏风清热解毒类药物有助于延缓病情进展。常用药物有金银花、连翘、木蝴蝶、金荞麦、芦根、蒲公英、紫花地丁等。③在大剂量糖皮质激素冲击并口服阶段，使用滋阴清热利湿解毒类中药，能有效降低激素副作用。中医认为激素为阳刚之品，大量使用易生热助湿，耗伤阴气，治疗上应以清热解毒、滋阴利湿为主，这样既能减轻激素副作用，又能调整机体免疫力，减少诱发感染，从而协助激素减少蛋白尿，缩短诱导缓解期，提高显效率。常用中药有生地、玄参、赤芍、白花蛇舌草、知母、黄柏、金银花、连翘、紫花地丁、半枝莲、鬼箭羽等。④名医王祥生重视活血通络法在急进性肾炎中的应用，认为肾小球是一个丰富的毛细血管团，毛细血管四通八达，如同中医学的经络通路，气血精微在通络中畅通运行，而"新月体"的形成，造成毛细血管袢堵塞，从而引起肾小球滤过功能下降，从中医角度看，就是有形实邪阻塞血络，故治疗上要重视"活血通络"法的应用。"活血通络"法含义有二：一是活血化瘀法，即选用丹参、当归、丹皮、桃仁、红花、赤芍、莪术、川芎等药物，促进肾小球毛细血管内血流更通畅，减少瘀血的生成或促进瘀血的消散；二是通络法，即选用中药祛除一切可以引起肾中络脉阻塞不通的致病诱因或因素。新月体的形成实质是免疫损伤导致毛细血管祥断裂，大量有形细胞进入囊腔形成新月体状形态而堵塞肾小囊，其有形实邪并非全都是中医所说的"瘀血"，还包括"免疫复合物""炎性因子""抗炎细胞"等物质，治疗上还要加强针对此类致病诱因或加重因素的药物应用，如穿山龙、青风藤、豨莶草、蝉蜕、地龙、丝瓜络、白花蛇舌草、蛇莓等，此类中药有类免疫抑制作用，能增强免疫抑制剂的药物疗效。

八、中医名家经验荟萃

叶任高认为，由于急进性肾炎病情发展所处的阶段不同，应对其进行辨证论治：早期正盛邪实，治法当祛邪为主；中期邪实正虚，治疗扶正祛邪；后期正虚为主，治当温补脾肾之阳。但由于本病的病情变化极为迅速和复杂，各期常纵横交错，故治疗以温补肾阳、益气健脾、解毒泄浊为宜，药选附子、肉桂、仙灵脾、仙茅、补骨脂、菟丝子、枸杞子、黄芪、党参、白术、半枝莲、白花蛇舌草、瞿麦、金银花、黄芩、六月雪、大黄。因为急进性肾炎的发病机制与凝血和纤溶系统有密切关系，故应在辨证的基础上使用活血化瘀疗法。急进性肾炎的毛细血管内皮细胞增生，血小板聚集，纤维蛋白渗出，新月体形成压迫血管造成血流障碍。中医上认为此血液瘀滞有关，故可应用活血化瘀的中药，如丹参、桃仁、红花、川芎、赤芍、益母草。由于患者在大剂量激素治疗的初始阶段表现出阴虚火旺，故可应用生地、知母、黄柏、丹皮、玄参等。在使用细胞毒性药物的过程中易发生骨髓抑制和细胞减少症，可加用补益气血的药物如当归、黄芪、黄精、鸡血藤、淫羊藿等，若出现胃肠道反应可加陈皮、半夏、竹茹、紫苏梗等。

梁贻俊认为，急进性肾炎病机当属水湿浊邪郁闭，导致三焦水道不通，上焦肺气壅滞，失于宣降，水湿不得下行；中焦瘀阻，清气不升，浊阴不降；下焦肾阳虚衰，不能助膀胱气化，清浊不分，水湿不得外泄，终致水湿泛滥周身，秽浊停积体内，久而成毒，预后凶险。此时用治无尿水肿常法难以取效。临床上治疗急性水肿，除运用利水消肿法外，尚注意到中焦壅滞，脾胃升降失和有碍疗效，故加入调理脾胃之法，开中焦，使脾气得升，胃气得降，气机通畅有利于水肿的消退；开肺气，宣通水道，疏通中焦，辛开降浊，通其郁滞，温通下焦，利水泄浊，使三焦水道通畅则水浊外泄。此即"三焦同开法"，治疗急进性肾炎无尿症取得了良好的效果。常用药物配伍：开上，用麻黄汤以桔梗易桂枝，助其开肺之力；理中，以陈皮、木香、半夏、砂仁辛开降逆行气以降浊；通下，用五苓散加减，因秽浊内停，不用苦温健脾之白术，加大腹皮、泽泻以加强化气行水之功，水为阴邪，加肉桂以温肾助膀胱气化。本法药力迅猛适用于体实病急无尿肿重之人，不宜久服，以免竭阴。肿退后应酌情加入育阴解毒之品以巩固疗效。

邓跃毅等观察了 7 例经肾活检确诊为急进性肾炎的患者接受中西医结合治疗后的效果。中药治疗参照陈以平教授的经验方，以清热解毒、活血利湿为主，主要药物为白花蛇舌草、半枝莲、忍冬藤、紫花地丁、赤芍、生地、黄精、党参、丹参、槟榔、木瓜、制军、藿香等。对尿检有尿糖或尿比重低、pH 偏高者加用桑螵蛸、菟丝子、金蝉花等。7 例中有 6 例用甲泼尼龙冲击治疗（剂量为 160～480 mg/d），3 天后口服泼尼松治疗（剂量为 0.8～1 mg/kg），按常规减量，其中 3 例加服吗替麦考酚酯（初始剂量为 1.5 g/d），3 例加用环磷酰胺冲击治疗，剂量为 0.8 g/m^2，1 例未用免疫抑制剂。西医治疗方面另给予营养支持、降压对症治疗。结果表明，7 例患者血肌酐从就诊初期的（604.0 ± 342.0）μmol/L 降为统计时的（294.0 ± 181.9）μmol/L，经统计学分析发现存在明显差异（$P < 0.05$）。发病时有 2 例患者各行血液透析十余次，后均停止透析。7 位患者中 4 位有不同程度的贫血，经治疗后患者尿量增加，尿比重和 pH 有不同程度的改善，但尿比重和 pH 的好转及贫血的改善较慢。因此，中西医结合治疗急进性肾炎具有较好疗效。

第七章　肾病综合征

肾病综合征是由于肾小球基膜损伤、肾小球滤过屏障破坏而引起大量血浆蛋白进入尿中丢失所产生的病理生理状态。临床上以大量蛋白尿（尿蛋白在 3.5 g/d 以上）、低蛋白血症（血浆总蛋白在 60 g/L 以下、白蛋白在 30 g/L 以下）、明显水肿和高脂血症为特征。

一、病因与发病机制

许多因素均可引起肾小球毛细血管滤过膜的损伤，导致肾病综合征。最常见如下。

1. **感染**　细菌性感染包括链球菌感染后肾小球肾炎、感染性心内膜炎、麻风、梅毒、结核等，病毒性感染包括乙型肝炎病毒、巨细胞病毒、传染性单核细胞增多症、带状疱疹、人类免疫缺陷病毒等，原虫感染包括疟疾、弓形虫病等；蠕虫感染包括血吸虫病、丝虫病等。

2. **系统性疾病**　系统性红斑狼疮、混合性结缔组织病、皮肌炎、全身性坏死性血管炎、过敏性紫癜、肺出血 – 肾炎综合征、疱疹样皮炎、溃疡性结肠炎、不完全性脂肪营养不良、类淀粉样变、类肉瘤病、干燥综合征、类风湿关节炎等。

3. **药物**　单质汞、有机金、青霉胺、海洛因、丙磺舒、卡托普利、非甾体抗炎药、氯磺丙脲、利福平、甲苯磺丁脲、华法林、可乐定、高氯酸盐、三氯乙烯、干扰素、造影剂等。

4. **毒素及过敏**　蜜蜂刺伤，血清病，感染白喉、百日咳、破伤风类毒素，打疫苗，接触蛇毒、花粉、毒常春藤、毒橡树等。

5. **肿瘤**　实体瘤，如肺、胃、结肠、乳腺、子宫颈、肾、甲状腺、前列腺、肾上腺、鼻咽、卵巢的癌症，以及黑色素瘤、嗜铬细胞瘤；白血病及淋巴瘤，如霍奇金病、慢性淋巴细胞白血病、多发性骨髓瘤、淋巴瘤等。

6. **家族遗传及代谢性疾病**　糖尿病、甲状腺功能低下、甲状腺功能亢进、遗传性肾炎、镰状细胞贫血、脂肪营养不良、先天性肾病综合征、家族性肾病综合征等。

7. 其他因素　具体包括子痫、移植肾慢性排斥、恶性肾硬化症、先天性心脏病、单侧肾血管性高血压、甲状腺炎、黏液性水肿、小肠淋巴管扩张、反流性肾病、肾乳头坏死、严重充血性心力衰竭、缩窄性心包炎等。

以上多种因素均可引起肾小球毛细血管滤过膜的损伤而导致蛋白尿。因此，肾病综合征不是一个独立的疾病，而是许多疾病在发展过程中因损伤了肾小球毛细血管滤过膜的通透性而发生的一个综合征。临床上在做出肾病综合征的病因诊断时，需认真除外继发性肾病综合征的可能性。有时在临床上要除外继发性肾病综合征常比较困难，一些引起继发性肾病综合征的原发疾病，如乙型肝炎、肿瘤等常常早期难以确诊，引起肾病综合征的药物或毒素等的接触史因患者往往不能记忆而难以获得。对于不明原因的肾病综合征，肾穿刺活检有助于确诊。

中医学中应归入"水肿"的范畴。水肿、精微流失与亏损为本综合征的中心证候。水肿几乎为必见症状，多数为全身性水肿，甚至有胸腔积液、腹水。精微流失系指蛋白质等精微物质从尿液泄漏流失，尿液外观含多量泡沫，消散缓慢；精微亏损指血浆蛋白明显下降。引起本综合征的病因有：①风邪外袭。风邪上受，经由鼻窍、皮毛而袭肺，并循经络而及肾。肺气失于宣畅，肾气不能蒸化，则水液不能正常敷布，精微亦难以固摄。②水湿内侵。居处潮湿、冒雨涉水、恣饮生冷，皆可致水湿内侵，阻遏三焦气化功能，使清气不升，精微下泄；浊气不降，水道闭塞。③湿热疮毒。疮毒湿火、烂喉丹痧、猩红斑疹及虫咬螫等诸毒，均可致湿热弥漫三焦，五脏功能障碍，使水液流行逆乱，不循常道而外溢肌肤。④劳倦饥饿。劳伤或纵欲，饥饱不一，均能耗气伤精，累及脾肾，致精血亏乏，水湿内生，横逆泛溢。以上病因导致肺、脾、肾三脏对水液代谢调节功能的失常。由于外邪侵袭，肺失治节、肃降，可以出现面部水肿，或加重原来脾肾两虚所引起的水肿；脾虚不能运化则水湿潴留泛溢；肾虚不能气化，州都之官失用，皆可引起水肿。故《景岳全书·肿胀》说："凡水肿等证，乃肺脾肾相干之病。盖水为至阴，故其本在肾；水化于气，故其标在肺；水惟畏土，故其制在脾。"在水肿的形成过程中，还要注意水、气、血三者的关系。气行则水行，气滞则水停；"血不利则为水"，血能病水，水能病血，实际上水与气血的关系，反映了肝与水液代谢的关系，肝气条达，则无气滞，亦不会产生瘀血；肝失疏泄，气机不畅、气滞血瘀，则可产生水肿。所以，水肿的发生也间接地与肝有关。

二、临床表现

（一）大量蛋白尿

大量蛋白尿是肾病综合征的标志。蛋白尿的产生是由于肾小球滤过膜发生免疫性和非免疫性损伤引起肾小球滤过膜的分子屏障和电荷屏障发生异常而导致的，以免疫性损伤为主，非免疫性损伤主要包括糖尿病患者长期的高血糖状态引起肾小球基膜成分Ⅳ型胶原、层粘连蛋白、硫酸肝素多糖等异常，肾小球滤过膜阴离子电荷减少，以及遗传性肾炎患者异常的Ⅳ型胶原纤维形成等。只要有一小部分滤过膜分子屏障发生缺陷使肾小球毛细血管壁的滤过孔直径异常增大，就会产生严重的蛋白尿，因此尿蛋白量的多少不能反映肾小球滤过膜的损伤程度。

此外，肾病综合征患者的尿蛋白程度有很大的个体差异，尿蛋白排出的多少受肾小球滤过率、血浆白蛋白浓度和饮食中蛋白质摄入量多少的影响，肾小球滤过率的降低可减少尿蛋白的排出；严重的低蛋白血症时，尽管肾小球滤过膜的损伤程度没有明显变化，但蛋白的排出量将减少；高蛋白饮食会增加尿蛋白的排出。在临床工作中，经常使用的指标是24小时尿蛋白定量，并参考肾小球滤过率和血浆白蛋白水平进行评估。

（二）低蛋白血症

肾病综合征患者人血白蛋白水平在30 g/L以下。尿蛋白的排出量与低蛋白血症之间存在相关性，但并非所有的大量蛋白尿患者都会有低蛋白血症。平素体质健壮、患病时间较短而又摄入高蛋白饮食的患者可不出现低蛋白血症。肾病综合征患者每日肝脏合成的白蛋白可达22.6 g，明显多于正常人的每日15.6 g。临床上，只有肝脏的代偿作用不能弥补尿蛋白的大量丢失时，患者才会出现低蛋白血症。另外，由于低蛋白血症致药物与血浆白蛋白的结合减少，因而血中游离的药物水平会升高，有可能增加药物的毒性反应。

（三）水肿

水肿的发生是由于毛细血管的滤过、吸收和淋巴回流三者间的失衡，只有当组织间隙体液的增加超过机体的抗水肿调节能力时才会发生水肿。一般来说，肾病综合征患者的水肿及严重程度与低蛋白血症的程度呈正相关。临床上，肾病综合征患者水肿的发生常呈渐进性：最初多见于踝部，呈凹陷性，也可表现为晨起时眼睑、面部水肿；随着病情发展，水肿可延至全身，胸腔、腹腔、阴囊内有积液，甚至心包腔的大量积液。

（四）高脂血症

肾病综合征患者存在明显的血脂异常，表现为血浆总胆固醇、三酰甘油、低密度脂蛋白和极低密度脂蛋白升高；发生血脂异常的主要原因是：①低蛋白血症引起的低血浆胶体渗透压刺激肝脏合成蛋白增加；②调节脂蛋白合成的某些因子从尿中丢失；③外周组织利用、分解脂蛋白减少。此外，患者的年龄、吸烟史、营养状态、肥胖程度及是否合并糖尿病等因素都会影响肾病综合征患者的血脂水平。肾病综合征患者出现乳糜血症时，常常提示存在严重的低蛋白血症。肾病综合征患者高脂血症对心血管疾病发生率的影响主要取决于高脂血症出现时间的长短、高血压史及吸烟等因素。

三、诊断与鉴别诊断

（一）诊断

1. 大量蛋白尿（>3.5 g/d）　这是肾病综合征的标志，这样大量的蛋白尿在其他肾小球疾病是极少见到的。尿蛋白量与 GFR、血浆白蛋白浓度和饮食有关。为了避免烦琐，临床上可以测定尿蛋白/尿肌酐比值，若比值≥3.5 mg/d，即属于肾病综合征程度的蛋白尿。

2. 低蛋白血症（≤30 g/L）　这是长期丢失大量蛋白尿的后果，但并不是所有有大量蛋白尿的患者都会出现低蛋白血症，只有当肝脏白蛋白合成等代偿作用无法弥补尿蛋白大量丢失时，才会出现低蛋白血症，并因此影响血浆渗透压，造成血浆有效容量减少，可出现直立性低血压、晕厥，甚至急性肾衰竭。

3. 水肿　水肿常渐起，初起多见于踝部，呈凹陷性，而且与体位有明显相关。肾病综合征时水钠潴留主要在血管外，造成组织间液增加。一般来说出现凹陷性水肿时，水钠潴留已超过 5 kg。

4. 高脂血症　血浆胆固醇升高≥6 mmol/L，而三酰甘油的水平正常，在严重时极低密度脂蛋白增加，三酰甘油和胆固醇都增加。尿内可发现圆形脂肪小体和脂肪管型。高脂血症的严重程度与患者的年龄、吸烟史、营养状态、肥胖程度、有无糖尿病有关。狼疮性肾炎所致的肾病综合征可无高脂血症。长期的高脂血症，尤其是低密度脂蛋白上升及高密度脂蛋白下降，可加速冠状动脉粥样硬化的发生，增加患者发生急性心肌梗死的危险性。高脂血症与肾脏病密切相关，是继高血压、蛋白尿之后明确为促使肾脏病进展的非免疫性因素之一，是肾小球硬化发生发展的独立致病因素。高胆固醇血症和高密度脂蛋白血症两者与肾小球硬化的相关性已很明确，近年来高三酰甘油血症及富含 TG 的脂蛋白对肾脏的致病性研究受到越来越多学者的关注。

5. 肾穿刺活检　在充分排除继发性肾病综合征的基础上，才可做出原发性病综合征的诊断，而其病理诊断必须依据肾活检。肾活检对成年人，特别是年龄大者，很有必要。因为成人肾病综合征，由微小病变引起者仅 20% 左右，其病理类型多样化，肾活检对于正确地制订治疗计划和估计预后很有帮助。引起肾病综合征的常见病理类型有以下几种。

（1）微小病变：本型约占小儿原发性肾病综合征的 80%，随年龄增长而逐渐降低，在 ≥16 岁成人中，约占 20%。肾病综合征的临床表现常很典型，以纯性蛋白尿为主，尿蛋白呈高度选择性，对激素治疗敏感（常于用药 1 个月左右出现明显效果），但易复发，较少进展为肾衰竭。

（2）系膜增生性肾小球肾炎：本型在我国原发性肾病综合征成人中约占 30%，在青少年较常见。在不知不觉中发现大量蛋白尿，或蛋白尿发生在前驱感染之后，多数患者有镜下血尿，约 30% 患者有高血压，较易进展为肾功能不全。系膜增生轻微者，对激素的反应尚可，但疗程较长。

（3）局灶性节段性肾小球硬化：可发生于各种年龄，多在 40 岁以前发生肾病综合征，在特发性肾病综合征中约占 15%，在肾病综合征之前多有长期的无症状蛋白尿，2/3 以上病例在诊断时有明显的肾病综合征表现，伴有血尿和高血压。大部分病例对激素疗效不佳，肾小球滤过率进行性降低，低蛋白血症明显者，发展至尿毒症颇为迅速。

（4）膜性肾病：可见于任何年龄，但年龄越大越常见，在诊断时患者常超过 30 岁，在我国约占肾病综合征的 10%，男性较女性多见。本病的病程进展缓慢，通常持续蛋白尿多年，肾功能才逐渐恶化，病情进行过程中逐渐出现高血压及肾小球滤过功能损伤。肾病综合征可自发性缓解和复发交替。免疫抑制药治疗可使肾病综合征不同程度的缓解和保存肾功能，而且未见有近期的严重不良反应。

（5）膜增生性肾炎：分为Ⅰ型和Ⅱ型，临床上较少见，仅占成人肾病综合征的7%，约60%膜增生性肾炎表现为肾病综合征，常有血尿、高血压和（或）肾功能损伤，有持续性低补体血症存在，易发生肾静脉血栓形成。各种治疗对本型的药物疗效均不满意，自然缓解也不常见。目前常用治疗为隔日维持剂量激素与抗血小板凝集药物的长期联合应用。

（二）鉴别诊断

主要与引起继发性肾病综合征的疾病相鉴别，常见的疾病有以下几种。

1. 糖尿病肾病　糖尿病肾病出现肾病综合征时，几乎都合并有视网膜病变，常伴有高血压和肾功能不全。因此，对尚无视网膜病变且病程短于10年的糖尿病患者出现大量蛋白尿者，应做肾活检应明确病理诊断。

2. 狼疮性肾炎　多见于年轻女性，常伴有系统性病变，特别是发热、关节痛、皮疹、血沉显著增快、贫血、血小板减少及球蛋白明显增高，血清抗核抗体阳性率可达95%，补体测定可见 C1 与 C3 显著下降。

3. 肾淀粉样变性　淀粉样变性是一种全身性代谢性疾病。原发性淀粉样变性病因不详，约有1/4 病例肾脏受累。继发性淀粉样变性发生于某些慢性疾病，约3/4 病例肾脏受累。多发性骨髓瘤最常合并淀粉样变性，有1/3病例发生肾损伤。肾淀粉样变性的早期表现为无症状性蛋白尿，逐渐发展为肾病综合征，最后死于肾衰竭。本病多见于中老年，有舌、心脏、消化道的改变；肝、脾、骨髓也常受累。确立诊断需做肾穿刺活检。

4. 过敏性紫癜性肾炎　多发生在6～7岁儿童。秋末至春初多见，可有上呼吸道感染或食物、药物过敏因素。临床上特征性过敏性紫癜、关节痛及胃肠道症状可帮助诊断。在不典型病例，特别是成年患者应仔细询问病史及进行细致的临床检查，发现肾外表现是重要的。

5. 多发性骨髓瘤　多发于中老年男性患者，有骨痛、骨侵蚀、病理性骨折及贫血、出血倾向等病变；血清蛋白电泳出现异常的 M 蛋白成分或尿中轻链蛋白持续阳性；骨髓涂片或组织活检有异形浆细胞增生，且数目应在10% 以上。轻链型多发性骨髓瘤多出现肾功能损伤，称为"骨髓瘤肾"。但临床上此类患者常缺乏典型的临床表现，往往只能通过多部位的组织活检而得到确诊，应提高对此类疾病的重视，不能轻易诊断或排除。

6. 肿瘤相关的肾病综合征　各种恶性肿瘤均可通过免疫机制或释放异

常蛋白成分引起肾病综合征，如淋巴瘤、白血病、支气管肺癌及结肠癌等。肿瘤引起的肾损伤主要表现为蛋白尿，极少引起肾功能损伤。肿瘤相关肾病的病理类型常见的有膜性肾病、肾小球系膜增生、微小病变、膜增生性病变、新月体肾炎、淀粉样变性等，病理类型多种多样，且与肿瘤的性质和部位无明显相关性。一般来说，实体肿瘤引起膜性病变最常见，其次为系膜增生性病变，霍奇金病主要引起肾脏微小病变。肾损伤可以是肿瘤的首发症状，而且肿瘤引起肾损伤的组织形态学改变缺乏特异性，因此必须重视临床病情分析。肿瘤相关肾病治疗的关键是积极治疗肿瘤，一般来说，肿瘤病灶切除或经有效放化疗而缩小，肾病即可得到缓解。

四、西医治疗

肾病综合征患者因每天从尿中丢失大量白蛋白和其他血浆蛋白，故可引起多方面的病理生理变化，并可促进肾脏纤维化的发生，导致肾衰竭。因此，肾病综合征的治疗目的在于改善肾小球滤过膜的屏障功能，减少尿蛋白，纠正病理生理的异常，阻止或延缓肾脏纤维化进程，保护肾脏功能。具体治疗方法如下。

（一）治疗原发性疾病

1. 糖皮质激素

（1）使用原则：首剂要足，一般小于 40 mg/d 无效；疗程要长，维持 1 年以上者复发较少；减量要慢，快则易复发，使用 2 周即对垂体产生抑制，突然停药可造成不良反应。

（2）用法：临床上使用激素可分为 3 个阶段，即诱导缓解阶段、逐渐减量阶段、小剂量维持阶段。对于各种不同病因及病例类型患者应予个体化治疗。口服疗法：泼尼松 1 mg/（kg·d）开始，一般连续使用 4～8 周后减量，减量要慢，维持时间要长。大剂量糖皮质激素静脉冲击疗法：可迅速、完全地与糖皮质激素受体结合，使其达到饱和，并完全抑制一些酶的活性，从而发挥激素抗炎、免疫抑制及利尿的最大效应，且不良反应相对较少，但应注意血压明显升高、兴奋、消化道溃疡等的发生。剂量及疗程：目前常用 0.5～1 g 甲泼尼龙溶于 250 mL 葡萄糖溶液中静滴，每日 1 次，连用 3 天为 1 个疗程，必要时可重复使用 1～2 个疗程。疗程结束后继续给予中等剂量的泼尼松龙（30～40 mg/d）口服，病情缓解后逐步减量。有学者使用地塞米松冲击治疗，用法：地塞米松 30 ~ 70 mg/d，或 1 ~ 2 mg/（kg·d），连用 3 天，疗程结束后改为泼尼松口服。由于地塞米松对下丘脑 – 垂体 – 肾上腺轴的抑制时间长（48 ~ 72 小时，而甲强龙为 12 ~ 36 小时），可引起肾上腺皮质功能减退，故一般不主张使用地塞米松冲击疗。

（3）注意事项：使用时应重视其不良反应，主要是糖皮质激素对三大代谢、消化系统、中枢神经系统、心血管系统、肌肉骨骼系统、泌尿系统、内分泌系统的不良影响，长期应用要注意骨质疏松、感染及肿瘤的发生。长期激素治疗者应给予低盐、低糖、低脂、高蛋白饮食同时适当补充钙、钾、维生素 D 等。肾上腺皮质功能亢进、青光眼、精神病、真菌感染、妊娠早期者忌用。

2. 细胞毒药物

（1）环磷酰胺：属于烷化剂类细胞毒药物，能增加激素治疗肾病综合征的缓解率，但本身没有降蛋白尿的作用。可采用口服和静脉给药方法。常规方案是每日口服 100 mg 或隔日 200 mg 静脉注射，当药物累积剂量达 6 ~ 8 g 时停药。亦可在激素诱导缓解的基础上，将 1.0 g 环磷酰胺溶于 250 mg 葡萄糖注射液中静滴，每月 1 次，根据具体病情可使用 6 ~ 8 次。目前多使用每月一次给药的方案，以减少不良反应。主要不良反应有：性腺抑制（尤其是女性的卵巢衰竭）、胃肠道反应、脱发、肝功能损伤，少见远期致癌作用（主要是淋巴瘤等血液系统肿瘤），出血性膀胱炎、膀胱纤维化和膀胱癌在长期口服环磷酰胺治疗者常见，而间歇环磷酰胺冲击治疗罕见。

（2）苯丁酸氮芥：也是一种烷化剂，对生殖系统的毒性作用少于环磷酰胺，故临床上多用于儿童患者，因其局部刺激性较大，必须静脉给药。常用剂量为 0.1 ~ 0.2 mg/（kg·d），疗程 6 ~ 12 周。

3. 免疫抑制药

（1）环孢素 A：其免疫抑制机制主要是选择性抑制 Th 细胞的产生和释放，抑制其上 IL-1 受体的表达，抑制 IL-2 的产生及 T 细胞产生 IFN。环孢素 A 对细胞免疫和胸腺依赖性抗原的体液免疫的抑制作用具有较高的选择性。主要不良反应有肾毒性、高血压、病毒感染、肝损伤、胃肠道症状等。

环孢素 A 用法：儿童的起始剂量为 100 ~ 150 mg/（m²·d），成人剂量不超过 5 mg/（kg·d），血药浓度保持在 150 ~ 200 ng/mL。若病情缓解，尿检蛋白转阴，可在环孢素 A 治疗 6 ~ 12 周后撤减，常以每月减量 1/4，至最少剂量 2 mg/（kg·d）维持，一般维持 2 年以上。使用注意事项：剂量不可过大，成人不超过 5 mg/（kg·d），儿童不超过 6 mg/（kg·d）；用药过程中若血肌酐持续升高超过原有水平的 30% 时应减量至 0.5～1 mg/（kg·d）；环孢素 A 治疗 3 个月以上临床效果不明显时，应停用；治疗期间应定期检测血药浓度以指导治疗；肾功能受损者，开始剂量不应大于 2.5 mg/（kg·d）；血肌酐超过 180 μmol/L 者，最好不用；应用 1 年以上的患者，应进行肾活检观察肾小管间质的病变情况。

（2）霉酚酸酯，又称吗替麦考酚酯：口服后迅速水解为具有活性的霉酚酸，是一种新型抗代谢免疫抑制剂，霉酚酸可通过抑制次黄嘌呤单核酸脱氢酶，来抑制鸟嘌呤核苷酸的合成，淋巴细胞比其他体细胞更依赖这条合成途径，故霉酚酸具有更强的抑制淋巴细胞增生的能力，还可以诱导活化的淋巴细胞，减少炎症细胞的聚集、减轻炎症损伤。最初该药用于器官移植，20 世纪 90 年代后期该药用于治疗特殊类型的狼疮性肾炎、系统性血管炎及部分难治性肾病综合征取得明显疗效。霉酚酸酯的用法：诱导剂量 1～2 g/d，每天分 2 次空腹口服，持续 3～6 个月后减量至 0.5 g/d，维持治疗 6～12 个月。维持时间过短（不到 6 个月）则停药后易复发。霉酚酸酯一般需与激素合用，不可与硫唑嘌呤合用。霉酚酸酯短期不良反应较环磷酰胺轻，主要不良反应是骨髓抑制、感染、肝功能损伤、胃肠道症状。霉酚酸酯的适应证、治疗时间及长期应用的安全性还值得进一步研究。

（3）FK506（他克莫司，普乐可复）：是 20 世纪 90 年代新推出的一种免疫抑制药。可选择性抑制不同免疫应答中的淋巴细胞分泌的各种细胞因子，如 IL-2、IL-3、IL-4、γ-IFN 等，还能破坏同种异型抗原刺激的 T 细胞上 IL-2 受体的表达。其治疗作用与环孢素 A 相似，但肾毒性小于环孢素 A。目前 FK506 用于治疗肾脏病的研究尚不多。FK506 的用法：成人起始剂量为 0.1 mg/（kg·d），血药浓度维持在 5～15 ng/mL，疗程为 12 周，若病情缓解，FK506 可减量至 0.08 mg/（kg·d），再维持 12 周，6 个月后减至 0.05 mg/（kg·d）维持。

（4）雷公藤：具有抗感染及免疫抑制作用，但无激素不良反应。用法：儿童，治疗剂量为 1 mg/（kg·d），维持 3 个月以上；成人，1～2 mg/（kg·d），维持治疗 4～8 周，以后改为 1 mg/（kg·d），维持 6～12 个月。注意事项：少数患者用服后可发生胃肠道反应，但可耐受；若出现白细胞、血小板减少，停药后可恢复正常；女性患者可出现月经紊乱，男性患者可引起精子数目减少、活力降低等不良反应；哺乳期妇女服此药需断奶，孕妇忌用。

（二）对症治疗

由于激素和免疫抑制剂对不少肾病综合征患者的原发性疾病疗效不佳，因此肾病综合征的对症治疗就显得特别重要。大量研究表明：合理的蛋白饮食可以有效地缓解负氮平衡及改善低蛋白血症；适当地限制钠的摄入及合理使用利尿药可治疗水肿。

1. 饮食治疗　临床研究和动物实验均已证实，肾病综合征状态下，肝脏合成白蛋白的能力增加。如果饮食能给予患者足够的蛋白质和热量，则其每日可合成白蛋白 22.6 g，因而能有效地缓解负氮平衡和改善低蛋白血症。另外，蛋白质摄入增加可引起肾小球滤过率增加和肾小球内压升高，并且因尿蛋白排出增多导致尿蛋白对肾小管上皮细胞的损伤增加，致使肾小管上皮细胞损伤、活化，加速肾小管上皮细胞向成纤维细胞转化，加重肾纤维化的进程和肾功能恶化。因此，合理的蛋白饮食对改善肾病综合征患者的临床症状，延缓肾纤维化进程甚为重要。一般来说，肾病综合征患者每日蛋白质摄入量应为 1.0 g/(kg·d)；但在肾病综合征的早期和极期可给予较多的优质蛋白饮食（每日 1～1.5 g/kg）以缓解低蛋白血症和由此引起的并发症；而在肾病综合征的慢性期和非极期应给予较少的优质蛋白饮食（每日 0.7～1.0 g/kg）以减少尿蛋白对肾小管的损伤，保护肾功能。必须强调的是，除蛋白质外，患者每日摄入的热量必须充分，每摄入 1 g 蛋白质，必须同时摄入非蛋白质热量 138 kJ，只有如此才能达到正氮平衡的目的。饮食中提供的蛋白质应为优质蛋白质，如鸡蛋、鱼和精肉等。

2. 水肿的治疗　肾病综合征治疗水肿的方法包括如下几种。

（1）限制钠的摄入：应给予低盐饮食（每日 3.0 g 以下）或戒盐饮食（食物内不加食盐），实践中应根据患者的具体情况，以患者能够耐受且不影响患者的食欲为度。

（2）使用利尿药以增加尿钠的排出：目前治疗肾病综合征水肿主要选择的利尿药是袢利尿药，其中最常用的是呋塞米。口服或静脉注射的袢利尿药常需要较大的剂量，一般可用呋塞米 20 mg，每日 2 次口服。袢利尿药的有效剂量个体差异很大，若无效可增至 60～120 mg/d。呋塞米的不良反应有低钾血症、低血氯性碱中毒、高尿酸血症、血浆容量减少和耳毒性。

（3）静脉滴注白蛋白：静脉输入的白蛋白在 1～2 天内即可经肾脏从尿

中丢失殆尽，只能维持很短的疗效；而且大量尿蛋白有可能损伤肾小管上皮细胞，促进肾纤维化的发生。因此，静脉输入白蛋白仅适用于下列情况：①肾病综合征患者有严重的全身水肿，而静脉注射呋塞米不能导致利尿消肿者；②进行利尿治疗后出现有效循环血容量不足表现的患者，临床上可在静脉滴注白蛋白后接着静脉注射呋塞米 100 mg，常可对原先呋塞米治疗无效的患者产生良好的利尿效果；③利用血液净化技术进行超滤治疗的患者。血液净化技术的发展提供了治疗肾病综合征水肿的新途径。对于全身水肿严重且伴有重度胸腔、腹腔、心包腔积液，以致影响呼吸、循环功能或出现急性肺水肿、左心功能衰竭的患者，实施超滤治疗能迅速减轻机体的水、钠负荷，改善患者的呼吸、循环功能，为抢救患者的生命及治疗肾病综合征争取更多的机会和时间。

3. 肾病综合征并发症及其处理

（1）感染：肾病综合征患者的抗感染能力低下，需采取积极的预防措施以防止感染的发生，包括预防接种流感疫苗和（或）注射血清免疫球蛋白等。一旦发生感染，应立即予以强有力的抗感染药物治疗。

（2）高脂血症：如前所述，肾病综合征患者存在明显的血脂异常，因此，对血脂异常应积极给予降血脂治疗。

（3）血容量不足和急性肾衰竭：肾病综合征患者的血容量可增多、正常或减少。血容量的改变情况不一定与水肿的程度相关，血容量减少者占少数。血容量增多的患者应用利尿药治疗后症状常可改善，而血容量减少的患者应用利尿药后血容量会进一步减少，导致心血管功能不稳定，甚至导致急性肾衰竭。对于存在大量蛋白尿和严重低蛋白血症的患者，即使没有应用利尿剂，也可发生明显的直立性低血压或周围循环功能衰竭，有些患者会发生可逆性急性肾衰竭。此时，宜注射血浆白蛋白等扩容药进行治疗。在给肾病综合征患者应用血管紧张素转换酶抑制剂后，若突然发生低血压和肾小球滤过率下降，则提示该患者血容量严重不足。

（4）免疫异常：肾病综合征患者经常合并有体液和细胞免疫功能的异常，其具体机制尚不清楚，可能与肾病综合征发生时的低白蛋白血症、低转铁蛋白血症、锌缺乏、前列腺素合成增加、免疫抑制药物的使用及某些免疫调节物质增加等有关。

（5）血栓、栓塞倾向：肾病综合征患者经常合并血栓、栓塞性疾病，不仅可合并浅表血栓性静脉炎及腘静脉、髂静脉、下腔静脉和肾静脉血栓，而且还可合并肺梗死等动脉血栓,并由此影响患者的生存。肾病综合征患者合并各种血栓、栓塞的发病率为 10%~40%,具体与肾病综合征时的血液高凝状态有关。抗血小板治疗、抗凝治疗和促纤溶治疗不仅能预防和治疗血栓栓塞并发症,而且有利于减少尿蛋白,延缓肾纤维化的进展。抗血小板治疗可给予双嘧达莫 75~100 mg,每日 3 次口服,抗凝治疗可给予低分子肝素(2500~5000 U,每日 2 次皮下注射)或华法林(2~7.5 mg,每日 1 次口服)。由于凝血亢进是肾病综合征凝血、纤溶异常的基础原因,因此促纤溶治疗应在抗凝治疗的基础上实施,可给予尿激酶 60 000 U/d,连续用药 14 天为 1 个疗程。可重复应用。

(6)肾静脉血栓形成:肾病综合征患者肾静脉血栓的发生率为 5%~62%。肾静脉血栓不仅可增加尿蛋白,引起肾功能恶化而使肾病综合征转为慢性肾功能不全,而且会促进其他部位的血栓形成而增加患者的病死率。肾静脉血栓脱落引起的肺栓塞是合并肾静脉血栓的肾病综合征患者主要的死亡原因。肾静脉血栓最常见于膜性肾病、膜增生性肾炎、狼疮性肾炎及肾淀粉样变等,而在微小病变、局灶性节段性肾小球硬化和糖尿病肾病患者中则较少发生。总体来说,原发性肾病综合征患者发生肾静脉血栓的可能性高于继发性肾病综合征,长期使用肾上腺皮质激素治疗和连续使用强利尿药也是肾静脉血栓形成的危险因素,妊娠是发生肾静脉血栓的高危因素。此外,肾病综合征患者长期卧床、血流缓慢及高度水肿压迫肾静脉、阻碍肾静脉回流等因素都将增加发生肾静脉血栓的危险。

肾病综合征患者合并急性肾静脉血栓时,可出现急性腰痛、血尿、尿蛋白突然增加及肾小球滤过率急剧下降等表现,引起血清肌酐、尿素氮升高。但慢性肾静脉血栓临床上常常无特异性症状,诊断困难。患者如有下肢血栓性静脉炎、不对称性下肢水肿、肾区疼痛、精索静脉曲张、糖尿、高氯性酸中毒及咯血等肺栓塞的临床表现,则提示可能发生了肾静脉血栓。

临床上一旦确诊肾静脉血栓,应予以足够的重视。肾静脉血栓的治疗原则为早期诊断、及时溶栓、长期抗凝。急性肾静脉血栓以溶栓治疗为主,慢性肾静脉血栓以抗凝治疗为主。对于急性肾静脉血栓,在没有禁忌证的情况下,应积极实施溶栓治疗,可给予尿激酶首剂量为 4400~15 000 U/kg,入 20~40 mL 生理盐水中 30 分钟内完成静脉注射,然后以每小时 4400 U/kg 维持静脉滴注。

五、中医药治疗

（一）辨证要点

1. 辨虚实　本病属本虚标实已有公认，但虚实之分颇有分歧。在 20 世纪 70 年代末以前，均推脾肾阳虚为主，但现在由于生活条件的改善、治疗的进步及治疗方法的多样化等原因，脾肾阳虚证逐渐减少，气阴两虚和肝肾阴虚逐渐增多，脾肾气虚仍有相当的比例。标实之邪，应重视水湿、湿热和瘀血，外感也在起病和发病过程中起关键作用。要注意正虚各证之间、正虚与邪实的兼夹和转化，临床上几乎无纯虚纯邪之证。

2. 辨水肿　可从病程、体质、二便、舌脉及水肿起始部位入手辨证。凡起病急、病程短、体质强、小便短赤、大便秘结、舌质红、苔黄或腻、脉浮数或沉实有力、水肿起始部位在腰以上者，有风寒湿热或疮毒等外邪所致者属湿热阳水居多；凡起病缓、病程长、体质差、小便清、大便溏、舌淡苔薄、脉象细弱、水肿起于腰以下者，由饥饿劳倦所致者属阴水虚证居多。

3. 辨尿蛋白及血尿　尿蛋白、尿血等泄漏丢失，常归咎于肾的封藏失职，但并非专责肾虚，因虚实皆可影响肾的封藏。凡起病急、病程短，伴有风寒湿热外邪侵袭证候的蛋白尿或血尿，辨证属实；当起病隐匿、病程长，并结合证型、脉、舌具备虚证的辨证依据时，才属于肾虚。水肿伴单纯蛋白尿者，一般以虚为主，邪微病轻；水肿同时伴蛋白尿和血尿者，多属虚实夹杂，治疗棘手。

（二）治疗原则

肾病综合征的中医治疗，往往采用扶正祛邪并举的治法。需要注意有关要点：①扶正有调补气血阴阳之别，但补气容易补阴难，补阳不宜太辛热，气阴双补最常用；②祛邪当以清化湿热、活血化瘀贯穿治疗全过程，兼顾利水、泄浊、防外感；③发挥中医药在防治激素、细胞毒性药物不良反应方面的优势；④以辨证治疗为主，结合辨病。

（三）辨证论治

1. 正虚诸证
（1）肺肾气虚
主证：倦怠乏力，气短懒言，易感冒，腰膝酸软，舌淡有齿痕，脉沉细。

治法：补益肺肾。

方药：玉屏风散汤加减。党参、黄芪、白术、防风、淮山药、茯苓等。

方中党参、黄芪、白术补益脾气，防风疏风散邪、山药补益肾气，茯苓健脾利湿，以泄代补。

（2）脾肾气虚

主证：倦怠乏力，气短懒言，食少纳呆，腰膝酸软，脘腹胀满，大便烂，口淡不渴，舌淡有齿痕，脉沉细。

治法：补益脾肾。

方药：加味四君子汤加减。党参、黄芪、白术药、淮山药、茯苓、杜仲等。方中党参、黄芪、白术补益脾气，山药、杜仲补益肾气，茯苓健脾利湿，以泄代补。

（3）气阴两虚

主证：倦怠乏力，腰膝酸软，口干咽燥，五心烦热，夜尿清长，舌淡有齿痕，脉沉。

治法：益气养阴。

方药：参芪地黄汤加减。黄芪、山萸肉、党参、熟地、淮山药、茯苓、丹皮等。方中党参、黄芪补益脾气，六味地黄汤滋养肾阴，共奏气阴双补之功。

（4）脾肾阳虚

主证：畏寒肢冷，倦怠乏力，气短懒言，食少纳呆，腰膝酸软，腰部冷痛，脘腹胀满，大便烂，夜尿清长，舌淡有齿痕，脉沉弱。

治法：温补脾肾。

方药：真武汤加减。附子、生姜、白术、茯苓、白芍等。方中附子、生姜补脾肾阳气，白术、茯苓健脾利湿，以泄代补，白芍反佐，制约附子燥热。

（5）肝肾阴虚

主证：头晕，头痛，腰膝酸软，口干咽燥，五心烦热，大便干结，尿少色黄，舌淡红少苔，脉弦细或细数。

治法：滋补肝肾。

方药：六味地黄汤合二至丸加减。山萸肉、熟地、淮山药、茯苓、泽泻、丹皮、女贞子、旱莲草等。方中六味地黄汤补益肾阴，二至丸滋补肝阴，共奏肝肾双补之功。

2. 邪实诸证

（1）风水证

主证：眼睑水肿，继而发展至全身水肿，多有恶寒、发热、咽痛，舌苔薄白或薄黄，脉浮，偏风热者滑数，偏风寒者紧，水肿甚者亦可见沉脉。

治法：祛风寒，行水湿；或祛风热，行水湿。

方药：风寒为主者用麻杏五皮饮加减。麻黄、杏仁、陈皮、茯苓皮、生姜皮、桑白皮、大腹皮。方中麻黄、杏仁疏风散寒、宣肺利水，桑白皮泻肺利水，陈皮、大腹皮行气利水，茯苓皮、生姜皮泻皮下之水。

风热为主者用越婢汤合麻黄连翘赤小豆汤加减。麻黄、石膏、杏仁、连翘、桑白皮、赤小豆、生姜。方中麻黄配石膏、杏仁宣肺泄热利水，桑白皮泻肺利水，连翘、赤小豆清热利湿，生姜皮宣散水邪。

（2）水湿证

主证：全身或下肢水肿，恶心呕吐，肢体困重，食少纳呆，脘腹胀满，口中黏腻，舌苔厚腻。

治法：疏泄三焦，利水渗湿。

方药：柴苓汤加减。柴胡、黄芩、半夏、茯苓、泽泻、白术、猪苓、桂枝等。方中柴胡、黄芩、半夏疏泄三焦水湿，茯苓散利水渗湿，共奏疏泄三焦、利水渗湿之功。

（3）湿热证

主证：恶心呕吐，身体困重，食少纳呆，口干，口苦，脘腹胀满，口中黏腻，舌苔黄腻。

治法：疏泄三焦，清热利湿。

方药：小柴胡汤合五味消毒饮加减。柴胡、黄芩、半夏、金银花、连翘、白花蛇舌草、蛇莓、半枝莲等。方中柴胡、黄芩、半夏疏泄三焦湿邪，金银花、连翘、白花蛇舌草、蛇莓、半枝莲清热利湿。

（4）血瘀证

主证：面色晦暗，腰痛，肌肤甲错，肢体麻木，舌质紫暗或有瘀点瘀斑，脉涩或细涩。

治法：活血利水。

方药：当归芍药散。当归、赤芍、川芎、茯苓、泽泻、白术等。方中当归、赤芍、川芎活血，茯苓、泽泻、白术利湿，因血不利则为水，水行则血畅。

（四）中成药

（1）雷公藤总苷片：适用于肾病综合征的蛋白尿，但对微小病变型、系膜增生性肾炎型的蛋白尿效果明显。每次 20～40 mg，每日 3 次。使用时应注意其肝损伤及白细胞减少等不良反应。

（2）火把花根片：适用于肾病综合征的蛋白尿。每次 2～3 片，每日 3 次。注意事项：其不良反应与雷公藤总苷片相似，但较轻。

（五）单方验方

（1）卢氏消肿丸：黑白丑 65 g，红糖 125 g，老姜 500 g，大枣 65 g，共研细末，为丸。每次 3 g，每日 3 次，饭前服。治湿热壅盛之水肿。

（2）加味化瘀肾炎方：益母草 30 g，丹参 15 g，当归 15 g，白茅根 15 g，车前子 15 g，泽泻 15 g，红花 12 g，川芎 12 g，牛膝 12 g，白术 12 g，麻黄 10 g。水煎服，每日 1 剂。治肾络瘀阻之水肿。

（3）五白五皮汤：猪苓、云苓、白术、泽泻、桂枝、桑白皮、陈皮、生姜皮、大腹皮、茯苓皮各 10～15 g，白茅根 30 g。水煎服，每日 1 剂。消肾病综合征之水肿。

（4）消蛋白方：丹参 30 g，石韦、益母草、黄芪各 15 g，对长期蛋白尿不消者，重用石韦和黄芪。水煎服，每日 1 剂。

（5）龙蜂方：龙葵 30 g，白英 30 g，蛇莓 30 g，露蜂房 9 g。水煎两次取汁，每日分服。本方具有清热解毒、祛风利水之效，用治肾病蛋白尿反复不愈者。

（6）田螺肉 2～3 只，细盐半匙，捣烂敷脐和脐下二指处。每日换 1 次，可消除水肿、腹水、尿闭。

六、预防调护

1. 调摄　肾病综合征患者有明显水肿和高血压时，应卧床休息。水肿基本消退，血压平稳后可下床活动。病情缓解后应积极锻炼身体，增强体质，但应劳逸结合，避免病情反复或加剧。注意气候变化，及时增减衣被，避免受凉。

2. 护理 一般护理应详细记录24小时液体出入量，观察呕吐、腹泻、出汗情况及静脉补液与尿量的关系。注意观察尿液色泽及尿泡沫的变化。在治疗过程中应注意观察激素、雷公藤制剂、免疫抑制药、细胞毒药物的不良反应。平时做好皮肤的护理，尤其是高度水肿、卧床、高龄的患者，避免皮肤感染的发生。

3. 预后转归 一般来说，肾病综合征无持续高血压，无持久肾功能不全，尿蛋白为高度选择性，对激素治疗反应良好的患者预后较好。肾病综合征的预后与转归与病理类型密切相关，微小病变型预后好，一般不会发生肾功能不全；局灶节段性肾小球硬化者10年内进展至肾功能不全者约为40%；膜性肾病一般1/3患者可缓解，1/3蛋白尿治疗效果不显但肾功能正常，另1/3患者会进展至肾功能不全；膜增生性肾炎多数在发病时即有肾功能受损，约50%患者在10年左右发展到肾衰竭。

七、临床经验分享

虽然激素、免疫抑制药的应用在肾病综合征的治疗上取得了长足的进步，但因有效范围窄、不良反应大及对远期肾功能维护疗效不确切等原因，中西医结合治疗仍是当前普遍采用的方法，不但弥补了单纯西药治疗的缺陷，更重要的是提高了疗效，极大地延缓了向终末期肾衰竭进展的速率。临床实践和实验研究提示我们，肾病综合征的治疗不应以减少或消除尿蛋白为目的，有时这一目的是难以达到的，或以严重损害肾功能为代价。应以保护肾功能、降低肾功能恶化的程度为治疗出发点，同时注意预防并发症的发生。

肾病综合征的治疗，对中西医来说都是甚为棘手的难题。但中西医结合治疗是当前最为有效和最小不良反应的疗法，这在国内外都有共识。由于肾病综合征是一临床综合征，而不是一个独立的疾病，其治疗方法、疗效及预后都有不同，因此必须依靠现代医学的诊断技术，明确肾病综合征的肾脏病变情况，才能近一步确定治疗方案。在中西并举的治疗过程中，应明确何种方法为对症处理何种方法为对因治疗，是以中医为主治疗还是以西药为主治疗。在选择具体治疗措施时应明确对症处理为对因治疗服务的原则。对于蛋白尿程度较轻，肾脏病理变化较轻，尿蛋白选择性较高者以中医中药为主，反之则需要考虑使用西药治疗。在选用当前最佳西医治疗方案（达到循证医学A、B级）时，中医药的配合原则以防范西药不良反应，使西医疗程顺利完成为目的，如常见的肝功能损害、库欣综合征等。但是对于一些目前西医治疗没有明确疗效或没有推荐治疗方案的肾病综合征，则需重点采用中医中药的辨证及辨病论治方法进行综合调治，提高肾病综合征的疗效。在把握中西医结合治疗的方法和时机上，初步有以下体会。

（1）一定要坚持长期辨证治疗的要点，这是中医治疗的核心。无论何种证型，一概投以清热解毒、活血化瘀起不到良好的、稳定的疗效。扶正和祛邪不可偏废，只是把握比例的不同。对激素有效的病理类型，一般对雷公藤制剂也有较好的效果。在排除有生育禁忌的前提下可以先投以雷公藤制剂，再配合服用辨证方，疗效一般良好。也可尽足量应用激素，待得效后稳步撤减激素，激素撤减过程中配合辨证方和雷公藤制剂。

（2）难治性肾病综合征一般分为"激素依赖型"和"激素抵抗型"。对前者，可采取足量激素取效后，加用雷公藤制剂，然后开始逐步撤减激素，但撤减速度要慢，最好以隔日撤减为好，在低剂量上长期维持，隔日 $10 \sim 20$ mg，一般无明显的激素不良反应。如肝功能条件许可，还可给予 $0.6 \sim 1.2$ g 加入 5% 葡萄糖注射液中，每 2 周 1 次，持续半年，以后每月 1 次，再持续半年。对后者，可采用超剂量雷公藤总苷片治疗，并配合上述环磷酰胺治疗。雷公藤总苷片用量为每次 40 mg，每日 3 次。以辨证方并重用具有活血化瘀、清热解毒作用的虫类药做基础治疗，往往能取得意外的疗效。

（3）清利湿热和活血化瘀药的应用。根据现代分子生物学的研究，肾病的进展恶化与持续的肾小管间质炎症导致小球、小管细胞外基质增生有关，只有遏制这种恶性的循环，才能有效地控制疾病向肾功能不全及终末期肾衰竭的进展。清利湿热药和活血化瘀药能够有效地阻断以上两个环节，对肾病的长期预后非常有利，值得临床深入地探讨。大黄具有上述双重作用，无论临床和实验室均证实其有效性，应该在肾病阶段早期应用。

（4）扶正药的应用。在肾病综合征患者，由于严重的低蛋白血症是造成患者机体抵抗力下降，容易产生各种并发症的根源。应用扶正的药物，可能不会直接对蛋白尿的下降起直接作用，但对维持机体代谢有很强的促进作用，对帮助患者抗御并发症，减轻、减少激素和细胞毒药物等不良反应，维护肾功能将有确实的作用。那种以一味祛邪为主的治疗方法，或可取效于一时，但往往是不能巩固的，往往以肾功能的衰退为代价，是得不偿失的。

（5）积极控制血压。肾病综合征伴有血压升高者，往往病情较重，长期预后欠佳。西药在控制血压方面已有疗效肯定的药物，最常用的有钙离子拮抗药和血管紧张素转换酶抑制药，尤其是后者对降低蛋白尿和维持肾功能的长期稳定有效，应很好利用。以平肝息风为主的中药对改善症状、平稳降压有利，应当配合服用。

（6）预防感染。感染是肾病综合征的大敌，应引起高度重视。首先还是时时注意扶正以拒外邪；其次防微杜渐，清化之品常用；最后是一旦感染严重、感染灶明确，应立即应用对肝肾不良反应小的抗生素积极治疗。

（7）充分发挥中医药调治的优势。中医辨证论治，个体化治疗针对性强，临床用药加减灵活，不良反应不明显，适宜于长期服用，在巩固疗效，预防复发，保护肾功能方面具有独特的优势。肾病综合征的疗程长，临床易复发，部分病例可出现肾功能进行性损害。在中医药取得阶段性疗效的基础上，采用中医益气养阴，活血利湿，长期调治，有助于改变部分肾病综合征。

八、中医名家经验荟萃

杨少延等采用自拟宣肺利水扶正汤（麻黄、桂枝、黄芪、丹参、茯苓皮、猪苓、大腹皮、甘草、生姜皮、大枣）配合激素治疗 28 例难治性肾病综合征患者，总有效率达 89.3%。

刘洪等通过芪蛭汤（黄芪、当归、水蛭粉、丹参、川芎、莪术、薏苡仁、茯苓、生地黄、知母）联合激素和环磷酰胺治疗肾病综合征患者 38 例，总有效率为 92.11%。

黄可丹采用护肾康复汤（太子参、黄芪、白术、泽泻、猪苓、车前草、茵陈、金樱子、芡实、益母草、地龙、赤小豆、肉桂）辅助激素治疗 48 例小儿复发性肾病综合征患者，取得了满意的疗效，该研究还发现护肾康复汤能够抑制肿瘤坏死因子 $-\alpha$、白介素 -6、总胆固醇、三酰甘油、D - 二聚体的水平，考虑其作用机制可能与减轻炎症反应、调节脂代谢、改善血液高凝状态有关。

尹亚东等通过自拟方（金银花、连翘、黄芩、生地黄、石膏、牡丹皮、赤芍、枸杞子、山萸肉、菟丝子、沙苑子、桃仁、红花、丹参、川芎、党参、黄芪、茯苓、甘草）治疗 16 例肾病综合征患者，取得了满意的疗效。

陈丽娟等采用助肾汤（黄芪、芡实、土茯苓、黑大豆、鹿衔草、薏苡仁、益母草、生牡蛎、苍术、益智仁、泽泻、青风藤、土鳖虫、水蛭）结合激素治疗 84 例肾病综合征，取得了 76.19% 的优良率，且能够减少蛋白尿，提高血白蛋白水平。

魏卓红等通过益肾固元汤（黄芪、党参、淮山药、山茱萸、茯苓、猪苓、炒白术、泽泻、桂枝、丹参、熟地黄、陈皮、车前子）加减治疗肾病综合征，水肿甚者加薏苡仁，尿血者加白茅根，阴虚火旺者加黄柏、知母。每 3 个月为 1 个疗程，观察 2 个疗程，总有效率为 90.0%，且不良反应发生率也低于对照组。

胡韬韬等通过经验方养阴合剂（知母、黄柏、生地、山萸肉、山药、玄参、石斛、远志、茯苓、龟板、白术、麦冬、白芍、橘红）防治肾病综合征激素治疗过程中的不良反应，发现养阴合剂能够明显减轻激素带来的不良反应，还能较明显地降低蛋白尿和升高人血白蛋白水平。

第八章　慢性肾小球肾炎

慢性肾小球肾炎简称慢性肾炎，系指以蛋白尿、血尿、高血压、水肿为基本临床表现，起病方式各有不同，病情迁延，病变缓慢进展，可有不同程度的肾功能减退，最终将发展为慢性肾衰竭的一组肾小球疾病。由于本组疾病的病理类型及病期不同，主要临床表现可各不相同，疾病表现呈多样化。

一、病因与发病机制

慢性肾炎的病因不明，起病前多有上呼吸道感染或其他部位感染，少数慢性肾炎由急性链球菌感染后肾炎演变而来，但大部分慢性肾炎并非由急性肾炎迁延而来，而由其他原发性肾小球疾病直接迁延发展而成。

慢性肾炎的发病机制各不相同，大多为免疫介导性炎症，主要是由体内的循环免疫复合物沉积于肾小球导致，或肾小球原位抗原与抗体形成，通过激活补体引起组织损伤而导致。该病也可不通过免疫复合物，而由沉积于肾小球局部的细菌毒素、代谢产物等通过"旁路系统"激活补体，从而引起一系列炎症反应而导致肾小球炎症。非免疫介导的肾损伤在慢性肾炎的发生和发展中亦会起到很重要的作用，这种非免疫介导性因素主要包括肾内动脉硬化、健存肾单位的代偿导致肾小球高压高滤过状态、高血压引起的肾脏缺血等。

慢性肾炎的发生主要与机体免疫失调有关，而中医学认为机体的免疫功能失调又与脏腑的虚损存在关联。本病常因外邪（风邪或风湿之邪）而诱发，其本在于机体的脏腑功能虚损，内外相因，以致气血运行失常，三焦水道障碍，水谷精微外泄，湿浊水毒内壅，继之形成血瘀、湿热、水湿乃至湿浊等标实之证；而标实之证又可影响正气的化生而使本更虚，虚虚实实，形成恶性循环。脏腑功能的虚损，具体表现为肺肾气虚、脾肾气虚、脾肾阳虚、肝肾阴虚和气阴两虚，本虚之源在肺、脾、肝、肾四脏，尤以脾肾虚损为著；标实中则以血瘀和湿热影响最大。因此，慢性肾炎的中医病机特点可以概括为本虚标实，虚实夹杂。

二、临床表现

慢性肾炎由于起病方式及病理类型的不同，临床表现呈多样性，多数起病缓慢、隐匿，多数以血尿、蛋白尿、水肿、高血压为基本表现，疾病严重程度各不相同。早期可能仅表现为尿蛋白增加，尿沉渣红细胞增多，可见管型。有的患者可无明显临床症状，仅实验室检查异常。乏力、倦怠、腰酸、食欲减退可为主要伴随症状。部分患者突出表现为持续性中等程度以上的高血压，可见眼底出血、渗出，甚至视盘水肿。有的患者可表现为大量蛋白尿，甚至呈肾病综合征表现。此外，慢性肾炎有急性发作倾向，在非特异性病毒和细菌感染后数日内（2～5天）病情急骤恶化，出现大量蛋白尿，甚至肉眼血尿，管型增加，水肿加重，进展性高血压和肾功能恶化，经积极处理病情可恢复至原来水平，但部分患者也可能会因此导致疾病进展，形成不可逆性肾衰竭，甚至进入尿毒症阶段。

三、诊断与鉴别诊断

（一）诊断

凡尿化验异常（蛋白尿、血尿、管型尿）、水肿及高血压病史达一年以上，无论有无肾功能损伤都应考虑此病，在除外继发性肾小球肾炎及遗传性肾小球肾炎后，临床可诊断为慢性肾炎。

（二）鉴别诊断

1. 继发性肾小球疾病 应注意排除狼疮性肾炎、紫癜性肾炎、糖尿病肾病、高血压性肾损伤、病毒相关性肾炎、痛风肾病及单克隆免疫球蛋白病等。

2. 遗传性肾炎（Alport综合征） 常见于青少年（多在10岁之前），患者有眼（球型晶状体等）、耳（高频神经性耳聋）、肾（血尿、轻中度蛋白尿、进行性肾功能减退）异常，并有阳性家族史。

四、西医治疗

慢性肾炎的治疗应以防止和延缓肾功能进行性恶化、改善和缓解临床症状及防治严重并发症为主要目的，而不以消除尿红细胞或尿蛋白为目标。

1. 积极控制高血压和减少蛋白尿 高血压和尿蛋白是加速肾小球硬化、促进肾功能恶化的重要因素，积极控制高血压和减少尿蛋白是两个重要环节。应力争把血压控制在理想水平，血压控制要求：尿蛋白≥1 g/d，血压应控制在125/75 mmHg以下；尿蛋白<1 g/d，血压可放宽到130/80 mmHg以下。血管紧张素转换酶抑制剂（angiotensin converting enzyme inhibitor，ACEI）和血管紧张素受体抑制剂（angiotensin receptor blocker，ARB）除有全身降压作用外，还有降低蛋白尿和延缓肾衰竭进展的肾脏保护作用，已被临床肯定。临床常用 ACEI 制剂有依那普利、贝那普利、培哚普利、福辛普利等，常见不良反应为持续性干咳和高血钾。如出现干咳可用 ARB 制剂代替。临床常用的 ARB 制剂有缬沙坦、氯沙坦、替米沙坦、厄贝沙坦、坎地沙坦等，常见不良反应为高血钾。肾衰竭患者应用 ACEI 或 ARB 制剂要防止高血钾，血肌酐 > 264 μmol/L（3 mg/dL）时务必在严密观察下谨慎使用。

2. 限制高蛋白饮食及磷的摄入量 对肾功能不全患者应限制蛋白质的摄入，应给予低优质蛋白饮食，蛋白质的摄入量应该 0.6 ~ 0.8 g/（kg·d），优质蛋白主要从鸡蛋、牛奶、瘦肉、鱼肉等食物中摄取，必要时加用复方 α 酮酸。同时适当增加糖类的摄入以满足机体的基本需求。如有大量蛋白尿而肾功能正常者，蛋白质摄入量可适当放宽。在低蛋白饮食的同时，应注意限制磷的摄入并补充钙剂，纠正高磷低钙，避免继发性甲状旁腺功能亢进的发生。

3. 抗凝和抑制血小板聚集药物的使用 抗凝和抑制血小板聚集药物可减轻肾脏病理损伤，延缓肾衰竭进展，保护肾功能，特别是对增生性肾炎有效。对有明确高凝状态和病理类型为膜性肾病的患者可长期使用。常用抗血小板药物为双嘧达莫，每次 75 mg，每日 3 次；阿司匹林每次 100 mg，每日 1 次。常用抗凝药物为肝素和华法林，使用期间需要定期监测凝血功能。

4. 激素和细胞毒药物 慢性肾炎为一临床综合征，其病因、病理类型、临床表现及肾功能差异较大，此类药物是否应用宜区别对待。一般不主张积极应用，如果应用应该有病理结果做依据及指导。在无病理结果的情况下，如果患者肾功能正常或仅轻度受损，肾脏体积正常，尿蛋白较多，且无禁忌，可考虑短期试用，有效者适当延长使用时间，无效者逐步撤减停用。

五、中医药治疗

（一）辨证要点

中医治疗慢性肾炎目前普遍以辨证分型治疗为主，辨证以本证和标证相结合，本证为脏腑虚损的基本证型，分肺肾气虚证、脾肾气虚证、脾肾阳虚证、肝肾阴虚证和气阴两虚证，标证为邪实之兼夹证，有风寒、风热、水湿、湿热、血瘀和湿浊证。辨证时必须标本结合，如脾肾气虚证兼风寒证、脾肾阳虚证兼水湿证、气阴两虚兼湿热证等，有时一个本证可兼几个标证。

1. 辨虚实　慢性肾小球肾炎的发病以正虚和标实相兼多见。中医辨证首先要分清是正虚为主还是标实为主，还是虚实夹杂。以正虚为主者，可见肺、脾、肝、肾的亏损，其中又以脾肾阳虚最为多见；标实为主者，以湿浊、湿热、血瘀症候多见。

2. 辨水肿　慢性肾小球肾炎的病变过程中，有无水肿，常为辨阳虚和阴虚的一个重要依据。脾气虚弱，水湿不运，内聚于里，肾阳虚衰，命门火衰，泛溢肌肤，则见水肿；而肝肾阴虚或气阴两虚，湿热或湿浊留恋，其水肿就不太明显。

3. 辨病位　初起病多在肺脾；久病多属脾肾。颜面肿甚，咽痛，易感冒，病在肺；纳少脘胀，大便溏，病在脾；腰脊酸软，下肢水肿明显，病在肾；头晕耳鸣，视物模糊者，病在肝。

（二）治疗原则

慢性肾小球肾炎的中医治疗，以治本和治标相兼为原则。治本以治肾为主，治标以化湿和化瘀为主。

（三）辨证论治

1. 本证

（1）肺肾气虚

主证：倦怠乏力，气短懒言，易感冒，腰膝酸软。

次证：舌淡有齿痕，苔白润，脉细弱。

治法：补益肺肾。

方药：玉屏风散加减。党参、黄芪、白术、防风、淮山药、茯苓、芡实、金樱子等。

（2）脾肾气虚

主证：倦怠乏力，气短懒言，食少纳呆，腰膝酸软。

次证：脘腹胀满，大便烂，口淡不渴，舌淡有齿痕，苔薄白，脉沉细。

治法：补益脾肾。

方药：加味四君子汤加减。党参、黄芪、白术、淮山药、茯苓、杜仲等。

（3）脾肾阳虚

主证：畏寒肢冷，倦怠乏力，气短懒言，食少纳呆，腰膝酸软。

次证：腰部冷痛，脘腹胀满，大便烂，夜尿清长，舌淡胖有齿痕，脉沉弱。

治法：温补脾肾。

方药：真武汤加减。附子、生姜、白术、茯苓、白芍等。

（4）肝肾阴虚

主证：头晕，头痛，腰膝酸软，口干咽燥，五心烦热。

次证：大便干结，尿少色黄，舌红少苔，脉弦细或细数。

治法：滋补肝肾。

方药：六味地黄汤合二至丸加减。山萸肉、熟地、淮山药、茯苓、泽泻、丹皮、女贞子、旱莲草等。

（5）气阴两虚

主证：倦怠乏力，腰膝酸软，口干咽燥，五心烦热。

次证：夜尿清长，舌淡有齿痕，苔少，脉沉细或弱。

治法：益气养阴。

方药：参芪地黄汤加减。北黄芪、山萸肉、太子参、熟地、淮山药、茯苓、丹皮等。

2. 标证

（1）水湿证

主证：颜面、下肢或全身水肿，恶心呕吐，肢体困重，食少纳呆。

次证：脘腹胀满，口中黏腻，舌苔厚腻。

治法：疏泄三焦，利水渗湿。

方药：柴苓汤加减。柴胡、黄芩、半夏、茯苓、泽泻、白术、猪苓、桂枝等。

（2）湿热（毒）证

主证：皮肤疮疡疖肿，咽痛尿赤，恶心呕吐，肢体困重，食少纳呆，口干，口苦。

次证：脘腹胀满，口中黏腻，舌苔黄腻。

治法：清热利湿解毒。

方药：清利和络方加减。金银花、白花蛇舌草、蛇莓、半枝莲、鬼箭羽、穿山龙、青风藤、茯苓、泽泻、车前草等。

（3）血瘀证

主证：面色晦暗，腰痛。

次证：肌肤甲错，肢体麻木，舌质紫暗或有瘀点瘀斑，脉涩或细涩。

治法：活血利水。

方药：当归芍药散加减。当归、赤芍、川芎、茯苓、泽泻、白术等。

（4）湿浊证

主证：恶心呕吐，口有氨味，肢体困重，食少纳呆。

次证：脘腹胀满，口中黏腻，舌苔厚腻。

治法：疏泄三焦，泄浊蠲毒。

方药：大柴胡汤加减。柴胡、黄芩、半夏、大黄、枳实、炒苍术、石菖蒲、六月雪、积雪草、白花蛇舌草等。

（四）中成药

1. 黄葵胶囊　主要成分：黄蜀葵花。每次 5 粒，每日 3 次。本药有清热利湿、解毒消肿的功效，用于慢性肾炎见湿热证者。

2. 肾炎康复片　主要成分：西洋参、人参、地黄、盐杜仲、山药、白花蛇舌草、黑豆、土茯苓、益母草、丹参、泽泻、白茅根、桔梗。每次 5 片，每日 3 次。本药有益气养阴、健脾补肾、清热解毒的功效，用于慢性肾炎气阴两虚、脾肾不足、水湿内停之水肿。

3. 肾复康胶囊　主要成分：土茯苓、益母草、槐花、白茅根、藿香。每次 4~6 粒，每日 3 次。本药具有清热利尿、益肾化浊的功效，用于热淋涩痛，急性肾炎水肿，慢性肾炎急性发作。

4. 雷公藤多苷片　主要成分：雷公藤多苷。每次 2~4 片，每日 3 次。本药具有祛风解毒、除湿消肿、舒筋通络的作用，用于风湿热瘀、毒邪阻滞所致的类风湿关节炎和肾炎等。服药期间需定期复查血常规、肝功能。

5. 百令胶囊　主要成分：发酵冬虫夏草菌粉。每次 2～6 粒，每日 3 次。本药具有补肺肾、益精气的作用，用于慢性肾炎肾功能不全。

6. 金水宝胶囊　主要成分：发酵冬虫夏草菌粉。每次 3～6 粒，每日 3 次。本药具有补益肺肾、秘精益气的作用，用于慢性肾炎肾功能不全。

（五）单方验方

1. 水肿

（1）玉米须 60 g，金沙藤 30 g，马鞭草 60 g，水煎服。此方具有清热解毒之功。适用于水肿而见小便不利，尿频而热，或镜检有红细胞、白细胞或脓细胞者。

（2）鲤鱼汤：鲜鲤鱼一条（重 500 g，去肠杂），生姜 15 g，葱 15～30 g，米醋 30～50 mL，加水共炖，不放盐，食鱼饮汤。此汤具有健脾利水之功，用于慢性肾炎低蛋白血症、水肿长久不消者。

2. 血尿

（1）白茅根 30～60 g，茜草 9 g，水煎服，每日 1 剂。

（2）白茅根 30 g，白花蛇舌草 30 g，水煎服，每日 1 剂。

3. 蛋白尿

（1）生黄芪 30 g，益母草 30 g，金钱草 20 g，蝉蜕 20 g，水煎服，每日 1 剂。

（2）生黄芪 30 g，龟板 30 g，淮山药 15 g，薏苡仁 15 g，玉米须 30 g，水煎服，每日 1 剂。

4. 高血压

（1）玉米须 18 g，决明子 10 g，菊花 6 g，代茶饮。

（2）夏枯草 30 g，石决明 24 g，水煎服，每日 1 剂。

六、预防调护

（1）避免感冒、过度劳累，避免高强度剧烈运动。

（2）低盐饮食，合并肾功能不全要低优质蛋白饮食，忌高蛋白饮食。

（3）避免使用肾毒性药物。

（4）调畅情志，正确认识病情，树立战胜疾病的信心。

（5）规律用药，不擅自改动药物用法用量。

七、临床经验分享

慢性肾小球肾炎的发病与急性肾小球肾炎有相似之处，既有外因，亦有内因。不同之处在于，慢性肾小球肾炎病程较长，在迁延变化当中，机体脏腑功能虚损，久虚难复，又因虚致实，导致湿热、瘀血等病理产物的产生，湿热、瘀血反过来又影响脏腑功能，使正气更虚，最终形成本虚标实，虚实夹杂之证。本病虽常因外邪如风邪或风湿之邪诱发，但其本在于脏腑功能虚损，内外相因，以致气血运行失常，三焦水道障碍，水谷精微外泄，湿浊水毒内蕴，继之形成血瘀、湿热等标实之证，而标实之证又可影响正气的化生而使脏腑功能更虚，虚虚实实，形成恶性循环，给临床治疗带来困难。如何在治疗当中找出立足点，准确全面把握慢性肾炎的治疗原则，我科名老中医经验如下。

1. 治病求本，先治内因　《黄帝内经》云："邪之所凑，其气必虚。"《素问遗篇·刺法论》云："正气存内，邪不可干。"风水，肾风的发病，其病理基础在于肾脾两脏的虚损。肾为先天之本，脾为后天之源，先天禀赋不足，后天失其调养，脾肾虚损，水谷不运，通调失职，水液妄行，则周身肿满。故治疗当中，应重视补益脾肾，临床上常用药物如黄芪、党参、白术、茯苓、莲子肉、山药以治本虚。

2. 去除诱因，祛风湿邪气　《诸病源候论》说："风邪入于少阴则尿血。"外感六淫当中的风湿之邪是导致慢性肾炎发病的主要原因，并且风湿之邪还常常是导致慢性肾炎急性发作或加重的诱发因素，风湿之邪，传变入里，化热生瘀，阻滞气机，妨碍气血，导致更多变证的出现，所以，在慢性肾炎的整个发病过程中，风湿之邪贯穿始终。治疗中，应注重祛风除湿药物的应用，主用防风、荆芥、紫苏、羌活、蝉蜕等。

3. 内化湿热，不忘清利　慢性肾炎，病程较长，湿邪久恋，郁而化热，热伤气阴，进而气血阴阳俱虚。正气越虚，湿邪越张，病情缠绵难愈，故治疗当中，常用石韦、生薏米、通草、车前草、冬瓜皮、玉米须、泽泻等淡渗利水清热之品，以化湿热。

4. 兼顾血证，凉血活血以止血　在慢性肾炎的临床表现当中，尿血常为特征性临床表现之一，或湿热蕴结，迫血妄行；或瘀血阻滞，脉络不通，血不循经。治疗上应注重凉血以控血之妄行，活血以疏血之通道。常用药物如丹参、茜草、小蓟、地榆、玄参、赤芍、丹皮等。

5. 通经活络，以安腰府　因两肾皆在腰内，故腰为肾之府，肾病亦多腰痛。慢性肾炎患者，水湿为患，阻滞气机，妨碍气血运行，经络闭阻不通，腰为之酸痛，府邸不安，唇亡齿寒，肾病难复。故治疗当中，亦应注重通经活络、强腰益肾药物的应用，如桑枝、杜仲、川断、牛膝、鸡血藤、丝瓜络、地龙、僵蚕等。

在临床治疗当中，名老中医以白术、黄芪、茯苓、莲子肉、山药、防风、荆芥、蝉蜕、石韦、冬瓜皮、玉米须、丹参、茜草、小蓟、桑枝、杜仲、丝瓜络、地龙为主方加减治疗慢性肾小球肾炎，全方攻补兼施，祛邪兼扶正，利水不留寇，化湿不伤阴，湿除热自清，瘀消血自安，临床收效甚佳。治疗当中，此方可随证加减。如水肿较甚，偏阳虚者，酌加附子、桂枝、干姜、砂仁、木香、猪苓、腹皮以温阳行气利水；偏瘀血重者，酌加莪术、三棱、青皮、红花、水蛭破气破血之品。如血尿重者，可酌加三七、藕节炭、血余炭、仙鹤草等；如出现氮质血症者，可酌加制大黄、六月雪、积雪草、蒲公英以清浊毒；如血压偏高，表现为肝肾阴虚者，可酌加女贞子、旱莲草、枸杞子、石决明、菊花以滋阴潜阳；如尿蛋白重者，可酌加山芋肉、金樱子、芡实、煅龙骨、煅牡蛎等。

八、中医名家经验荟萃

时振声治疗慢性肾炎蛋白尿属脾气虚弱者，用香砂六君子汤、参苓白术散、黄芪大枣汤；肾阴虚用六味地黄丸、左归丸；肾阳虚用金匮肾气丸、右归饮之类；肾气不固或肾精亏损，用五子衍宗丸合水陆二仙丹、桑螵蛸散；外感而发热者用荆防败毒散、银翘散、人参败毒散等；痰热壅肺者，自拟加味杏仁滑石汤；肺燥化热，用经验方加竹叶石膏汤；蛋白尿伴肝郁者，用柴胡疏肝散、逍遥散；兼肝阴不足用四物汤加牛膝、枸杞子或杞菊地黄丸；阴虚阳亢，用羚羊钩藤汤；风湿在表，脾虚湿胜之蛋白尿经久不消者，用羌活胜湿汤、升阳除湿汤；蛋白尿兼湿热中阻，用苏叶黄连汤、半夏泻心汤；下焦湿热，用八正散、三仁汤；兼血瘀证者，用血府逐瘀汤、桂枝茯苓丸等。

叶传蕙根据湿邪的部位、性质在治疗上有化湿、燥湿、利湿的不同，若湿邪偏于上焦多用化湿药如藿梗、佩兰、白豆蔻、白术等；若湿邪偏于中焦则用燥湿药如苍术、厚朴、法半夏、陈皮等；若湿邪偏于下焦多用利湿药如茯苓、猪苓、车前草、金钱草、白花蛇舌草等。在清热药物运用上喜用黄芩、黄柏、栀子、黄连、知母等。对于湿热胶着难愈之证常加三仁汤以宣上畅中渗下，使得湿热之邪从三焦分消。湿热伤阴加用北沙参、石斛、天花粉、女贞子、旱莲草等。湿热夹瘀加用丹参、川芎、桃仁、红花、益母草等，且丹参、益母草用量达到30 g，量大而力宏。另外，使用活血化瘀药物有"治风先治血，血行风自灭"之意，与大量虫类药物合用，共奏活血息风、逐邪通络之功。湿热生风加用蝉蜕、地龙、僵蚕、全蝎、蜈蚣等虫类药物。同时她还重视平补脾肾，加用芡实、金樱子、肉苁蓉、菟丝子、山茱萸、桑螵蛸等以收固摄精微之效。

张琪教授对蛋白尿的治疗分3种情况辨证施治。气阴两虚，兼夹湿热之证，方用清心莲子饮加减。方药组成：黄芪50 g，党参30 g，地骨皮20 g，麦冬20 g，柴胡15 g，黄芩15 g，车前子20 g，石莲子15 g，甘草15 g，白花蛇舌草50 g，坤草30 g。如脾胃虚弱则用升阳益胃汤加减。方药组成：黄芪30 g，党参20 g，白术15 g，黄连10 g，半夏15 g，陈皮15 g，茯苓15 g，泽泻15 g，防风15 g，羌活10 g，独活10 g，白芍15 g，生姜15 g，红枣3枚，甘草10 g。如肾气不足、固涩失司、精微外泄，方用参芪地黄汤加味。方药组成：熟地20 g，山茱萸20 g，山药20 g，茯苓20 g，泽泻15 g，丹皮15 g，肉桂7 g，附子7 g，黄芪30 g，党参20 g，菟丝子20 g，金樱子20 g。

邹燕勤长期从事中医肾病的临床研究，对水肿合并蛋白尿的患者，强调先治疗水肿，待肿退后调治脏腑虚损，治疗蛋白尿并保护肾功能。其认为蛋白尿多为脾虚湿热所致，重视调理脾胃及清利湿热，湿热分上、中、下三焦，上焦湿热用鱼腥草、黄芩、桑白皮、白茅根、芦根；中焦湿热可用黄连、生薏仁、泽泻、藿香、佩兰；下焦湿热可用白茅根、荠菜花、石韦、白花蛇舌草。虽无明显热证，亦常选六月雪、半枝莲、白花蛇舌草等以阻止湿热的产生，对于湿邪的隐潜，善于实脾以治未病。

孙伟教授强调清利湿热降蛋白，常从以下方面清利湿热。清热利咽药用玄参、牛蒡子、射干、蚤休、炙僵蚕、净蝉衣等；清热解毒药用蒲公英、虎杖、白花蛇舌草、蛇莓等；清热祛风药用荔枝草、青风藤、雷公藤、凤尾草等；清热化湿（利湿）药用车前草、石韦、泽泻、猪苓、黄蜀葵花等。选择部分以上药物，在扶正培本的同时加以配合应用，可以做到湿热去而不伤正，扶正而不助湿热。林志贤教授尤其善用清利湿热、解毒化瘀、凉血祛风之法治疗肾性蛋白尿，疗效显著。常用药物有土茯苓25 g，白茅根25 g，侧柏叶15 g，大蓟25 g，小蓟25 g，茜草15 g，仙鹤草15 g，蒲公英20 g，紫花地丁20 g，鱼腥草20 g，马齿苋20 g，黄柏15 g，黄连15 g，蝉蜕20 g，地龙 20 g，益母草 15 g，车前子 15 g。

郑平东教授治疗蛋白尿则以辨证为主，辨病为辅，辨证与辨病相结合。若见蛋白尿且慢性肾功能不全者，往往在温阳补肾的基础上加用制大黄、紫苏等，同时应用中药灌肠以排毒降浊；见狼疮性肾炎蛋白尿者，选用二仙汤、半枝莲、蛇舌草等以调整阴阳；见慢性肾盂肾炎而致蛋白尿者，加用虎杖、牛膝、车前子等清利下焦湿热；见过敏性紫癜性肾炎，加用乌梅、防风、甘草等祛风抗敏。

吕仁和治疗此类疾病，常用基本方：黄芪、当归、金樱子、芡实、丹参、猪苓。临床分型论治：若属脾肾气阳两虚者，合健脾汤加减；若属肝肾气阴两虚者，合二至丸或杞菊地黄汤加减；若属肾阴阳俱虚者，加杜仲、川断、生地、枸杞、白芍、淫羊藿等调补阴阳。兼气郁者加柴胡、枳壳、厚朴等；兼血瘀者加川芎、红花、桃仁、丹参等；兼痰湿者加陈皮、半夏、茯苓、竹茹等；兼湿热者加苍术、黄柏、牛膝、车前子等；兼热毒者加金银花、连翘、黄芩、牛蒡子、板蓝根等。

第九章　IgA 肾病

IgA 肾病（IgA nephropathy）是一个免疫病理学诊断名称，又称"Berger"病、"IgA-IgG"系膜沉积性肾炎等，是一组不伴有系统性疾病，肾活检病理检查在肾小球系膜区有以 IgA 为主的颗粒样沉积，临床上以血尿为主要表现的肾小球肾炎。

一、病因与发病机制

我国和东南亚地区的 IgA 肾病发病率占原发性肾小球疾病的 30% ~ 40%，进展为肾功能不全者可达 20% ~ 30%。IgA 肾病可发生在任何年龄，但以 16 ~ 35 岁患者居多，约占 80%，我国男女发病率之比为 3∶1。本病的确切发病机制目前尚未完全清楚，多种因素与发病有关。大多数学者认为 IgA 肾病为免疫复合物引起的肾小球疾病，有关发病机制的理论包括以下几种。①黏膜异常免疫：认为本病与黏膜外分泌之免疫球蛋白 IgA 相关，也是一种自然免疫性疾病。②机体免疫失调：在近 1/3 本病患者血循环中发现了 IgA 类风湿因子，提示该免疫球蛋白并非来自黏膜。此外，亦有报道称循环中的 IgA 抗体能与非 IgA 肾病患者的系膜细胞起反应，这些研究提示了一个自体免疫的可能，机体对"正常"或"种植"的系膜抗原产生了 IgA 型自身抗体。③IgA 免疫复合物清除受损：在一些 IgA 肾病患者中发现该病不是由于 IgA 或 IgA 免疫复合物合成异常而是网状内皮系统清除受损所致。④遗传因素：近些年来，由于家族性 IgA 肾病的报道渐多，说明本病有一定的家族性。在日本，IgA 肾病被认为与 HLA-DR4 抗原有关，在法国等地发现与 B35、B12 有关。⑤血流动力学异常：根据在 IgA 肾病时常有球旁器增生和小动脉的损伤来看，局部血流动力学因素可能也起一定作用。系膜细胞有血管紧张素Ⅱ受体，血管紧张素Ⅱ可使系膜细胞收缩、肾小球毛细血管表面积和滤过减少，且可增加系膜对大分子物质的摄取。

本病属于中医学的"尿血""尿浊"等范畴。本病以血尿为主要表现，中医认为血尿病机为热、虚、瘀。本病多由肾阴亏虚、阴虚内热，灼伤血络而致尿血，而出血多有瘀滞。瘀血阻络，血不归经，则尿血不止。此外，肾阴亏损，精不化气，卫外乏源，表气不固，肾病及肺，故易反复外感，感邪之后，邪热下扰肾络，则往往使血尿加重或反复。肾虚不能固涩，精微随尿液下泄而成蛋白尿。肾虚腰失所养则成腰痛。多在人体御邪能力弱时，外感风热之邪，或思虑劳倦过度，损伤脾胃，致气血失和，湿热内聚，瘀血阻络，络伤血溢而成本证。外感风热、饮食劳倦为发病的主要原因，而禀赋不足，体虚感邪则是发病的内在条件。本病病位主要在脾肾，其病理性质总属本虚标实为患。而邪实必伤正气，正虚易致邪侵，两者互为因果，日久必导致病情向纵深方向发展，以致疾病呈缓慢进展过程，最终必生变证，病机更为复杂。由于患者脾肾亏虚而终致五脏俱损，使正气虚衰，脏腑气化不利，湿毒潴留，升降乖戾，而病变由"尿血"转为"虚劳""溺毒"之证。

二、临床表现

IgA 肾病的临床表现具有多样性，除有发作性肉眼血尿、镜下血尿及无症状性蛋白尿等典型表现外，尚可表现为肾病综合征、急性肾炎综合征、急性肾衰竭及其他表现如突发腰痛、腹痛等。

1. 发作性肉眼血尿　患者以急性发作的肉眼血尿为起病标志。通常于上呼吸道感染、急性胃肠炎、骨髓炎、腹膜炎、带状疱疹等感染后出现，往往与感染间隔的时间很短，多为 24～48 小时。肉眼血尿可持续数小时至数天不等，尿色发红或棕色，大量血尿时罕见血凝块。肉眼血尿发作后，尿红细胞可消失，亦可转为镜下血尿。约 60% 患者可因感染而再度发作血尿。少数患者除肉眼血尿外尚可有其他类似急性肾炎的表现，如一过性高血压、血尿素氮升高、少见急性少尿型肾衰竭综合征等，通常经治疗可缓解。

2. 无症状性尿异常　常在体检时发现血尿和（或）蛋白尿，此前并无明确病史，表现为无症状性尿异常、持续性或间歇性镜下血尿，轻度蛋白尿，偶有管型。部分患者可出现大量蛋白尿及严重高血压和慢性肾衰竭。

3. 蛋白尿　可见不同程度的蛋白尿，但以轻、中度蛋白尿及 24 小时尿蛋白定量 1～2 g 为多，少数患者（10%～24%）出现大量蛋白尿甚至肾病综合征。

4. 实验室检查　①尿常规及定量检查：红细胞增多。一般以畸形红细胞为主，出现芒刺或血红蛋白溢出等肾小球来源的红细胞特点。约 60% 患者有蛋白尿，但多为微量，亦有多达 3.5 g/d 以上者。②血清补体测定：近一半患者血清 IgA 增高，以多聚体 IgA 为主，IgG、IgM 浓度正常或稍高。本类患者的血清补体成分浓度多正常，但 C3 碎片增高可见于 50%～75% 的患者，部分患者 HLA-ORW、BW35、B12 可有基因频率增高，有伴肾小管浓缩和转输功能损伤者。③肾功能 IgA 肾病患者可有不同程度的肾功能减退：主要表现为肌酐清除率的减低，血尿素氮和肌酐的逐渐增高。血 β2 - 微球蛋白增高，常发生在有肾小球硬化者，为预后不良的指征。④肾穿刺活检：IgA 肾病光镜下最常见的变化是系膜区由于基质增生和细胞增多而扩大。免疫荧光检查最具有特征性的表现为在肾小球系膜区有以 IgA 为主甚或只有 IgA 的呈融合成块状或散在颗粒状的沉积物，这是 IgA 肾病诊断的标志，而在电镜下呈均一的颗粒状电子致密沉积物。

三、诊断与鉴别诊断

（一）诊断

（1）发病者多为儿童或青年。

（2）有肾损伤的临床表现：血尿甚至肉眼血尿和（或）不同程度的蛋白尿，伴或不伴有急、慢性肾衰竭。

（3）具有咽炎同步血尿的特点，并经检测为肾小球性血尿。

（4）必须有肾穿刺免疫病理检查的结果：以 IgA 为主在肾小球系膜区呈团块状或分散的粗大颗粒分布。

（5）必须除外继发性的以 IgA 沉积为主的肾小球疾病。

（二）鉴别诊断

1. 急性肾小球肾炎　其与 IgA 肾病一样易发生在青少年，并在感染后出现血尿、蛋白尿、水肿及高血压，甚至肾功能异常。但 IgA 肾病患者常紧随着非特异性病毒或其他感染出现，于上感后很短时间即出现症状，部分患者血清 IgA 水平升高。而急性肾炎多在链球菌感染后 2 周左右开始出现急性肾炎综合征的临床症状，血清 C3 下降，而 IgA 水平正常。两者的预后也不同，IgA 肾病患者血尿反复发作，少数患者可进展至肾衰竭，而急性肾炎经休息和一般治疗 8 周左右可愈。

2. 薄基膜肾病　IgA 肾病若表现以持续镜下血尿为主，且有家族倾向者则应与薄基膜肾病相鉴别。后者也主要表现为反复血尿，近一半患者有家族史。临床表现为良性过程。测定尿中血小板因子 4（Pf4）浓度可助与 IgA 肾病相鉴别，但明确诊断须依靠肾活检电镜检查。

3. 过敏性紫癜性肾炎　患者可以表现为镜下血尿甚至肉眼血尿，肾活检可有与原发性 IgA 肾病同样的广泛系膜区 IgA 沉积。但紫癜性肾炎患者常有典型的皮肤紫癜、腹痛、关节痛表现，紫癜性肾炎预后与组织学病变相关，且多为自限性疾病；IgA 肾病预后与组织学改变常不一致，呈慢性进展性。

4. 出血性感染性膀胱炎　部分 IgA 肾病患者病毒感染后血尿发作，若出现低热、腰痛、尿路刺激征则应与出血性感染性膀胱炎及其他泌尿系统疾病相鉴别。尿菌学检查、尿培养、抗生素治疗有效和肾活检可帮助鉴别。

5. 其他　虽然慢性酒精性肝病、强直性脊柱炎、银屑病、狼疮性肾炎等患者的肾脏免疫病理也显示系膜区有 IgA 沉积，但各有其临床特点，不难与 IgA 肾病鉴别。

四、西医治疗

（一）一般治疗

注意气候变化，预防感冒、劳逸结合，适当参加力所能及的体育锻炼，避免劳累，勿用肾毒性药物。显著水肿或血压较高时患者应以卧床休息为主，并进低盐饮食。饮食应保证足够热能，肾功能减退的患者应以限蛋白、低磷饮食，每日蛋白质摄入应限制在 $0.5 \sim 0.6\ g/kg$。少尿、血钾升高者须忌食高钾食物，如水果、红枣等。

（二）药物治疗

IgA 肾病是一组综合征，目前无特异性的治疗方法，现代医学对本病的治疗方案包括以下几个方面。

1. 治疗诱发因素　对于反复感染后肉眼血尿发作者，病灶清除术如扁桃体切除术、牙齿病灶清除术等可有一定疗效。在上呼吸道感染发作时及时给予强有力的抗生素治疗，可以减少一些 IgA 肾病患者的发作次数。

2. 免疫调节药的使用　如肾小球病变轻微，则使用糖皮质激素疗效良好，如病理损伤较重则效差。大多数学者认为，本病若使用激素治疗，应仅限于病理损伤较轻的肾病综合征患者或肾功能恶化较快者。应遵循"首量宜足，撤减宜慢，维持宜长"的原则。若患者为单纯性蛋白尿，可行激素隔日治疗，如泼尼松每次 60 mg，1 次/天，3 次/周，逐渐减至每次 10 mg，1 次/天，疗程大于 24 个月。当激素疗效不好时可加用免疫抑制药，可能会提高疗效，常用环磷酰胺。环孢素 A 由于其对肝肾功能损伤较大，停药后尿蛋白易反跳等特点，宜慎用。

3. 肾小球损伤的调节　对高血压患者应积极控制血压以减少血流动力学及血管损伤加重原有的肾脏病变。最常选用血管紧张素转换酶抑制剂，如贝那普利 10 mg，口服，每日 1 次。现在则更推荐使用血管紧张素受体抑制剂，如代文 80 mg，口服，每日 1 次。有研究表明抗凝及抗血小板治疗可抑制肾小球内血栓的形成，降低异常增高的球内压力，从而改善高滤过状态，延缓肾小球硬化的发展和终末期肾衰竭的发生，如双嘧达莫 300 mg/d，口服。

4. 循环免疫复合物的清除　对于急进性 IgA 肾病，用血浆置换疗法可清除 IgA 免疫复合物，但停止治疗后肾功能仍会继续恶化。

5. 支持治疗　鱼油能降低蛋白尿，降低血尿和三酰甘油及改善肾功能。方法是用鱼油 12 g/d，使用 1~2 年。在肾功能迅速减退（GFR 每月降低≥2 mL/min）时，可考虑用大剂量免疫球蛋白治疗：每月肌内注射 2 g/kg，连用 3 个月，继以肌内注射 0.35 mL/(kg·d)，共 6 个月。

五、中医药治疗

（一）辨证要点

1. 辨急性、慢性　IgA 肾病的辨证首先需区分急性发作期与慢性期。急性发作期与外感有关，病机以邪实或本虚标实为主，与风热、湿热、风寒等相关；慢性期以本虚为主，主要涉及肺、脾、肾。

2. 辨病位　初起病多在肺、脾，久病多属脾、肾。腰脊酸痛，下肢水肿明显者，病在肾；纳少脘胀，大便溏者，病在脾；平素易感冒，咽痛，病在肺。

3. 辨血尿　出血急骤，病程短，血色鲜红，伴有外感症状，多为实证；出血隐匿，病程长，时发时止或遇劳即发者，多属虚证。发热、咽痛、咳嗽，苔薄脉浮，为风邪上扰；腰酸膝软，五心烦热，口干咽燥，尿赤灼热感，多为阴虚内热，血热妄行；神疲乏力，面色少华，腹胀便溏，多为脾不统血，血不归经；病程长者，多有瘀滞。

（二）治疗原则

本病的治疗，当遵循"实则泻之""虚则补之"的原则，根据本虚标实的具体情况，或泻其实，或补其虚，灵活掌握。攻邪治以宣散风热、清热利湿、泻火解毒或理气活血等法；补虚治以补气养血、健脾益肾养肝等法为要。掌握本病的阶段特点，灵活立法，以达泻实不伤正，补虚不碍邪之功。

（三）辨证论治

1. 主要证候

（1）气阴两虚

主证：泡沫尿（尿检蛋白）或尿血（尿检镜下红细胞增多），腰酸、乏力，口干，目涩，手足心热，眼睑或足跗水肿，夜尿多，脉细或兼微数，苔薄、舌红，舌体胖，舌边有齿痕。

治法：益气养阴。

方药：参芪地黄汤加减。生黄芪、党参、太子参、女贞子、旱莲草、当归、杭白芍、干地黄、川芎、淮山药、金樱子、芡实。方中生黄芪、党参、太子参、淮山药、金樱子、芡实补益肺脾肾之气，女贞子、旱莲草补益肝肾之阴，四物汤补益阴血，共奏气阴双补之功。

（2）风湿内扰

主证：泡沫尿（尿蛋白）或尿血（肉眼或镜下红细胞尿），24小时尿蛋白定量大于1.0 g；新近出现或加重的困乏、眩晕、水肿；辅助检查、实验室检查及肾病理检查示血压、血肌酐、尿蛋白等失去原先稳定水平出现变动、升高，肾病理出现肾小球系膜细胞或内皮细胞增生、间质炎细胞浸润或节段性毛细血管袢纤维素样坏死、细胞性新月体形成和（或）足突广泛融合；脉弦或弦细或沉，苔薄腻。

治法：祛风除湿。

方药：防己黄芪汤加减。汉防己、黄芪、茯苓、白术、徐长卿、鬼箭羽、鹿衔草。方中黄芪、汉防己益气固表，利水祛湿，茯苓、白术健脾祛湿，徐长卿、鬼箭羽、鹿衔草祛风除湿，共使风湿之邪外解。

（3）脉络瘀阻

主证：血尿（包括镜下红细胞尿），腰部刺痛，或久病（反复迁延不愈病程 1 年以上）；肾病理表现为毛细血管袢闭塞、塌陷、僵硬、毛细血管有微血栓样物质形成，毛细血管扩张与淤血、肾小血管血栓形成，肾小球缺血样改变，肾小球球囊粘连、瘢痕，肾小球硬化，肾小管萎缩，间质纤维化；面色黧黑，肌肤甲错，皮肤赤丝红缕，蟹爪纹络；甲皱微循环郁滞，血黏度增高、尿纤维蛋白降解产物含量增高；脉涩，或舌有瘀点、瘀斑，或舌下脉络瘀滞。

治法：活血通络。

方药：下瘀血汤加减。制军、丹参、积雪草、桃仁、莪术、淡海藻。方中制军、丹参、积雪草活血化瘀，桃仁、莪术破血通络，淡海藻化痰软坚，共奏活血通络之功。

2. 合并证候

（1）风热扰络

主证：发热，咽痛，咳嗽，尿血，腰酸，苔薄白或薄黄，脉浮数。

治法：疏风散热，凉血止血。

方药：银翘散加减。金银花、连翘、淡豆豉、薄荷、牛蒡子、芦根、桔梗、淡竹叶、荆芥穗。

（2）湿浊犯脾

主证：腹痛，腹泻，或伴恶心，纳呆，苔白腻，脉滑。

治法：芳香化浊，醒脾利湿。

方药：藿香正气散加减。藿香、大腹皮、紫苏、白芷、桔梗、甘草、陈皮、茯苓、白术、厚朴。

（3）下焦湿热

主证：血尿，尿频不爽，舌质红，苔黄腻，脉濡数。

治法：化湿清热，止血宁络。

方药：小蓟饮子加减。小蓟、藕节、蒲黄、生地黄、木通、滑石、当归、栀子、淡竹叶、甘草。

（四）中成药

（1）荷叶丸：每次 1 丸，2~3 次/天，口服，空腹。本方清热凉血止血，用于下焦热盛之尿血证。

（2）百宝丹：每次 0.4 g，口服或外用，4 小时 1 次。本方止血活血解毒，用于尿血之瘀血阻滞者。

（3）知柏地黄丸：每次 9 g，2 次/天，口服。本方滋阴降火，补中有泻，用于尿血之属肝肾阴虚者。

（4）无比山药丸：每次 1 丸，2 次/天，口服，本方补益肾气，固涩止血，用于肾阳虚，肾不固涩者。

（5）归脾丸：每次 9 g，2 次/天，口服。本方益气健脾，养血安神，用于血尿持续出现，日久不消者。

（6）金水宝胶囊：每次 4 粒，3 次/天，口服。本药补益肺肾，秘精益气，用于肺肾两虚，精气不足者。

（五）单方验方

1. 滋肾解毒汤　生地黄、白花蛇舌草、小蓟、仙鹤草、女贞子、墨旱莲、虎杖各 15 g，牡丹皮、山茱萸肉、连翘各 10 g，益母草、白茅根各 30 g。气虚，加太子参、西洋参；血尿，加参三七（冲）、藕节；尿呈豆油色、起泡沫、尿蛋白呈阳性，加山药、黄精、芡实；氮质潴留，血尿，素氮、肌酐均高，加制大黄、土茯苓。每日 1 剂，水煎服，1 个月为 1 个疗程。

2. 固本清瘀汤　首乌、生地黄、丹参、地榆、猫爪草各 20 g，黄芪、益母草、白茅根各 30 g，黄柏、知母各 10 g。肾阳虚去知母、黄柏，加巴戟天、菟丝子；尿蛋白持续不退，加桑螵蛸；高血压合二至丸。每日 1 剂，水煎服，15 日为 1 个疗程。

3. 发灰散　用乱发烧灰 6 g，以米醋 2 mL，汤少许调服。治尿血。

4. 乌梅丸　乌梅烧存性，研末、蜜丸，每次 6 ~ 9 g，1 ~ 2 次/天，口服。适用于单纯血尿者。

六、预防调护

平时多饮水，避免精神刺激，保持乐观生活态度，积极锻炼身体，增强体质，预防感冒，及早诊断原发病并积极治疗。应劝告患者多休息，松弛肌肉。记录 24 小时尿量，观察尿液色泽及泡沫情况。患者不宜久站，应坐立交换。避免食用酒类、大蒜、辣椒等刺激性食物及高脂食物。注意观察使用免疫抑制药所出现的不良反应，及时记录并处理。

七、临床经验分享

IgA 肾病临床表现轻重不一，血尿和蛋白尿均不能轻易消除，成为临床难点。一般地说，表现为肉眼血尿者比镜下血尿者容易治疗，尤其是反复发作肉眼血尿者预后相对良好；但一开始就反复镜下血尿的患者则较难治疗。对于血尿，治疗中应做到：①预防和控制感染。感染是造成血尿持续和反复的重要原因。对上呼吸道感染者，可使用中药清利咽喉，肃降肺气，如金银花、牛蒡子、玄参、射干、白僵蚕、蝉蜕、蒲公英等；或治以清利湿热，凉血止血，如车前草、荠菜花、石韦、白茅根、马鞭草等。②益气养阴止血三者并举。持续镜下血尿者以气阴不足为多，气虚不能摄血，阴虚热扰肾络，皆是血尿之由，益气养阴乃扶正根本。临床应选择益气摄血、养阴清利的药物，如生黄芪、太子参、党参、生地黄、枸杞子、当归等。③凉血止血、活血止血药物的应用。凉血止血药物如荠菜花、马鞭草、紫珠草、生地榆、车前草、侧柏叶等应重剂短用，否则不但苦伤脾胃，也有留瘀之弊。出血必见瘀，故活血止血药物如益母草、赤芍、三七、蒲黄等，应长期使用，不必量大。除血尿之外，顽固性蛋白尿也是一部分 IgA 肾病的治疗难点。除辨证论治外，以虚证为主者可用大剂量生黄芪、芡实、灵芝等；以实证为主者若用雷公藤无效，则可改用大剂量白花蛇舌草、蜀羊泉、红花等。有时对雷公藤总苷治疗无效的病例，改用火把花根片治疗可有效，值得一试。

八、中医名家荟萃

高娜将 IgA 肾病辨证分型为三大类：①阴虚内热型，治则为滋阴清里热，凉血止血，方应该选小蓟饮子合二至丸加减；②气阴两虚型，治则为益气养阴而止血，处方选大补元煎加减；③脾肾气虚型，治则健脾补肾，益气摄血，方选补气温肾汤加减。通过临床辨证论治后认为治疗 IgA 肾病应急则治其标，缓则治其本，权衡气阴两虚的程度，掌握好益气药与滋阴药的剂量，两者不相悖，疗效显著。

赵文玉将 93 例 IgA 肾病患者分 3 型论治：①气阴两虚证，六味地黄丸加减；②阴虚湿热证，以益肾祛湿方加减；③湿热瘀阻证，以黄连温胆汤加减。经治疗，三组总有效率为 77.4%，研究结果表明，IgA 肾病在西医治疗的基础上加以辨证分型治疗后的效果更佳。

支楠将 45 例 IgA 肾病患者分成了 30 例实验组与 15 例对照组进行试验，30 例实验组采用自制益肾止血饮（西洋参、生牡蛎、山萸肉、三七粉、珍珠粉、山药、蒲公英、银花、杜仲炭、蒲黄炭、小蓟、旱莲草、茯苓皮、瞿麦、萹蓄），对照组则用西药双嘧达莫及维生素 B_{12} 进行参照。经过足够的疗程后，对比两组的治疗结果显示：实验组的总有效率是 83.3%，对照组的总有效率是 20%，相比之下，实验组明显优于对照组。

唐德元运用固本清瘀汤（何首乌、生地黄、丹参、地榆、猫爪草、黄芪、益母草、白茅根、黄柏、知母）治疗 30 例 IgA 肾病患者，每日 1 剂，15 天为 1 个疗程。疗程结束后观察结果显示：痊愈的患者 16 例，显效的患者 10 例，无效的为 4 例，计算出的总有效率是 86.7%，疗效优异。

薛立森以滋肾解毒、清热凉血、活血化瘀为法，自拟滋肾解毒活血汤（生地黄、牡丹皮、山萸肉、泽泻、鲜知母、生黄柏、鲜红藤、北败酱草、白茅根、石韦、白花蛇舌草、酒女贞子、旱莲草、虎杖、小蓟、丹参、赤芍、刘寄奴）治疗 IgA 肾病患者 26 例，结果为：完全缓解 11 例，显著缓解 6 例，好转 5 例，无效 4 例。

崔美玉用冬虫夏草配合双嘧达莫、复合维生素 B 口服治疗 IgA 肾病 30 例，参照中医药管理局 1987 年制定的疗效评定标准，结果显示：完全缓解 15 例，显著缓解 9 例，有所好转的占 2 例，无明显疗效或无效的病例为 4 例，总有效率是 86.7%。此实验说明冬虫夏草在治疗 IgA 肾病方面亦有较好疗效。

周学华等用雷公藤多苷对 30 例 IgA 肾病患者进行治疗研究，实验组给予雷公藤多苷片每日 60 mg，一日分 3 次口服治疗。对照组给予依那普利每日 10 mg 的剂量，一天口服 1 次。两组的对照时间均为 12 个月的疗程。治疗结束之后，治疗组总的有效率为 86.67%，对照组则为 63.33%，治疗组是优于对照组的。此研究说明雷公藤多苷治疗 IgA 肾病具有疗效确切及安全性高等优点，值得深入探索研究。

第十章　膜性肾病

　　膜性肾病也称膜性肾小球肾炎，主要是肾小球基底膜上有免疫复合物沉积，使基底膜增厚，通透性增加，尿蛋白漏出。根据肾组织电子显微镜下的病理表现，将膜性肾病分为四期：一期电镜下基底膜无明显增厚，足突广泛融合，基底膜上皮下有小块的电子致密物沉积，光镜下病变轻微，毛细血管祥略扩张僵硬，上皮下偶可见细小嗜复红蛋白沉积。二期可见基底膜弥漫增厚，可见大量电子致密物沉积，基底膜反应性形成钉突，光镜下可见钉突形成。三期电子致密物被增生的基底膜包绕，部分开始被吸收而出现大小形状密度不一致的电子致密物和透亮区，电镜下可见双轨形成。四期基底膜明显增厚，大部分电子致密物被吸收而表现为基底膜密度接近。本病约占成人持续性蛋白尿的 15%～20%，发病缓慢，有些患者自然病史可以长达 20 年。原因不明的特发性膜性肾病占 78% 左右，其他尚有肺炎病毒、乙型肝炎病毒的感染，但一般均需肾活组织检查才能确诊。

　　膜性肾病可发生在任何年龄，但在 40 岁以上者更为多见。起病隐匿，无上呼吸道感染症状，但在应用激素后，可有咽部病变或其他感染现象，25% 的病例早期仅表现为蛋白尿，以后逐渐出现肾病综合征，75% 的病例一开始就表现为肾病综合征。病变轻型者免疫复合物沉积少，基底膜变化轻，临床表现很似微小病变型，无血尿、高血压，尿蛋白选择性好。此类患者经激素与免疫抑制剂综合治疗后可早期缓解，其中儿童约为 30%，成人约为 25%。膜性肾病病变较重要者，免疫复合物大量沉积，血管壁基膜明显增厚，毛细血管腔变狭窄甚至阻塞，部分小球硬化，临床表现为肾病综合征反复发作，尿蛋白逐渐变为非选择性，镜下血尿明显增多，血压轻度升高，内生肌酐清除率有所下降，但血中尿素氮及肌酐一般正常，肾功能尚属代偿期，经较长时期的中西医综合治疗，某些病例可取得基本缓解或部分缓解。若病变严重，经 10 年或 20 年病程，肾脏出现晚期病理改变，临床可出现慢性肾衰竭，在 10 年末发生肾衰竭的占 25% 左右。

一、病因与发病机制

　　膜性肾病是以肾小球基底膜上皮细胞下免疫复合物沉积伴基底膜弥漫增厚为特征的一组疾病，病因未明者为特发性膜性肾病。特发性膜性肾病是构成中老年患者原发性肾病综合征的常见疾病，发病高峰年龄为 40～50 岁，小于 16 岁的患者仅占 1%。国外报道特发性膜性肾病占原发性肾病综合征的第一、第二位，在我国约占原发性肾小球疾病的 13.5%，占肾病综合征的 16.6%。

　　其发病机制虽未阐明，但目前认为本病是由于肾小球足细胞某些成分如内肽酶、M 型磷脂酶 A2 受体与其相应的自身抗体结合沉着于上皮细胞下，再激活补体引起的损伤。

二、临床表现

　　（1）多发于中老年，隐匿起病，水肿逐渐加重。

　　（2）80% 患者表现为肾病综合征，余为无症状蛋白尿。20%～55% 患者有镜下血尿，20%～40% 患者伴有高血压。

　　（3）单独使用糖皮质激素治疗常无效。

　　（4）肾病综合征的各种并发症均可在本病中见到，但比较突出的是血栓、栓塞，常见肾静脉血栓、下肢静脉血栓及肺栓塞，发生率为 10%~60%。

　　（5）肾脏病理：光镜下表现为早期肾小球毛细血管袢略显僵硬，可见肾小球基底膜空泡样改变。病变明显时基底膜弥漫增厚，钉突形成（嗜银染色），上皮细胞下、钉突之间颗粒状嗜复红蛋白沉积。晚期则表现为基底膜明显增厚，可呈链环状。免疫荧光下可见以 IgG 和 C3 为主的沿毛细血管壁分布的颗粒样沉积。电镜下可见基底膜增厚，上皮细胞足突融合，上皮下颗粒状电子致密物沉积。

　　（6）诊断思路：起病隐匿的中老年肾病综合征，易发生血栓栓塞并发症。应做肾活检以明确诊断，并除外继发因素后方可诊断特发性膜性肾病。

三、鉴别诊断

　　特发性膜性肾病常需与继发性膜性肾病相鉴别。

　　1. 膜型狼疮性肾炎　常见于年轻女性，有系统性红斑狼疮的多系统损伤的表现，病理表现具有增生性病变的非典型膜性肾病的特点，免疫荧光多为各种免疫球蛋白、补体成分均阳性的"满堂亮"现象。个别患者以肾脏病为首发表现，病理接近典型的膜性肾病，在此后数年中才逐步符合系统性红斑狼疮的诊断标准，因此，严密的随访具有重要意义。

2. 乙型肝炎病毒相关性肾炎 儿童及青少年膜性肾病常继发于乙型肝炎病毒感染，可有乙型肝炎的临床表现或乙型肝炎病毒的血清学异常，病理表现为具有增生性病变的非典型膜性肾病，在肾组织中能够检测出乙型肝炎病毒抗原成分。

3. 肿瘤相关性膜性肾病 见于各种恶性实体瘤及淋巴瘤，在病理上与特发性膜性肾病类似，少数患者可以在确诊膜性肾病后 2~4 年才发现肿瘤，应特别予以关注。这一类患者多发生在老年，占 60 岁以上膜性肾病的20%，所以，对老年患者应查找肿瘤并严密随访。近年来发现肾小球免疫荧光 IgG_4 亚型多见于原发性膜性肾病，而肿瘤相关膜性肾病则常缺乏 IgG_4 亚型沉积。

4. 药物或毒物相关性 有接触史，多数患者停药后可自发缓解，在病理上可与特发性膜性肾病无区别。

四、西医治疗

1. ACEI/ARB 治疗 非肾病水平蛋白尿患者预后较好，可使用血管紧张素转换酶抑制剂或血管紧张素 II 受体拮抗剂控制血压、减少尿蛋白。国内外专家建议蛋白尿小于 6~8 g/d，而人血白蛋白不低于 20 g/L 的患者也可应用 ACEI/ARB 治疗半年，若病情不缓解甚至加重则需要免疫抑制疗法。

2. 免疫抑制治疗

（1）烷化剂（环磷酰胺或氯贝丁酯）联合糖皮质激素：Ponticelli 等人的方案证实，在表现为肾病综合征的膜性肾病患者中，6 个月烷化剂交替的周期性方案（环磷酰胺或氯贝丁酯）联合静脉冲击或口服糖皮质激素能有效缓解病情。然而，这一方案的累积风险包括：机会性感染、性腺损伤、出血性膀胱炎、肿瘤和中毒性肝炎。在治疗膜性肾病的两种烷化剂中，环磷酰胺优于氯贝丁酯，随后发生恶性肿瘤的风险最小，推荐保持总的环磷酰胺累积剂量 <20 g。

（2）钙调磷酸酶抑制剂单药治疗：钙调磷酸酶抑制剂在膜性肾病患者中常常被用到，这类药物具有显著的降蛋白尿作用，机制尚不完全清楚。最近的研究发现，抑制钙调磷酸酶活性能稳定细胞骨架结构，改善裂孔功能。

预实验显示，在细胞内钙离子增加的情况下，钙调磷酸酶能刺激足细胞足突形成的骨架蛋白 synaptopodin 降解。此外，最近的研究还提示钙调磷酸酶可调节裂孔蛋白的表达和功能，包括 nephrin 和 ZO-1。钙调磷酸酶抑制剂是有效的，可以作为膜性肾病患者诱导缓解的单药治疗，一旦停药，复发率较高，因此许多患者使用钙调磷酸酶抑制剂，这将显著增加肾毒性的风险。

（3）吗替麦考酚酯：不推荐将吗替麦考酚酯单药治疗作为膜性肾病患者的一线治疗。与环磷酰胺 1.5 mg/(kg·d) 联合间断甲强龙和隔天泼尼松治疗 12 个月相比，吗替麦考酚酯联合大剂量糖皮质激素作为膜性肾病患者（64 位）的短期治疗似乎有效，第 12 个月时，66% 使用吗替麦考酚酯的患者和 72% 使用环磷酰胺的患者蛋白尿缓解，两者未见统计学显著性差异。12 例吗替麦考酚酯治疗的患者（38%）经历了复发，9 例（31%）停止了治疗。随后的一项 RCT 试验证实，12 个月时，保守治疗（RAS 阻断剂、他汀类药物、低盐低蛋白饮食和利尿药）联合吗替麦考酚酯治疗并不比单用保守治疗降蛋白尿或增加完全或部分缓解率的效果好。

3. 新型的干预措施，包括靶向 B 细胞的利妥昔单抗和促肾上腺皮质激素（ACTH）治疗正在研究之中。

五、中医药治疗

（一）辨证要点

本病多属本虚标实，脾肾两虚为本，风、湿、热、毒为标。脾肾虚损是本病的病机关键，水湿、湿热、瘀血是本病的病理产物，其中水湿内停常伴有寒化、热化之势，寒化则为寒湿，热化则为湿热，临床上以湿热多见。另外，肺、脾、肾三焦气化不利则出现气机不通，三焦停滞，经络壅塞不通而成水肿。脾肾气虚是膜性肾病发病的基本病机，脉络瘀滞、湿热内蕴是膜性肾病反复发作、缠绵难愈的病理基础。

（二）治疗原则

初期多为湿热蕴结，脾失健运，属邪实正虚，应祛邪扶正，治以清热利湿药配合温补脾肾药，疾病后期湿热之邪已去，脾肾阳虚为主，属邪去正衰，治以扶正固本，活血化瘀始终贯穿其中。

（三）辨证论治

1. 本证

（1）气阴两虚

主证：少气乏力，五心烦热，口干咽燥，食少纳呆，无水肿或颜面及双下肢轻度水肿，舌红苔黄，脉滑数。

治法：益气养阴。

常用药：黄芪、太子参、白术、茯苓、当归、生地、麦冬、白芍、柴胡、玉米须、芡实、山药、薏苡仁、石韦、小蓟、泽泻。

（2）脾肾阳虚

主证：畏寒肢冷，倦怠嗜卧，腰腹冷重，尿色清，大便稀薄，舌体胖大，舌质淡，苔薄白，脉沉弱。

治法：温补脾肾。

常用药：黄芪、肉桂、淡附片、车前草、玉米须、金钱草、萹蓄、淫羊藿、仙茅、补骨脂、覆盆子、肉苁蓉、党参。

（3）脾肾气虚

主证：倦怠乏力，腰膝酸软，脘腹胀满，尿色黄，大便溏，舌淡红或伴有齿痕，苔厚腻，脉沉细。

治法：健脾益肾。

常用药：熟地、山萸肉、黄芪、玉米须、益母草、泽泻、山药、蝉衣、紫苏、丹皮、桃仁。

（4）肝肾阴虚

主证：腰膝酸痛，潮热盗汗，五心烦热，急躁易怒，眠差易醒，纳可，小便黄，大便稍干，舌质暗红，苔少或薄黄，脉细弦。

治法：滋养肝肾。

常用药：地黄、山萸肉、山药、泽泻、茯苓、丹皮、薏苡仁、黄芪。

2. 标证

（1）湿热证

主证：五心烦热，口干咽燥，纳呆食少，脘腹胀满，小便混浊，大便黏滞不爽，舌红，苔黄腻，脉滑数。

治法：清利湿热。

常用药：黄芩、麦冬、白芍、柴胡、玉米须、芡实、山药、薏苡仁、石韦、小蓟、泽泻、白花蛇舌草、金钱草、金银花、连翘。

（2）血瘀证

主证：面色晦暗，或皮肤有瘀点、瘀斑，脘腹胀满，纳呆食少，舌质暗或有瘀斑、瘀点，舌质暗，苔薄黄，脉细涩。

治法：活血化瘀。

常用药：益母草、泽兰、丹参、红花、川芎、桃仁、当归、赤芍、熟地。

（3）湿浊证

主证：周身水肿，小便不利，倦怠乏力，口干不欲饮，脘腹胀满，舌淡苔白，脉沉。

治法：化湿利水。

常用药：茯苓、猪苓、泽泻、薏苡仁、石韦、车前草、玉米须、槟榔。

（四）中成药

1. 黄葵胶囊　主要成分：黄蜀葵花。每次 5 粒，每日 3 次。本药有清热利湿、解毒消肿的功效，用于膜性肾病见湿热证者。

2. 肾炎康复片　主要成分：西洋参、人参、地黄、盐杜仲、山药、白花蛇舌草、黑豆、土茯苓、益母草、丹参、泽泻、白茅根、桔梗。每次 5 片，每日 3 次。本药有益气养阴、健脾补肾、清热解毒的功效，用于膜性肾病气阴两虚、脾肾不足、水湿内停之水肿。

3. 肾复康胶囊　主要成分：土茯苓、益母草、槐花、白茅根、藿香。每次 4～6 粒，每日 3 次。本药具有清热利尿、益肾化浊的功效，用于热淋涩痛、急性肾炎水肿及慢性肾炎急性发作。

4. 雷公藤多苷片　主要成分：雷公藤多苷。每次 2～4 片，每日 3 次。本药具有祛风解毒、除湿消肿、舒筋通络的作用，用于风湿热瘀、毒邪阻滞所致的类风湿关节炎、肾炎等。服药期间需定期复查血常规、肝功能。

5. 百令胶囊　主要成分：发酵冬虫夏草菌粉。每次 2～6 粒，每日 3 次。本药具有补肺肾、益精气的作用，用于慢性肾炎肾功能不全。

6. 金水宝胶囊　主要成分：发酵冬虫夏草菌粉。每次 3～6 粒，每日 3 次。本药具有补益肺肾、秘精益气的作用，用于慢性肾炎肾功能不全。

（五）单方验方

1. 补益正气 增强抵抗力，预防外感，减少复发。膜性肾病的患者常因抵抗力下降，或免疫抑制剂的应用，容易外感时邪。在这种情况下，可预防性应用玉屏风散（黄芪、防风、白术）。

2. 调理脾胃之气 改善纳呆食少，培补正气。使用健脾益气的药物如党参、黄芪、白术、茯苓、山药等，在西药免疫抑制剂应用导致胃气不和的情况下，用陈皮、半夏、茯苓、甘草、木香、砂仁、党参、白术等减少西药应用的不良反应。

3. 填精补肾 对久治不愈、下元虚亏、水肿日久的难治性肾病综合征患者，宜在健脾开胃的基础上予以填精补肾，常用的补肾药物有仙茅、淫羊藿、巴戟天、锁阳、黄精、山萸肉、熟地、鹿角胶、龟板胶，补肾食物有核桃、甲鱼、鲫鱼、牛奶、羊肉等，补肾食物与赤小豆同煮，仅服汤汁。

4. 清利湿热和清热解毒 凡皮肤疔疮、咽喉肿痛、五心烦热、夜不成寐、舌红脉数等热象重者，清利湿热，可选用金钱草、车前草、薏苡仁、半枝莲、鹿衔草等。清热解毒者，可选用白花蛇舌草、蒲公英、七叶一枝花、金银花、连翘等。

5. 活血化瘀 凡面色黧黑，舌有瘀点，皮肤色素沉着，或皮肤有瘀点、瘀斑，血液呈现高凝状态者，在辨证治疗的基础上加用活血化瘀的药物，如益母草、泽兰、丹参、红花、川芎等。

6. 温肾利水 凡尿量少、高度水肿患者，应用真武汤加减以利水消肿，常用药有淡附片、猪苓、茯苓、泽泻、车前草等，若有腹水者，可加用适量黑白丑、带皮槟榔，直至尿量增加；之后可先减去淡附片、黑白丑，其他药继续用，以巩固疗效。

7. 消食祛脂 对于激素应用后出现的肥胖、心悸，宜在辨证论治的基础上加用山楂、炒麦芽各 30 g，或玉竹 15 g，泽泻 60 g。

六、预防调护

一般措施，如避免风邪外袭，患者应注意保暖；感冒流行季节，外出戴口罩，避免去公共场合；居室宜通风；平时应避免冒雨涉水，或湿衣久穿不脱，以免湿邪外袭。注意调摄饮食；注意劳逸结合，调畅情志，树立战胜疾病的信心。膜性肾病患者处于肾病综合征时期，水肿重者应予无盐饮食，轻者予低盐饮食（每日食盐量 3~4 g），若因营养障碍而致水肿者，不必过于忌盐，饮食应富含蛋白质，清淡易消化。膜性肾病患者长期应用激素及免疫抑制剂，应注意预防感染，水肿严重者，应注意观察水肿的变化，每日记录水液的出入量，若每日尿量少于 500 mL 时，要警惕癃闭的发生。提高对疾病的认识，遵医嘱用药，定期随访。

七、临床经验分享

膜性肾病中医属"水肿""尿浊""虚劳"的范畴，中医中药治疗膜性肾病，在减少蛋白尿，保护肾功能，降低免疫抑制剂的毒副作用，防止病情复发等方面有独特优势，现已广泛应用于临床中。膜性肾病的中医病机特点可以概括为：本虚标实，虚实夹杂，本虚以脾肾两虚为主，标实包含湿热、湿浊、瘀血。临床治疗针对本虚的不同，分别采用益气养阴、温补脾肾、健脾益肾、滋养肝肾等方法，针对标实的不同，采用清利湿热、活血化瘀、化湿利水等方法，膜性肾病患者常本虚与标实同时出现，根据侧重不同选方用药。名老中医经验如下。

1. 重视补益脾肾 《黄帝内经》时期已经意识到水肿病发病过程中脾肾的关键作用，《素问·水热穴论》指出水肿的病因病机为"勇而劳，则肾汗出，肾汗出逢于风，内不得入于脏腑，外不得越于皮肤，客于玄腑，行于皮里，传为胕肿""其本在肾"。脾主运化，散布水精。外感水湿热，脾阳被困，或饮食劳倦，损伤脾气，造成脾失转运，水湿内停，则成水肿。肾主水，水液的输化有赖于肾阳的蒸化、开阖作用。久病劳欲，损及肾脏，则肾失蒸化，开阖不利，水湿泛滥肌肤，则为水肿。因此，临床治疗膜性肾病首当重视脾肾，具体治疗中多采用健脾补肾，滋补肝肾，温补脾肾等不同治法，具体用药可选用黄芪、党参、白术、茯苓、熟地、山药、薏苡仁、黄精、肉桂、淡附片等。

2. 从湿论治 湿热证、湿浊证为膜性肾病临床常见证候，湿邪阻滞，影响水液代谢，湿性黏滞，湿邪为患，则病势缠绵。因此在治疗膜性肾病的过程中，在重视治病求本的同时，也应重视湿邪为患在膜性肾病过程中的作用，临床治疗中根据病证的不同选用行气化湿、利湿化浊、清利湿热等不同治法，具体用药可选用木香、砂仁、茯苓、白术、薏苡仁、泽泻、白花蛇舌草、金钱草、淡竹叶、玉米须、小蓟、大蓟等。

3. 从瘀论治 瘀血是膜性肾病病程中的病理产物，同时也是导致膜性肾病反复缠绵不愈的致病因素，瘀在络脉是膜性肾病的致病关键，络脉即为经脉支横别出的细小分支，遍布于脏腑组织之间，络脉为病，以气血痰毒瘀阻为其特点，表现为脏腑功能的失调，张大宁教授基于"络病理论"，认为膜性肾病的病机关键为肾络瘀阻，治疗时应采用益气活血通络的方法，在张大宁教授络病理论的基础上，名中医根据经验总结了治疗膜性肾病的益气活血通络药物的应用，如黄芪、丹参、川芎、红花、桃仁、泽兰、丹参等。

八、中医名家经验荟萃

吴康衡教授将膜性肾病分为四型。①湿热内蕴型：以清热解毒，利湿益肾为治则，药用鱼腥草、白花蛇舌草、萆薢、石韦、益母草、木贼、贯众、石菖蒲、芡实等。②痰瘀互结型：以消痰软坚，散结祛瘀为治则，药用三棱、莪术、王不留行、白芥子、瓦楞子、水蛭、黄药子等。③肾阳虚衰型：以温补肾阳，利水消肿为治则，药用附片、肉桂、山茱萸、熟地、丹皮、淫羊藿、红花、菟丝子、葫芦巴等。④精血匮竭型：以益气养血，填精补髓为治则，药用制首乌、桑椹子、生地、旱莲草、女贞子、枸杞子、丹皮、黄芪、党参、鹿角胶等。

邹燕勤教授认为膜性肾病有风气湿瘀的病理特点，治疗以调理脾胃为基础，重点采用祛风通络、活血利湿的治疗方法，选药以僵蚕、蝉蜕、全蝎等搜风通络之品为主。

朱彩凤教授治疗膜性肾病证属脾肾阳虚者，方选补阳还五汤加减，基本组方为：黄芪30 g，地龙6 g，当归10 g，赤芍6 g，川芎15 g，桃仁6 g，丹参10 g，生薏苡仁30 g，焦山楂15 g，莪术15 g，落得打30 g。

叶传蕙教授将膜性肾病分为五型进行论治，分别是外邪犯肺型、湿热蕴结型、脾肾两虚型、阴虚火旺型、气阴两虚型。同时叶教授认为膜性肾病反复发作，迁延难愈，久病入肾络，瘀阻肾络为病机关键，他擅用虫类药物搜风通络，药选虫类药物包括全蝎、蝉蜕、蜈蚣、僵蚕、水蛭、地龙等。

刘玉宁教授认为膜性肾病的发病多为虚实夹杂，临床表现为复合型，临床分为四型，分别为瘀水交阻型、湿热内蕴型、肝郁气滞型、脾肾气虚型。同时强调瘀血、湿热等在膜性肾病发病过程中的关键作用，辨证论治过程中将活血化瘀、清利湿热贯穿始终。具体用药方面，擅用藤类药和虫类药，常用水蛭、僵蚕、络石藤等。

黄春林教授在治疗难治性膜性肾病运用激素及免疫抑制剂时，认为所用西药为阳刚之品，易伤阴液，临床辨证多为肾阴不足，湿瘀化热证，治疗以滋阴清热、祛湿活血为大法，方选知柏地黄汤加减，在疾病缓解期，易耗伤气阴，辨证多为气阴不足，湿瘀互阻，治疗以益气养阴、祛湿活血为治则，方选参芪地黄汤加减。

洪钦国教授认为膜性肾病水肿明显者，其病机关键为脾肾阳虚兼水湿泛滥，宜采用温阳利水法，而膜性肾病患者在大量使用激素及免疫抑制剂等阳热之品之后，难免耗伤阴液，出现阴虚火旺之证，可选用生地、知母、女贞子、墨旱莲、玄参等滋阴降火。当激素应用至维持量时，为防止复发，采用健脾固肾法，可用四君子汤等加减。针对应用免疫抑制剂出现的白细胞计数减少、贫血、脱发等气血亏虚证候，治以补气养血，益肾填精。

第十一章　高血压肾损伤

高血压肾损伤是高血压未得到控制造成的肾脏结构和功能的改变，也称高血压性小动脉性肾硬化，是导致终末期肾病的重要病因。高血压肾损伤已成为发达国家引起肾损伤的主要原因之一。高血压性小动脉硬化主要是弓形动脉、小叶间动脉、入球小动脉的硬化。高血压分为良性高血压、恶性高血压，分别引起良性小动脉肾硬化、恶性小动脉性肾硬化。其中良性小动脉性肾硬化较为常见。高血压早期肾损伤具有可逆性，早期发现并给予适当治疗可延缓其发展，如果出现血肌酐、尿蛋白阳性，病情往往会出现不可逆性进展，最终发展成为终末期肾病。

一、病因与发病机制

（一）高血压肾损伤发病机制

根据肾小动脉病理类型可将高血压肾损伤分为良性小动脉肾硬化症和恶性小动脉肾硬化症。良性小动脉肾硬化症患者肾脏的体积随高血压病程长短及严重程度而变化，早期体积正常，晚期明显缩小，但不如慢性肾盂肾炎和慢性肾炎那样明显。血管壁增厚是细胞外基质沉积增加、内膜平滑肌细胞增生和内膜平滑肌细胞肥大的结果。组织学检查最显著的变化是入球小动脉增厚、扭曲，管壁内膜下有类脂质沉积和透明样变、退行性变。管壁肌层变厚，弹力纤维减少，结缔组织增多，这些病变可引起管腔狭窄。出球小动脉病变不明显，管壁沉淀物呈嗜酸性，在沉淀物质内含有纤维蛋白及其他血浆蛋白，提示沉淀物来自血液。患者叶间小动脉及弓形动脉内膜平滑肌细胞增生，内弹力层增厚，管腔内径变窄。由于肾小管对缺血更为敏感，故肾小管变化早于肾小球，开始时表现为细胞肿胀、扩张，以后萎缩，有的被纤维组织替代而完全消失。小动脉病变发展一致，常呈局灶性分布，表现为肾实质某些区域含正常肾单位，而另外的区域出现小球性硬化及小管严重萎缩。随着病变的进展，正常区域会逐渐减少。良性小动脉性硬化除与长期血压未能良好控制有关外，尚与年龄、性别、种族及是否有糖尿病、高脂血症、高尿酸血症有关。由于肾脏细小动脉（主要是指入球小动脉、小叶间动脉、弓形动脉）内膜增厚、管腔狭窄，导致肾脏供血不足，继而发生缺血性肾病，晚期出现肾小球动脉硬化、肾小管萎缩和间质纤维化。恶性小动脉肾硬化症是由于恶性高血压引起肾小球动脉弥漫性病变，从而导致的肾功能急剧恶化；除与血压剧烈升高有关以外，尚与 RAAS 的激活，加压素、儿茶酚胺、凝血系统激活有关，此外，也与胞质增加、免疫机制、内皮素增加有关。目前普遍认为，高血压肾损伤的发病机制与肾脏血流动力学改变、RAAS 系统激活、交感神经系统活性升高、氧化应激与炎症反应及遗传或先天等因素相关。

1. 血流动力异常　高血压导致肾脏血流动力学异常是导致高血压肾损伤最重要的病理机制。在原发性高血压早期阶段，肾小球前动脉反射性收缩、痉挛，导致血流动力学改变，肾血管阻力（renal vascular resistance，RVR）增加，肾血流量（renal blood flow，RBF）下降，造成肾缺血性损伤，直接导致肾血管结构发生改变，肾小球出现玻璃样变、纤维化、硬化、管腔狭窄。高血压首先引起肾小动脉痉挛，阻力增加，由于肾脏本身存在自身调节功能，血流动力学基本维持正常。随着高血压持续发展，当血压超过肾阈值（160 mmHg）时，肾脏自我调节功能失常，肾小球前动脉收缩被抑制，肾小球前动脉阻力会不断增加，超过肾脏自身调节功能，导致肾入球小动脉压力增加，进而使肾小球毛细血管处于高压力、高灌注和高滤过状态，直接损伤肾小球脏层上皮细胞，基底膜的通透性增加，最终导致蛋白尿的产生。也有一种观点认为，原发性高血压患者存在两种功能异常的肾单位：一种是以缺血性低灌注为特征的肾单位，这种类型肾单位仅占少部分；另一种是以高灌注为特征的代偿性肾单位，这种类型占大多数，随着疾病进展将以缺血性低灌注的肾单位为主。此外，持续高血压会介导肾脏入球小动脉内皮细胞损伤，引起血管重构，导致肾小动脉管壁增厚、管腔狭窄，最终导致肾小球硬化。

2. RAAS 异常激活　肾小球内压可激活肾脏局部肾素 - 血管紧张素系统，血管紧张素 Ⅱ（Angiotensin Ⅱ，Ang Ⅱ）分泌增加，而 Ang Ⅱ 又激活 AT1 受体，从而产生一系列细胞反应，又加重血管的收缩，促进醛固酮合成和分泌，使血管升压素分泌增加，肾血流进一步减少，抑制肾素分泌，肾血管重吸收钠增加，引起肾脏损害，同时，Ang Ⅱ 可刺激血管平滑肌增生、肥厚，诱导肾脏系膜细胞产生转化生长因子－β_1（transforming growth factor-β_1，TGF-β_1），影响肾脏细胞的生长和功能，促使细胞外基质增加，最终发展为肾硬化。RAAS异常激活是导致高血压肾损伤发生及进展的十分重要的病理机制。RAAS异常激活首先可以引起 AngⅡ 分泌增加，AngⅡ 会引起出球小动脉明显收缩，从而增加肾小球滤过。一方面可引起肾小球滤过屏障破坏，导致蛋白尿产生；另一方面可以加速肾小球动脉硬化，引起肾脏损伤。此外，AngⅡ 分泌增多还可导致肾脏一系列信号通路激活及细胞因子分泌增加，引起肾脏炎症反应，并且具有促使肾脏纤维化的作用。

3. 氧化应激与炎症反应　高血压可以引起肾脏 AngⅡ 分泌增多，一方面 AngⅡ 可刺激线粒体 KATP 通道，使线粒体电极去极化，最终导致 NOX-4 表达上调，ROS 生成增多，ROS 可以直接损伤肾脏固有细胞 DNA、脂质和蛋白质，并且可以激活 MAPKs 信号通路，介导细胞凋亡，引起肾脏损伤及肾小球硬化；另一方面，AngⅡ 可激活 NF-κB 经典炎症信号通路，促进炎性细胞因子如 TNF-α、IL-1、IL-6 等释放，引起巨噬细胞、T 淋巴细胞等炎性细胞浸润，最终介导肾脏产生炎症反应。肾脏内皮炎症反应可以导致血管收缩、细胞增生等，引起肾脏纤维化及肾小球硬化，加速肾脏损伤。

4. 内皮细胞损伤　在高血压情况下，肾小球毛细血管内皮承受着较高的压力和切应力，易出现内皮细胞功能损伤，使舒血管物质一氧化氮、前列环素生成减少，而缩血管物质如 AngⅡ、内皮素－1、血栓素 A2 生成增加。此外，肾小球高压还可刺激细胞因子转化生长因子及血小板源生长因子等细胞因子和血管活性因子，导致血管收缩，刺激系膜细胞增生和胶原沉积，促进细胞外基质蓄积。上述病变最终导致肾小球硬化。

5. 血小板活化　肾小球缺血、炎症反应使血小板活化，活化后的血小板产生释放的血管活性物质、化学趋化物质及促进丝分裂因子，可刺激炎症细胞浸润，促使免疫复合物沉积，诱导细胞迁移、增生或与细胞外基质结合，导致肾小球结构改变。

（二）中医学对高血压肾损伤的病因病机认识

1. 高血压肾损伤中医病因　高血压肾损伤根据其临床症状可将其归属于中医"眩晕""头痛""水肿""虚劳"等。分析其病因为先天禀赋不足、年高肾亏、饮食失调、情志不遂、病后体虚等，其病位在肝、脾、肾。肾为先天之本，人之先天禀受于父母，肾精薄弱，肾阴亏虚，阴不制阳，阳亢生风扰动清窍，引起眩晕；肾虚失于封藏，精关失固，精微而下泄形成蛋白尿。

（1）禀赋不足或年高肾亏：《灵枢·海论》曰："髓海不足，则脑转耳鸣，胫酸眩冒。"《灵枢·卫气》说："上虚则眩。"肾为先天之本，《素问·金匮真言论》说："夫精者，生之本也。"尿液的生成与排泄依赖于肾气的蒸腾气化功能及膀胱的开阖有度。先天禀赋不足，或年老久病体虚，肾精亏虚，髓海不足，无以充盈于脑，发为眩晕；肾气亏虚，膀胱开阖不利，或发为尿浊，或发为水肿。肾虚固摄无权，封藏失职，导致精微物质的丢失。

（2）情志失调：忧郁恼怒，情志失调，致肝气郁结，日久气郁化火，火热伤阴，阴虚风动，上扰头目，故发为眩晕。正如《类证治裁·眩晕》所言："良由肝胆乃风木之脏，相火内寄，其性主动主升；或由身心过动，或由情志郁勃，或由地气上腾，或由冬藏不密，或由高年肾液已衰，水不涵木……以致目昏耳鸣，震眩不定。"肝阴亏虚，肝肾同源，肾阴随之耗损，肾虚可至乏力、腰痛、尿浊等。

（3）饮食不节：过食肥甘厚味，损伤脾胃，脾失健运，津液失布，水湿内停，聚而生痰，痰湿阻止中焦，导致清阳不升，浊阴不降，清窍失养，发为眩晕。脾失健运，内生湿热，蕴结下焦，清浊不分，而成尿浊。如久延不愈，或屡经反复，湿热邪势虽衰，但精微下泄过多，导致脾肾两伤，脾虚中气下陷，肾虚固摄无权，封藏失职，病情更为缠绵。

（4）劳伤体倦：劳则伤阴，肾阴渐耗，则水不涵木，肝失所养，肝风内动，故头昏、眩晕时作；劳则气耗，肾气不足，肾失封藏，精微物质下泄，故出现尿蛋白。肾气不足，津液不能气化蒸腾，制约水道失司，故见夜尿频多。

2. 高血压肾损伤中医病机　肾及肾气不足，影响脾气，使疏泄失司，津液泛滥于肌肤发为水肿，精血同源，肾精亏虚致使肝血不足，无法上养清窍，故见头痛、眩晕等症，精微失于输布，肾主水功能失常，使精微外泄，发为蛋白尿，久病则导致瘀血、痰浊潴留，邪实潴留，病情缠绵难愈，使病情进一步加重。因此，高血压肾损伤中医病性为本虚标实，病机以肾虚为主，兼及肝脾，或为肾精亏虚，髓海不足；或为肝肾阴虚，肝阳上亢；或为脾肾亏虚，固摄无权，或为脾失健运，痰瘀内阻；瘀血、痰浊潴留。肝肾亏虚是主要病理基础，肾元亏虚和痰瘀阻络为主要病机，肾元亏虚是原发性高血压所致肾脏损伤起病和进展的根本所在，脾失健运是高血压肾损伤的重要发展因素；以痰瘀为标，痰瘀既是高血压肾损伤的致病因素，也是其进展过程中的病理产物，可以说血瘀证贯穿高血压肾损伤疾病发生进展整个过程。

从疾病发展的不同时期来看，本病初期患者多受情志影响，肝气郁滞，久而气郁化火，耗伤肾阴，再因本病患者年老，大多伴有肾精不足、肾阴亏虚之证，因此初期表现为肝肾阴虚，若患者阴虚越甚，根据阴阳消长平衡，阳亢愈烈，加重原发病，阳亢易化火生风，风痰上扰，表现为眩晕、头痛、面色潮红、性情急躁等症，阴虚血脉失于濡养，内热灼伤阴液，则血行不畅，血脉滞涩。疾病晚期患者气血阴阳俱损，五脏功能失调，以肾为枢。燥热伤津，肺为娇脏，喜润恶燥，肺伤则水液输布功能受阻，宣降失常，浊液不能排出。阴损及阳，肾阳不足，无以温煦脾阳，致脾脏运化失常，气血化生无源，出现消瘦、纳呆，肾主水，脾能运化水湿，脾肾阳虚，肾失开阖，膀胱气化不利，脾失健运，则水液代谢紊乱，泛溢肌肤，发为小便频数、水肿、癃闭，甚至形成关格。基于正气虚损，可以导致血行无力、滞涩，同时虚火内生煎灼阴液也可使血黏度增高，阳虚寒凝，亦能形成瘀血。脏腑功能受损，水湿聚而生痰，日久郁结化火，进一步阻碍水液运行。故水湿、痰浊与瘀血三者相互影响，既是本病的病理产物，又可进一步加重疾病进展。

二、临床表现

（一）原发性高血压引起的良性小动脉肾硬化的临床表现

1. 肾脏病变　本病前 15 年仅有高血压而无并发症，后 5 年出现器官并发症，发病年龄一般在 40～60 岁。首发症状可能是夜尿增多，继之出现蛋白尿，24 小时尿蛋白定量大于 1.5 g。随着疾病的发展，肌酐清除率开始下降，最后进入尿毒症期。

2. 肾外病变　主要是心、脑并发症及视网膜并发症。心脏并发症最常见的是高血压性左心室增厚，可有心力衰竭、冠心病心绞痛。高血压引起的脑血管并发症主要是脑出血和脑梗死，视网膜并发症主要是视网膜动脉硬化。

（二）原发性高血压引起的恶性小动脉肾硬化的临床表现

1. **肾脏病变**　发病急，大多数人发病前均有一段良性高血压史，随后转为恶性。舒张压一般超过 110～130 mmHg。肾脏病变出现较晚，首发症状为突发的蛋白尿，部分患者有血尿，可出现红细胞管型，快速发展到肾功能损伤。临床分四型：①亚急性进展，数月内进展到肾衰竭。②具有暂时性的肾功能损伤。③发现高血压时已有视网膜病变、严重的肾衰竭。④少尿型肾衰竭。

2. **肾外病变**　主要是视网膜病变，可表现为视网膜血管出血、视盘水肿。其他表现尚有恶性高血压引起的中枢神经系统损伤、左心衰竭等。

（三）相关检查

1. **尿微量白蛋白**　血浆白蛋白分子量较大，生理情况下，很难通过肾小球滤过屏障进入尿液。高血压肾损伤早期，肾小球处于高滤过状态，肾小球毛细血管内压力增高，并且肾小球滤过屏障破坏，因此血浆白蛋白漏出，导致微量白蛋白尿。微量白蛋白尿是高血压肾损伤早期敏感指标。

2. **随机尿微量白蛋白与肌酐比值**　尿微量白蛋白更好地反映肾脏损伤程度，其排出可能会受到多种因素干扰，如血压、蛋白摄入量、运动、发热及精神因素。因此，检测随机尿微量白蛋白与肌酐比值对于发现早期高血压肾损伤更加敏感，准确率更高。

3. **血清胱抑素 C**　血清胱抑素 C 通过肾小球屏障，经过尿液排出体外，这是其唯一清除途径。且不受肌肉量、运动、炎症及性别等因素的干扰，因此，血清胱抑素 C 水平可直接显示肾小球滤过的轻微变化，是诊断高血压肾损伤较为敏感的指标。

4. **尿 α_1 - 微球蛋白和尿 β_2 - 微球蛋白**　α_1 - 微球蛋白和尿 β_2 - 微球蛋白可通过肾小球滤过屏障进入肾小管，但是大部分都在近端小管被重吸收。当出现高血压肾损伤，肾小管功能损伤时，尿中 α_1 - 微球蛋白和尿 β_2 - 微球蛋白可明显升高，能够早期得出诊断。并且尿中 α_1 - 微球蛋白不受尿液酸碱度的影响，较 β_2 - 微球蛋白更能准确地反映肾小管的损伤。

5. **尿 NAG**　NAG 主要储存于肾小管近端小管，当高血压出现肾损伤而损伤肾小管时，NAG 就会从近端小管释放入尿液，导致尿液中 NAG 含量明显升高。因此，尿 NAG 水平能够早期、灵敏地反映肾小管损伤，是检测早期高血压肾损伤的敏感指标。

6. 视黄醇结合蛋白　生理情况下，90% 视黄醇结合蛋白与甲状腺结合蛋白结合，不能被肾小球滤过。10% 游离的视黄醇结合蛋白被肾小球滤过后大部分被近曲小管所重吸收，因此尿液中视黄醇结合蛋白含量很少。但是高血压肾损伤导致肾小球滤过屏障破坏及肾小管功能损伤时，尿中视黄醇结合蛋白水平会明显升高。

7. 尿中性粒细胞明胶酶相关载脂蛋白　尿中性粒细胞明胶酶相关载脂蛋白是一种分子量较小的分泌性蛋白，主要由肾脏近曲小管上皮细胞分泌。生理情况下，其分泌量很小，但在肾小管急性损伤时，近曲小管上皮细胞就会分泌大量的尿中性粒细胞明胶酶相关载脂蛋白，从而使尿中性粒细胞明胶酶相关载脂蛋白水平明显升高。因此，尿中尿中性粒细胞明胶酶相关载脂蛋白水平是高血压肾损伤重要检测指标。

8. 肾动脉彩色多普勒超声成像术　肾动脉彩色多普勒超声血流成像术可以检测肾动脉血流阻力指数，进而可以发现早期高血压肾损伤。研究发现，肾脏叶间动脉比其他肾脏各级动脉血流阻力出现的更早，对于诊断早期高血压肾损伤更加敏感，因此，临床上常检测叶间动脉的 RI 值来评估高血压肾损伤。

三、诊断与鉴别诊断

临床诊断依据：目前高血压肾脏损伤并无统一诊断标准，现临床主要诊断依据患者病史、临床症状及实验室检查等相关条件确定诊断。具体条件如下：①符合高血压，诊断标准以《中国高血压基础管理指南》为准；②有确切的高血压病史，病程持续性高血压 5 年以上；③有轻至中度的持续性蛋白尿，进行尿中蛋白检测，水平超过 30 mg/24 h；④常伴有高血压视网膜动脉硬化改变；⑤排除原发性、继发性肾病疾病。由于高血压肾病患者的肾小管硬化，穿刺易引起出血，因此，诊断一般不建议做肾活检，尤其对于已有肾衰竭的患者。

（一）诊断

1. 原发性高血压引起的良性小动脉肾硬化的诊断　必要条件：原发性高血压，即蛋白尿出现前有 5 年以上高血压；持续蛋白尿；动脉硬化性视网膜病变；除外各种原发性肾脏病变；除外其他继发性肾脏病。参考条件：年龄 40～50 岁以上；高血压性心脏病；脑动脉硬化和脑血管意外史；血尿酸升高；肾小管功能损伤早于肾小球。

2. 原发性高血压引起的恶性小动脉肾硬化的诊断　诊断依据：有高血压从良性突然转恶性病史；有蛋白尿和血尿史；肾功能进行性恶化。

（二）鉴别诊断

1. 原发性高血压引起的良性小动脉肾硬化主要与以下疾病鉴别

（1）慢性肾炎继发性高血压：无高血压家族史，有肾炎既往史，年龄多在 20～30 岁，尿异常在先，水肿多见，尿蛋白比较多，红细胞、管型多见，眼底病变轻，肾功能差，病程进展快，左心室肥厚少见。

（2）慢性肾盂肾炎继发性高血压：女性多见，有多次泌尿系感染发作史，肾区叩痛，尿异常先于高血压，B 超检查示双肾大小不等。肾盂造影有肾盂、肾盏扩张、变形，抗感染治疗有效。

2. 原发性高血压引起的恶性小动脉肾硬化主要与以下疾病鉴别

（1）急进性肾炎：本病多见于青壮年，舒张压很少超过 120 mmHg，无高血压神经视网膜病变，B 超检查双肾异常增大，可有前驱感染史，血清补体 C3 降低，无原发性高血压既往史。

（2）系统性血管炎：本组疾病包括结节性动脉炎、过敏性疾病等。本组疾病均有蛋白尿、血尿、高血压、肾功能减退等肾损伤的表现，需与原发性高血压引起的恶性小动脉肾硬化鉴别。系统性血管炎都各有其临床特征（如肾外表现），如鉴别困难，肾活检可确立诊断。

（3）继发于慢性肾炎的恶性高血压：慢性肾炎是继发性高血压的病因，若缺乏与原发性高血压有关的慢性肾小球肾炎既往史，高血压和尿异常先后分不清，则鉴别较为困难，但年龄大于 40 岁，有贫血和双肾萎缩有利于本病的诊断。

四、西医治疗

（一）高血压肾脏损伤的预防

主要是重视高血压病的防治，其次是辅助治疗，如降血糖、降血脂等。目前，随着国内外对高血压发病机制的深入广泛研究，发现高血压是一种具有多种不同发病机制的疾病，不仅有血流动力学异常，也伴有脂肪、糖代谢紊乱，以及心、脑、肾等靶器官的不良重塑。因此，其治疗应在有效控制血压水平的同时，改善上述诸代谢紊乱，预防和逆转靶器官的不良重塑，这是降低心血管并发症的发生和病死率的关键。不同患者，高血压病程的不同阶段发病机制各异，因此，抗高血压治疗应因人而异，注重个体化。高血压防治的最终目的应该是控制危险因素，保护靶器官，提高患者的生存率。

（二）降压药物使用原则

（1）任何药物开始治疗时应采用有效的最低剂量，以减少不良反应，如果单种药物治疗有效但血压控制不理想，只要患者耐受良好则应增加药物剂量。

（2）尽量应用长效制剂达到全天候治疗，其优点是患者依从性好、能平稳降压，对减少心血管危险事件及保护靶器官损害较短效制剂好。

（3）合理选择联合用药以达到最高的降压效应而使不良反应最少，如果一种药物疗效差或患者不耐受，目前一般选择加用小剂量的第 2 种非同类药物，而不是增加第 1 种药物的剂量，使第 1、第 2 种药物都在低剂量范围内，则疗效好而不良反应较少。

（三）降压目标

2020 年国际高血压学会全球高血压实践指南建议，高血压合并慢性肾脏病患者：① 血压 ≥ 140/90 mmHg 应进行降压治疗，目标血压值 < 130/80 mmHg（老年患者目标血压值 < 140/90 mmHg）；② 一线推荐 RAAS 阻滞剂，可以使用钙通道阻滞剂（calcium channel blocker，CCB），如 eGFR < 30 mL/（min·1.73 m^2），可使用袢利尿药。2007 年欧洲高血压指南指出，当尿蛋白≥1 g/d 时，血压应控制在 125/75 mmHg 以下；尿蛋白 < 1 g/d 时，血压应控制在 130/80 mmHg 以下。但仍有许多研究和临床试验显示，虽然患者的血压得到了严格控制，但其肾功能仍然逐步恶化。所以，选择合适的抗高血压药物，阻止高血压性肾硬化患者肾脏损伤的进一步发展至关重要。

（四）药物的选择

目前原发性高血压五大一线用药包括：血管紧张素转换酶抑制剂、血管紧张素 II 受体阻滞剂、钙通道阻滞剂、β 受体阻滞剂和利尿剂。其中，肾功能不全的患者首选有肾保护作用的血管紧张素转化酶抑制剂或血管紧张素 II

受体阻滞剂作为降压药物；长效 CCB、利尿药、β 受体阻滞剂、α 受体阻滞剂均作为联合治疗的药物。

1. 血管紧张素转换酶抑制剂　目前认为在降压药物中，血管紧张素转化酶抑制剂是保护肾脏最有效的药物，对延缓肾损伤进展疗效尤为显著，应为首选。该类药物能通过血流动力学效应及非血流动力学效应两种途径延缓肾损伤进展。其肾脏保护作用包括：①改善肾脏血流动力学；②降低蛋白尿；③抑制细胞外基质沉积，延缓肾小球硬化；④维持肾脏调节水钠平衡的功能；⑤改善胰岛素敏感性；⑥改善脂代谢异常；⑦恢复非调节型高血压患者肾血管的反应性；⑧抗氧化应激。

肾功能不全的患者，当 Scr≥265 μmol/L 时，一般不主张应用血管紧张素转化酶抑制剂。因为此时残存肾小球已经很少，高灌注、高压力及高滤过已是其必不可缺的代偿机制。但是对于有经验的肾脏科医生，Scr 水平在 354 μmol/L 甚至于 442 μmol/L 时，也是可以应用血管紧张素转化酶抑制剂的，但需要密切观察 Scr 和血钾情况。另外，在一直使用血管紧张素转化酶抑制剂的治疗过程中，如果 Scr 逐渐上升，即使大于 265 μmol/L，也不应停药。这种情况表明肾功能经过治疗后虽然得到改善，但最后还是进展到 Scr 上升阶段。一旦停药，Scr 会加速升高。如果患者已发展至终末肾衰竭进入透析治疗，为控制高血压还可再用血管紧张素转化酶抑制剂。

选择血管紧张素转化酶抑制剂类药物时应注意以下两点：①应选用对肾组织渗透力高的药物，如贝那普利及雷米普利，因其能有效地抑制肾脏局部肾素－血管紧张素系统，发挥最大治疗效益。②对于伴有肾功能不全的患者，宜选择肾脏及肾外双通道排泄的药物，如福辛普利、贝那普利和雷米普利，因为若药物仅能从肾脏排泄，则容易在体内蓄积而增加不良反应。

2. 血管紧张素Ⅱ受体阻滞剂　AngⅡ至少有 4 种受体（AT1R、AT2R、AT3R、AT4R），其中致病效应主要通过 AT1R 介导。该类药物具有血管紧张素转化酶抑制剂类似疗效，且存在如下优点：①作用不受 ACE 基因多态性影响；②能抑制非 ACE 催化产生的 AngⅡ致病作用；③促进 AngⅡ与 AT2R 结合发挥有益效应。此外，血管紧张素Ⅱ受体阻滞剂的不良反应也比血管紧张素转化酶抑制剂轻：①血管紧张素Ⅱ受体阻滞剂多以胆汁排泄为主，肾功能不全时不易蓄积；②血管紧张素Ⅱ受体阻滞剂不影响激肽酶，无咳嗽、血管水肿等不良反应。当然，血管紧张素Ⅱ受体阻滞剂并不完全具备血管紧张素转化酶抑制剂所有的功效：如血管紧张素转化酶抑制剂使 Ang－

（1~7）和激肽酶降解减少。Ang-（1~7）作用于特异性 Ang-（1~7）受体，可引起血管扩张、血压下降，并有抗增生作用；缓激肽可以升高一氧化氮、前列环素、内皮衍生超极化因子和 t-PA，具有扩张血管、抗增生和抗氧化应激的作用。血管紧张素Ⅱ受体阻滞剂则未发现上述作用。

血管紧张素Ⅱ受体阻滞剂同血管紧张素转化酶抑制剂一样，也能作为治疗肾实质性高血压，包括良性小动脉性肾硬化症发生后的高血压的首选药，而且血管紧张素转化酶抑制剂与血管紧张素Ⅱ受体阻滞剂联合应用的疗效更好。目前，肾素阻滞剂已被研制成功，正处于临床验证阶段，不久将可能应用于临床。相信肾素阻滞剂会具有更完善的阻断 RAS 作用，会给高血压治疗带来更大的益处。应用血管紧张素Ⅱ受体阻滞剂及血管紧张素转化酶抑制剂时，钠摄入量过多会明显影响降压疗效。所以，服用这两类药时一定要限制食盐，并提倡合用小剂量利尿药，Ccr > 25 mL/min 时用噻嗪类利尿药；Ccr < 25 mL/min 时需用袢利尿药。

3. 钙离子通道阻滞剂　CCB 的疗效十分确切，但是双氢吡啶类 CCB 扩张入球小动脉的作用强于扩张出球小动脉。目前观点认为，用双氢吡啶类 CCB 治疗肾实质性高血压时，包括治疗良性小动脉性肾硬化症发生后的高血压，肾小球内血流动力学的变化是有利（"三高"降低）还是有害（"三高"升高），关键要看能否将系统高血压降到目标值。研究证明，将系统高血压降达目标值后，此时降低高血压的效益已能克服其扩张入球小动脉的弊端，而使肾小球内"三高"得到改善。此外，双氢吡啶类 CCB 也具有一些非血流动力学效应。该类药能减轻肾脏肥大，减少系膜组织对大分子物质的捕获；减弱生长因子的有丝分裂反应，抑制自由基形成，促进一氧化氮产生；改善线粒体钙负荷及降低残存肾单位代谢等，这些作用也可能发挥肾脏保护作用。CCB 与血管紧张素转化酶抑制剂及血管紧张素Ⅱ受体阻滞剂比较，在治疗高血压上还有如下优点：降压作用不受钠入量影响；肾衰竭患者仍能应用；不引起高血钾症。

4. 其他降压药　如利尿药、β 受体阻滞剂及 α 受体阻滞剂等都具有血压依赖性肾小球血流动力学保护效应，可因降低系统高血压而间接降低肾小球内"三高"，但至今尚未发现它们具有非血压依赖型肾脏保护作用，为此，临床在降压治疗上多作为配伍药物。

除积极治疗高血压外，抗氧化治疗，积极处理高血压肾脏损伤的危险因素，如胰岛素抵抗、高尿酸血症、高脂血症等，对良性小动脉肾硬化症患者的病程和预后都很重要。良性小动脉性肾硬化症导致的肾功能不全也需要治疗。在未进入终末肾衰竭前，应按非透析保守疗法治疗；进入终末肾衰竭后，则应及时进行透析或肾移植。

五、中医药治疗

（一）辨证要点

高血压归属于中医"眩晕""水肿"等范畴。《素问·至真要大论》认为眩晕的产生乃"诸风掉眩，皆属于肝"，《灵枢·卫气》认为"上虚则眩"，汉代张仲景认为痰饮是眩晕发病的原因之一，元代朱丹溪倡导痰火致眩学说，提出"无痰不作眩"。高血压肾损伤病位在肝、脾、肾，气阴两虚为本，阳亢、痰浊、瘀血、水湿为标。临证应根据证候之标本、缓急、主次详加辨治。

（二）治疗原则

高血压早期肾损伤病机以肾虚为主，兼及肝脾，或为肾精亏虚，髓海不足；或为肝肾阴虚，肝阳上亢；或为脾肾亏虚，固摄无权，或为脾失健运，痰瘀内阻；瘀血、痰浊潴留。因此，治疗原则为补益肝肾、滋阴潜阳、化瘀通络、祛湿化痰。高血压肾损伤究其根本是由高血压病迁延而来，如《黄帝内经》云："诸风掉眩，皆属于肝。"患者早期症状多以阴虚阳亢、肝火上炎为主，病位在肝，其本在肾。肝乃刚脏，喜条达、恶抑郁，情志不遂则肝气郁结，郁而生火，消耗肝阴，肝阴不足则虚火得生，扰动上窍，引起眩晕、头痛等症状，虚火煎熬血液，瘀血生成，致精关失固，久病伤肾，久病必虚，耗损真阴，本病多见于中老年人，此时肾精渐亏，《素问》中指出肾为封藏之本，此时肾精亏虚，封藏失固导致微量蛋白漏出、夜尿频多等，因肝肾同源，终致肝肾阴虚，瘀血内阻。

（三）辨证论治

（1）阴虚阳亢

主证：眩晕、头痛，视物模糊，耳鸣，健忘，腰膝酸软，五心烦热，心悸欲吐，口干口苦，面色潮红，尿黄，舌质红，苔薄白或薄黄，脉弦细。

病因病机：长期的精神紧张或忧郁恼怒，可使肝气失疏，气郁化火，致肝阴暗耗，肝阳上亢，风阳升动，上扰清空，发为眩晕。肝阳上亢，下汲肾阴，肾阴亏虚，封藏失职，精气流失而出现蛋白尿。

治法：滋阴潜阳。

方药：天麻钩藤饮合六味地黄丸加减。天麻、钩藤、生石决明、川牛膝、桑寄生、夜交藤、熟地、山茱萸、茯苓、泽泻、牡丹皮。肝火盛者，可加菊花以清泻肝火；阳亢动风之势者，可加生龙骨、生牡蛎、珍珠母以镇肝息风；便秘者，可加火麻仁以润肠通便；心肝火旺者，加黄连、栀子。

（2）肾气不固

主证：头晕，腰痛，夜尿频甚或不禁，尿后余沥，或有男子滑精早泄，女子带下清稀，舌淡苔薄白，脉沉弱。

病因病机：年老肾虚，或久病失养，肾气亏耗，失其封藏固涩之权，使夜尿多，尿中精微物质下泄而出现蛋白尿。

治法：益气固摄。

方药：五子衍宗丸加减。菟丝子、五味子、枸杞子、覆盆子、金樱子、芡实、桑螵蛸、白术、莲子、车前子。兼有湿浊证见恶心呕吐、纳呆腹胀者，可加木香、藿香、法半夏以健脾化湿；若水肿、心悸、尿少者，可加泽泻、猪苓、茯苓皮以利尿泄浊；若夹瘀血症见肌肤甲错、皮下瘀斑、舌质暗者，加桃仁、红花、当归以活血化瘀；阴虚者，加墨旱莲、女贞子。

（3）湿瘀交阻

主证：面色晦暗无华，腰酸痛，乏力或水肿，腹胀，纳呆，口干不欲饮，唇舌紫暗或有瘀斑，苔白腻，脉濡或涩。

病因病机：饮食不节，过食肥甘厚味损伤脾胃，健运失司，水谷不化，湿浊内阻，气机运行不畅，气滞血瘀或久病瘀血阻络，湿瘀交阻，三焦气化不利，水液代谢失常，发为水肿。

治法：活血化瘀利湿。

方药：桃红四物汤加减。桃仁、红花、生地、川芎、当归、赤芍、黄芪、地龙、泽泻、佩兰。湿重欲吐者，可加半夏、藿香以化湿止吐；腰痛者，可加田七，以加强活血止痛之功；水肿明显者，加茯苓皮、猪苓以健脾利水。

（4）脾肾阳虚

主证：纳少腹胀，恶心呕吐，身重困倦，形寒肢冷，面色苍白，腰膝酸冷，面浮肢肿，舌淡，体胖有齿印，苔白厚腻，脉沉迟。

病因病机：年老肾阳虚衰，或久病损伤阳气，肾阳虚衰不能温煦脾阳而致脾肾阳虚，肾失气化，脾失运化，湿浊内留，阻滞中焦，胃失和降而出现恶心呕吐，水湿内停，溢于肌肤而为水肿。

治法：温补脾肾。

方药：实脾饮加减。白术、茯苓、党参、木香、草果、干姜、巴戟天、淫羊藿。水肿甚者，可加泽泻、猪苓以加强利水；夹瘀者，可加桃仁、红花以加强活血；大便秘结者，可加大黄以通便泄浊。

（四）中成药

1. 六味地黄丸　滋阴补肾。每次 8 丸，每日 3 次。

2. 牛黄降压丸　清心化痰，镇静降压。每次 20 ~ 40 丸，每日 1 次。

3. 松龄血脉康胶囊　平肝潜阳，镇心安神，活血化瘀。每次 3 粒，每日 3 次。

4. 通心络胶囊　益气活血，通络止痛。每次 2 ~ 4 粒，每日 3 次。

5. 黄葵胶囊　清热利湿，解毒消肿。每次 5 粒，每日 3 次。

（五）单方验方

1. 养肝益水颗粒　黄芪、枸杞子、菟丝子、怀牛膝、益母草、水蛭等。

2. 保元灌肠液　生地、山萸肉、生牡蛎、大黄、丹参、芡实、制元胡。煎成 300 mL，灌肠。

3. 玉米须汤　玉米须 15 g，每日 1 剂，水煎服，适用于尿少、水肿、有蛋白尿者。

4. 二子加味方　桑椹子 30 g，枸杞子 15 g，当归 15 g，黄芪 30 g。上药共为粗末，每次 10 g，注水当茶饮，适用于气血不足有蛋白尿者。

5. 补肾活血方　桑寄生、怀牛膝、茺蔚子、制附子、桑叶、菊花各 10 g，钩藤、明矾各 30 g，桑枝 20 g，夏枯草 12 g。上药装入布袋加水 4000 mL 煎煮取液，先熏脚后温洗双足，每日 1 次，1 剂可用 2 ~ 3 次，一周为 1 个疗程，连续 4 个疗程，血压稳定后可改为 2 ~ 3 日熏、泡脚一次。

六、预防调护

养成良好的生活习惯，生活不规律、睡眠不充足、暴饮暴食、酒色过度、劳逸无度，均可降低人体对外邪的抵抗力，增加患病的机会。所以，在日常生活中，高血压患者应劳逸结合，定时作息，以维持人体阴阳平衡，气血调畅。

适当锻炼身体，高血压患者可以每天散散步，练练武术、气功、太极拳等，皆有利于增强体质，提高机体的抵抗力，防止感染细菌病毒后免疫反应性损伤的发生。

及早发现疾病并及时治疗，对高血压患者来说，上呼吸道感染、扁桃体炎反复发作等，都可能引发肾脏疾病，所以有病早治非常必要。

保持乐观的精神，消极的情绪会加重高血压患者的病情，从而增加高血压肾病的发生率，因此要预防高血压肾病，就要时刻保持乐观向上的精神和平稳的心态。

控制好血压，定期监测肾功能情况，要保护肾功能，一定要注意避免接触各种肾毒性药物。重度高血压肾脏病患者，应该缓慢降低自己的血压，适当做一些运动，帮助自己提升机体的各种功能，减少肾功能损伤。

七、临床经验分享

高血压肾损伤病位在肝、脾、肾，气阴两虚为本，阳亢、痰浊、瘀血、水湿为标。临证时应根据证候之标本、缓急、主次详加辨治。

高血压病发展过程中，靶器官肾脏常受其影响甚或损伤。临床上见到持续性蛋白尿意味着肾实质损伤，但是蛋白尿的多少不一定反映肾脏病变的严重程度，当蛋白尿由多变少时既可能反映肾脏的病变有所改善，也可能反映大部分肾小球纤维化，滤过的蛋白质减少，肾功能日趋恶化，病情加重。王祥生教授归纳总结多年临床经验，主张在治疗时，应中西医结合以达到最大治疗效果。

1. 防控血压，改善预后　高血压防治的最终目的应该是控制危险因素，保护靶器官，提高患者的生存率；治疗过程中，要结合患者个人体质及症状，选择合适的抗高血压药物，以延缓高血压患者肾脏损伤的进一步发展，保护肾功能，降低并发症的发生和病死率。

2. 辨证论治，改善症状　中医认为，高血压早期肾损伤病机为肾虚为主，兼及肝脾。在不同的阶段，有不同症状及病机，故临证时应根据证候之标本、缓急、主次详加辨治。在疾病早期，患者症状多以阴虚阳亢为主，故在治疗过程中，使用的中药汤剂多以滋阴潜阳药物为主，如天麻、钩藤、石决明、泽泻等药物。若疾病日久，久病必虚，久病伤肾，则耗损真阴；阴损及阳，肾阳虚衰，或久病损伤阳气，则不能温煦脾阳而致脾肾阳虚；脾虚则健运失司，清浊不分，肾虚则气化无权，封藏失司，以致精微下泄，因此在疾病后期，应用温补脾肾方法及药物有一定治疗效果。

3. 病情复杂，兼顾他脏 在防治高血压肾损伤的过程中，应重视高血压的防治，在有效控制血压水平的同时，另外也要关注患者血糖、血脂等相关指标，预防和逆转靶器官的不良重塑。王祥生教授认为，该病病位在肾，但与其他脏腑密切相关，肾病日久可及他脏，其他各脏器的功能失调或兼夹各种邪实亦可波及肾脏功能。"必伏其所主，而先其所因"，治疗上除用补益脾肾、滋养肾阴、益气养阴等扶正方法外，还强调结合病机，采用清热解毒、活血化瘀、祛风胜湿等方法，若病情复杂可以数法合用，以达到改善体质、调节机体免疫功能、稳定病情的目的。

八、中医名家经验荟萃

李景全等以当归补血汤合六味地黄汤治疗肝肾阴虚证的高血压肾损伤具有显著效果。

高红勤等通过健脾补肾、化湿祛瘀法（生黄芪、黄精、穿山龙、山萸肉、薏苡仁、金樱子、玉米须、烫水蛭）治疗高血压早期肾损伤，对尿蛋白总有效率达88%，提示其可明显改善蛋白尿，保护肾功能。

黄雯静等对潜镇化瘀汤改善高血压肾病患者临床症状进行分析，研究结果表明，加用潜镇化瘀汤治疗后患者临床疗效显著，中医症状改善显著，治疗后 ACR、Scr 与治疗前比较均明显改善，同时血压下降更为明显。

董颖统计了各地医院治疗高血压早期肾损伤的治疗方法，研究表明，主要以补肾平肝、益气养阴、活血化瘀、利水祛湿为主，主方常选用镇肝熄风汤、真武汤、六味地黄汤、天麻钩藤饮、补阳还五汤，并在此基础上进行加减施治。除中药方剂外目前已经上市的中成药在降压治疗中发挥了重要作用，常见牛黄降压丸、松岭血脉康、山楂降压丸、安脑丸、罗布麻降压片、杞菊地黄丸、龙胆泻肝丸和当归龙荟丸等。

李七一教授认为早期高血压肾损伤的主要治法当以"滋肾平肝"为先，此法不仅能使人体精气恢复，阴阳平衡，而且还有利于减少痰浊、瘀血等病理产物的内生，清除病邪，延缓病情进展，临床上常以"滋肾平肝合剂"治疗该病，药物组成：熟地黄 15 g，山茱萸 10 g，山药 15 g，泽泻 10 g，丹皮 10 g，茯苓 10 g，怀牛膝 10 g，法半夏 10 g，丹参 30 g，夏枯草 10 g，白蒺藜 10 g，水蛭 3 g。

涂晋文教授对于高血压肾损伤以补肾平肝立法，用杞菊地黄汤及镇肝熄风汤加减：生龙牡各 30 g，生地黄、山药、山萸肉、茯苓、枸杞子、赤白芍各 15 g，泽泻、丹皮、杭菊花、地龙各 10 g，怀牛膝 15～20 g。同时，涂教授重视分期治疗：高血压早期从肝论治，滋阴平肝同时加用镇肝息风、柔肝清肝之品，见脾虚湿盛者以半夏白术天麻汤加减。肾衰竭期多为阴损及阳，阴阳两虚，正虚邪盛，常选用菟丝子、仙灵脾等温而不燥之品。

第十二章　糖尿病肾脏疾病

　　糖尿病肾脏疾病是糖尿病导致的肾脏疾病，以前称为糖尿病肾病，是糖尿病特发性全身微血管病变的肾脏表现，是糖尿病最常见的并发症和糖尿病患者的主要死亡原因之一。欧美国家大样本糖尿病队列研究报道 20%~40% 糖尿病患者可发展为糖尿病肾脏疾病。我国缺乏全国代表性糖尿病队列，一些区域性研究报道的糖尿病肾脏疾病患病率和欧美国家类似。在全球范围内，糖尿病肾脏疾病是慢性肾脏病［包括终末期肾脏病（end stage renal disease，ESRD）］的首要病因，亦是糖尿病患者发生心血管疾病和早发死亡的重要危险因素。

一、病因与发病机制

　　糖尿病肾脏疾病的发病机制：主要是因为胰岛素相对或绝对缺乏，导致糖代谢障碍，多种细胞因子、生长因子，以及趋炎症反应物质异常，引起肾脏血流动力学障碍，导致肾脏病变。主要途径有以下几条：多元醇通路激活、蛋白激酶 C（PKC）活化、糖基化终末产物（advanced glycation end product，AGE）形成过多、葡萄糖转运蛋白（glucosetransporter，GLUT）功能亢进等。多元醇通路由醛糖还原酶（aldose reductase，AR）及山梨醇脱氢酶（sorbitol dehydrogenase，SDH）共同构成，高糖状态下，细胞内高葡萄糖激活多元醇通路的关键酶 AR，导致葡萄糖大量转换为山梨醇，细胞内蓄积的山梨醇造成胞内高渗和细胞水肿，出现细胞结构破坏；PKC 是细胞内一组重要的蛋白激酶，高糖状态激活 PKC，活化细胞内转录因子，增加细胞外基质 mRNA 转录水平，使细胞外基质合成增加；近年的研究表明，AGE 参与发病过程，肾小球系膜细胞膜上有 AGE 受体，AGE 与该受体结合，促进系膜细胞释放细胞因子和细胞外基质增生，进而导致系膜细胞肥大和肾小球硬化；GLUT 是调控细胞内糖摄入及糖代谢的首要关卡，GLUT 功能亢进，使系膜细胞内葡萄糖堆积，细胞肥大，细胞外基质产生增多。

　　在糖尿病状态下，肾素血管紧张素系统被激活是重要致病因素之一。肾内肾素－血管紧张素系统活跃参与胰岛素抵抗，促进生长因子释放；血管紧张素 II 可以刺激转化生长因子、血小板源生长因子、凝血酶原激活物抑制剂 –1 产生，抑制细胞内蛋白酶，减少纤维蛋白降解，抑制 NO 合成酶，减少 cGMP 产生，增强 PKC 活性。高糖促进 Ang II 对核转录因子 – κB 的刺激作用，且对免疫细胞的趋化、增生、分化和趋化因子生成有促进作用，并通过炎症反应加速对肾小管间质的损伤。

中医学者在继承前人经验的基础上，结合临床体会，对本病的病因病机提出了很多观点。有人认为，糖尿病肾脏疾病以气阴两虚为基本病机，主要病位在肾，与肝、心、肺、脾等脏腑功能均有关系，疾病进展多由上焦实热到下焦虚寒，由气阴两虚到阴阳两虚，最后浊毒内阻成为该病的终末期。有人认为，瘀血阻络是疾病的特点，患者血液处于高凝、高黏状态，临床又见脾气亏虚、水湿内停症状，所以气虚血瘀、水湿内停是其基本病机。有人认为，本病的病机为肾精耗损，水火俱亏，气化失常，三焦壅滞，浊毒内停所致，血不利则为水，瘀血加重水液代谢障碍，其基本病机为肾虚血瘀。有人认为，病变初期，阴虚为本，涉及肝肾，以肝肾气阴两虚，络脉瘀阻为主；病变中期，阴损耗气损阳，伤及脾肾，以脾肾气阴两虚，络脉瘀阻为主；病变晚期，气血阴阳俱虚，脏腑功能受损，浊毒内停，水湿潴留，变证峰起。有人认为，本虚为气阴两虚，可向脾肾阳虚、肝肾阴虚、阴阳两虚转化，标实为瘀血、水湿浊毒等。有人认为，消渴病早期为气阴两虚，并随着病情的不断发展，肾体虚损劳伤（糖尿病肾脏疾病），而其用渐衰，肾用失司，气血俱伤，脉络瘀阻，湿浊瘀血内蕴化毒，后期肾气衰败，五脏损极，浊毒壅塞三焦，升降失常，水湿泛滥，浊毒充斥，气机逆乱而成危候。

纵观疾病全程，初期常以消渴病相关病机和表现为主，中期出现水肿、眩晕等变证，后期因久病，全身脏腑功能减退而见虚劳。纵观历代医家，多重视肾虚在其发病中的作用，认为消渴病初起多为禀赋不足，过食肥甘，脾失健运，胃失和降，中焦积热或为情志过极，郁怒伤肝，久郁化火，伤津化燥，气阴不足。然消渴日久，伤阴耗气，阴损及阳，久病及肾是其基本发展趋势。肾气不固，精微外泄；肾阳不足，水液停滞；肾体劳衰，肾用失司，气血俱伤，血脉不活，浊毒内停，最终五脏受损，三焦受阻，升降失常，水湿泛滥，转为气机逆乱之关格。

二、诊断

(一) 主要临床表现

除糖尿病的临床症状，主要包括 GFR 60 mL/(min · 1.73 m²) 和 (或) 尿白蛋白/肌酐比值 (urinary albumin/creatinine ratio，UACR) 高于 30 mg/g 持续超过 3 个月，病变累及全肾，后期出现持续蛋白尿、水肿、肾病综合征、高血压、终末期肾衰竭，以及糖尿病视网膜病变等。按 Mogensen 建议糖尿病进展到糖尿病肾脏疾病主要有五个阶段：I 期，肾小球滤过率增高和肾体积增大期。早期肾脏体积可增大 20% ~ 40%，GFR 升高，可达 150%，并可持续数年。这一阶段的肾脏改变与高血糖往往一致，是可逆的，但不一定能完全恢复正常。II 期，肾小球结构损害期。肾小球有结构改变，表现为基膜增厚系膜区基质增加，尿常规检查无蛋白尿，放射免疫检测尿白排出率正常。III 期，早期糖尿病肾病期。可见糖尿病的早期临床表现，UAE 持续高于 300 mg/24 h。IV 期，临床糖尿病肾病期。大量蛋白尿，UAE > 0.5 g/24 h，GFR 常开始下降，每月下降 1 mL/min，可见低蛋白血症。V 期，肾衰竭期。不同程度肾功能损害，常伴高血压、水肿、低蛋白血症及乏力、贫血等尿毒症症状。后期 KDIGO 指南工作组建议，联合 CKD 分期 (G1 - G5) 和白蛋白尿分期，以描述和判定 DKD 的严重程度。A_1 期：UACR < 30 mg/g；A_2 期：UACR 为 30 ~ 300 mg/g；A_3 期：UACR > 300 mg/g。例如，当糖尿病患者 eGFR 为 70 mL/(min · 1.73 m²)，UACR 为 80 mg/g 时，则为 DKD G2A2。

(二) 体征

主要体征是轻重不一的水肿，组织疏松及低垂部位更为明显。晨起时眼睑、面部可见水肿，活动后下肢水肿明显。随病情发展，水肿可发展至全身，严重者可出现胸腔、腹腔、阴囊，甚至心包腔的大量积液。

(三) 辅助检查

1. 尿白蛋白　推荐采用随机尿测定 UACR 反映尿白蛋白的量。随机尿 UACR ≥ 30 mg/g 为尿白蛋白排泄增加，即白蛋白尿。在 3 ~ 6 个月内重复检查 UACR，3 次中有 2 次尿白蛋白排泄增加，排除感染等其他因素即可诊断白蛋白尿。24 小时尿白蛋白定量与 UACR 诊断价值相当，但操作烦琐。临床上常将 UACR 在 30～300 mg/g 称为微量白蛋白尿，UACR > 300 mg/g 称为大量白蛋白尿。UACR 升高与预估 GFR 下降、心血管事件、死亡风险增加密切相关。UACR 测定受多种因素影响，如感染、发热、血糖过高、血压过高、心力衰竭、24 小时内剧烈运动、月经等，分析结果时应考虑这些影响因素。

白蛋白尿对于预测糖尿病肾脏疾病进展存在一定局限性。长期观察性研究发现，微量白蛋白尿患者在 10 年中仅有 30%～45% 转变为大量白蛋白尿，有 30% 转变为尿白蛋白阴性，该现象在 2 型糖尿病患者中更为显著。因此，白蛋白尿作为诊断依据时，需进行综合判断，多次检测并结合 eGFR 长期随访，且需排除其他可引起白蛋白尿的病因。

2. eGFR 肾功能改变是糖尿病肾脏疾病的重要表现，反映肾功能的主要指标是 GFR。直接测定 GFR 对设备要求高、临床推广价值小，一般用 eGFR 代替。值得注意的是，并非所有 eGFR 降低的糖尿病患者均有尿白蛋白排泄增加。横断面调查结果显示，部分糖尿病患者无尿白蛋白排泄异常，但已经存在 eGFR 下降。计算 eGFR 采用的常见参数包括年龄、性别、血清肌酐浓度，推荐使用 CKD-EPI 公式（参考）或 MDRD 公式。当患者 eGFR < 60 mL/(min·1.73 m²) 时，可诊断为 eGFR 下降。但 eGFR 检测值可能有波动，当出现下降时应复查，以明确糖尿病肾脏疾病分期。eGFR 下降与心血管疾病、死亡风险增加密切相关。近期来自我国的研究显示，轻度的 eGFR 下降即可增加心血管疾病风险。

3. 肾穿刺活检 病理活检被认为是糖尿病肾脏疾病诊断的金标准。不能依据临床病史排除其他肾脏疾病时，需考虑进行肾穿刺以确诊。典型的糖尿病肾脏疾病肾脏形态学改变包括肾小球基底膜增厚、系膜基质增宽、肾小球硬化、足细胞丢失，肾小管基底膜增厚、肾小管萎缩及细胞凋亡增加、肾间质炎性浸润、肾间质纤维化、管周毛细血管稀疏，出入球小动脉壁玻璃样变，尤以出球小动脉的玻璃样变更具特征性。

4. 相关学科检查 糖尿病相关检查包括空腹及餐后血糖、糖化血红蛋白、胰岛功能等。同时应进行心电图、超声心动图、血管多普勒超声、外周神经病变等检查，全面评估糖尿病肾脏疾病患者是否罹患心脑血管并发症、周围神经病变及视网膜病变等。对于 CKD 后期的患者，则需评估血压升高、容量负荷过重、电解质紊乱、代谢性酸中毒、贫血及代谢性骨病等有关指标。除肾小球外，糖尿病肾脏疾病还可累及肾小管和肾间质，有条件时对糖尿病肾脏疾病患者的肾小管受累情况进行临床评估，相关指标包括尿 α1 - 微球蛋白、β2 - 微球蛋白等。必要时行肾脏超声等影像学检查，以帮助排除尿路梗阻、肾动脉狭窄等其他疾病。高脂血症是促使肾脏病进展和肾小球硬化发生发展的致病因素，应进一步明确血脂水平。

以下情况需考虑非糖尿病肾病，应注意鉴别诊断：1 型糖尿病病程短（< 10 年）或未合并糖尿病视网膜病变；eGFR 迅速下降；尿蛋白迅速增加或出现肾病综合征；顽固性高血压；出现活动性尿沉渣（红细胞、白细胞或细胞管型等）；合并其他系统疾病的表现；给予血管紧张素转化酶抑制剂或血管紧张素受体拮抗剂治疗后 2 ~ 3 个月内 eGFR 下降大于 30%；肾脏超声发现异常。

三、鉴别诊断

1. 肾淀粉样变性　早期表现为无症状性蛋白尿，逐渐发展为肾病综合征，最终死于肾衰竭。本病多见于中老年，有舌、心脏、消化道的改变，肝、脾、骨髓也常受累，需做肾穿刺活检进行确诊。病理特征：无细胞性结节，大小不一，PAS 染色后呈淡粉红色，偏振光显微镜下刚果红染色呈红绿色，电镜下见短的、随机排列、无分支的、直径 8 ~ 10 nm 的淀粉丝从系膜区向肾小球基膜延伸。

2. 膜增生性肾炎　临床表现为肾病综合征、血尿，常有高血压、肾功能损伤及血清补体降低。病理特征：可见大小相似的结节，分布于肾小球中，与 KW 结节相反，结节首先出现在肾小球丛的周边部，常见不等量的系膜细胞；由于系膜基质插入，肾小球周边袢呈双轨样改变，内皮下及系膜区可见免疫复合物沉着。

3. 轻链沉积病　临床上无糖尿病的体征，血清中存在异常单克隆免疫球蛋白，有时可见免疫球蛋白轻链或重链在肾小球中沉积。病理特征：呈结节性肾小球硬化及肾小管基膜增厚。

4. 肥胖相关性肾病　病理特征：肾小球肥大，肾小管肥大，部分表现为局灶节段性肾小球硬化样病变，间质血管透明变性，但无结节性病变。

四、西医治疗

(一) 生活方式管理

每日摄入的总热量应使患者维持或接近理想体重，肥胖者可适当减少热量，消瘦者可适当增加热量。对于非透析糖尿病肾脏疾病患者，蛋白质摄入约应为 0.8 g/(kg·d)。高蛋白摄入 [超过总热量 20% 或 >1.3 g/(kg·d)]与糖尿病患者肾功能下降、尿白蛋白的增加相关。因此肾病患者应避免高蛋白饮食，控制蛋白质每日摄入量，不超过总热量的 15%。不推荐每日蛋白质摄入低于 0.8 g/(kg·d)，因低于此标准的蛋白摄入并未改善 eGFR 下降，也未减少心血管风险。对透析患者，常伴有蛋白能量消耗增加，适当增加蛋白摄入有利于保存肌肉容量及功能。由于蛋白质的摄入减少，摄入的蛋白质应以生物学效价高的优质蛋白质为主，可从家禽、鱼等动物蛋白中获得。

高盐饮食是我国特有的饮食习惯。高盐摄入可升高血压及尿蛋白，增加 ESRD、心脑血管疾病及全因死亡的风险。限制盐摄入 (≤6 g/d) 可降低血压和尿蛋白，可加强肾素－血管紧张素系统抑制剂的肾脏保护作用。在 1 型糖尿病患者中，极低的钠盐摄入 (尿钠排泄 ≤50 mmol/d) 可增加 ESRD 及死亡风险。因此，推荐糖尿病肾脏疾病患者盐的摄入在 3~6 g/d。对于合并高钾血症的患者，还需要限制钾盐摄入。可根据患者的合并症情况、使用药物、血压及血生化检查进行个体化调整。

体力活动可使早期糖尿病患者的尿蛋白短暂轻度升高，但长期规律的、合理的运动可减轻体重，改善脂质代谢，控制血糖、血压，提高生活质量，有助于糖尿病肾脏疾病防治。推荐患者每周进行 5 次，每次 30 分钟与心肺功能相匹配的运动。对于肥胖或超重的 2 型糖尿病患者，建议通过饮食、运动合理减轻体重。研究显示减重 (通过限制热量、增加运动，使体重至少下降 7%) 可显著降低肥胖或超重 2 型糖尿病糖尿病肾脏疾病发生和进展风险。但对于慢性肾脏病 4~5 期的糖尿病患者，减重获益不明确。

吸烟是糖尿病患者白蛋白尿及肾功能进展的危险因素，戒烟或减少吸烟是糖尿病患者预防或控制糖尿病肾脏疾病进展的重要措施。研究发现糖尿病患者吸烟量越大，UACR 越高，糖尿病肾脏疾病患病率越高。建议糖尿病肾脏疾病患者戒烟限酒，男性患者每天饮酒量应小于 2 个酒精单位，女性小于 1 个酒精单位，1 个酒精单位酒约合 14 g 纯酒精，相当于酒精体积分数 12%

红酒 145 mL，3.5% 啤酒 497 mL 或 40% 白酒 43 mL，对患者进行饮酒后可能出现低血糖的宣教。

（二）一般药物治疗

1. 高血糖的治疗　美国 DCCT 研究证明，1 型糖尿病患者胰岛素强化治疗后，糖尿病肾脏疾病的危险性降低 35%~56%；英国 UKPDS 研究证明，2 型糖尿病患者用口服降糖药或胰岛素强化治疗后，发生糖尿病肾脏疾病和 ESRD 的患者明显减少。控制高血糖有利于疾病防治。糖尿病肾脏疾病患者的血糖控制应遵循个体化原则。血糖控制目标：糖化血红蛋白（HbA1c）不超过 7%。eGFR <60 mL/$(min \cdot 1.73 \ m^2)$ 的糖尿病肾脏疾病患者 HbA1c $\leq 8\%$。对老年患者，HbA1c 控制目标可适当放宽至 8.5%。由于慢性肾脏病患者的红细胞寿命缩短，HbA1c 可能被低估。在慢性肾脏病 4~5 期患者中，可用果糖胺或糖化血清白蛋白反映人血控制水平。近期的研究表明，钠 - 葡萄糖共转运蛋白 2（sodium-glucose cotransporter 2，SGLT2）抑制剂具有降糖以外的肾脏保护作用，胰高糖素样肽 - 1（glucagon-like peptide 1，GLP-1）受体激动剂可改善肾脏结局。对于合并慢性肾脏病的 2 型糖尿病患者，可考虑优选有肾脏额外保护的降糖药物。2018 年美国和欧洲糖尿病学会关于 2 型糖尿病高血糖管理的共识推荐：合并慢性肾脏病的 2 型糖尿病患者，若使用二甲双胍后血糖不达标，且 eGFR 在合适水平，可优选 SGLT2 抑制剂；如 SGLT2 抑制剂不耐受或有禁忌，宜选择 GLP-1 受体激动剂。糖尿病肾脏疾病常伴有视网膜病变，部分患者合并心力衰竭、骨骼疾病、糖尿病足等，在降糖药的选择中也需权衡利弊，选用有利于控制并发症或不加重并发症的抗高血糖药物。

抗高血糖药物包括双胍类、磺脲类、格列奈类、α - 糖苷酶抑制剂、噻唑烷二酮类、二肽基肽酶Ⅳ抑制剂、GLP-1 受体激动剂、SGLT2 抑制剂及胰岛素。

二甲双胍主要以原形经肾小管排泄。作为 2 型糖尿病控制血糖的首选药物，二甲双胍本身不会对肾功能有影响，在肾功能不全时，二甲双胍可能在体内蓄积，甚至引起乳酸性酸中毒。临床上需根据患者 eGFR 水平决定二甲双胍是否可以使用及用药剂量：eGFR 在 45~59 mL/$(min \cdot 1.73 \ m^2)$ 减量，eGFR <45 mL/$(min \cdot 1.73 \ m^2)$ 禁用。美国/欧洲糖尿病学会联合建议放宽二甲双胍用于中度肾功能不全 2 型糖尿病患者的限制，仅在 eGFR <30 mL/

（min · 1.73 m²）患者中禁用，eGFR 在 30～45 mL/（min · 1.73 m²）的患者依然安全，但应减少药物剂量。蛋白尿并非使用二甲双胍的禁忌。二甲双胍应在患者应激状态时（如严重感染、急性心力衰竭、呼吸衰竭等）停用，特别是当患者有急性肾损伤时。

碘化造影剂或全身麻醉术可能对二甲双胍的肾脏排泄有一定影响。对于 eGFR > 60 mL/（min · 1.73 m²）的糖尿病患者，造影或全身麻醉术前不必停用二甲双胍。对于 eGFR 在 45～60 mL/（min · 1.73 m²）的糖尿病肾脏疾病患者，使用造影剂前或全身麻醉术前 48 小时应当暂时停用二甲双胍，完成至少 48 小时后复查肾功能无恶化才可继续用药。

大部分磺脲类药物（如格列苯脲、格列齐特、格列吡嗪等）由肝脏代谢，原形及代谢物主要经肾脏排泄，因此在肾功能受损的患者中可能蓄积。由于磺脲类药物促进胰岛素分泌，eGFR 下降患者接受磺脲类药物治疗的低血糖风险增加，应加强血糖监测。一般情况下多数磺脲类药物在慢性肾脏病 1～2 期无须调整剂量，3 期减量，4～5 期禁用。格列喹酮通过胆汁在粪便中排出，仅有 5% 通过肾脏排出，用于慢性肾脏病 1～3 期的 2 型糖尿病患者时无须调整剂量，4 期需谨慎用药，5 期禁用。瑞格列奈及其代谢产物主要经肝脏代谢，通过胆汁排泄，少部分经肾排泄，因此瑞格列奈可应用于肾功能不全患者，但对慢性肾脏病 4、5 期或肾脏移植、透析者，建议减少剂量，以降低患低血糖风险。那格列奈主要在肝脏代谢，83% 经过尿液排泄，但在 eGFR 15～50 mL/（min · 1.73 m²）的糖尿病患者中生物利用度和半衰期与健康人相比差别不大；轻中度肾脏损伤无须调整剂量，在慢性肾脏病 5 期患者，其活性代谢产物水平蓄积，应谨慎使用。

α-糖苷酶抑制剂（如阿卡波糖、米格列醇、伏格列波糖等）口服后被胃肠道吸收不到 1%，故一般认为对肾功能无影响。但随着肾功能降低，α-糖苷酶抑制剂及其代谢产物的血药浓度显著增加，eGFR < 25 mL/（min · 1.73 m²）的患者应禁用阿卡波糖，eGFR < 30 mL/（min · 1.73 m²）的患者应慎用伏格列波糖。

噻唑烷二酮类药物（如吡格列酮和罗格列酮）主要经过肝脏代谢，大部分吡格列酮经胆汁由粪便清除。罗格列酮可被完全代谢，无原形药物从尿中排出，其代谢产物从尿液（64%）、粪便（23%）排出，肾功能下降的患者无须调整剂量。严重肾功能障碍者应禁用吡格列酮。需要注意的是，噻唑烷二酮类药物可增加水钠潴留风险，对于纽约心脏学会标准心功能Ⅲ～Ⅳ级患者，不宜使用。

GLP-1 受体激动剂包括利拉鲁肽、艾塞那肽、利司那肽等，利拉鲁肽代谢产物可通过尿液或粪便排泄；艾塞那肽经蛋白水解酶降解后，主要通过肾小球滤过消除；利司那肽通过肾小球滤过清除，然后经过肾小管重吸收及后续的代谢降解，产生更小的肽和氨基酸，再次进入蛋白质代谢过程。这类药物均可应用于慢性肾脏病 1~3 期患者，ESRD 患者不建议使用。有随机对照研究观察了 GLP-1 受体激动剂在心血管高风险 2 型糖尿病患者中的心血管安全性，其肾脏结局（次级终点）显示 GLP-1 受体激动剂可降低肾病风险，延缓肾脏疾病进展。LEADER 研究显示，与安慰剂相比，利拉鲁肽使复合肾脏事件（新发持续性大量白蛋白尿、持续性血清肌酐水平加倍、ESRD 或肾脏疾病死亡）的风险降低 22%。ELIXA 研究也证实利司那肽可降低合并大量白蛋白尿的 2 型糖尿病患者蛋白尿的进展，并使新发蛋白尿的风险降低 19%（$P = 0.040$）。GLP-1 受体激动剂是否具有降糖之外的肾脏获益，尚需等待以肾脏事件为主要终点的临床研究证实。

DDP-4 抑制剂包括利格列汀、西格列汀、沙格列汀、维格列汀及阿格列汀等。利格列汀主要以原形通过肠肝系统排泄，肾排泄低于给药剂量的 5%，因此用于慢性肾脏病 1~5 期的患者均无须调整剂量。西格列汀主要以原形从尿中排泄，eGFR > 50 mL/（min·1.73 m²）不需要调整剂量，eGFR 在 30~50 mL/（min·1.73 m²）之间剂量减半，eGFR < 30 mL/（min·1.73 m²）减为 1/4 剂量。沙格列汀在肝脏代谢，通过肾和肝排泄，eGFR < 45 mL/（min·1.73 m²）剂量减半。维格列汀代谢后约 85% 通过尿液排泄，中度或重度肾功能不全患者中剂量减半。阿格列汀主要以原形通过尿液排泄，中度肾功能受损患者剂量减半，重度患者使用 1/4 剂量。有研究显示 DPP-4 抑制剂可能具有降低尿白蛋白的作用，但能否减少 ESRD 等肾脏终点事件风险尚缺乏证据。

SGLT2 抑制剂包括达格列净、恩格列净和卡格列净等。达格列净及相关代谢产物主要经肾脏清除，一般 eGFR < 60 mL/（min·1.73 m²）时不推荐使用，但有研究显示在 45~60 mL/（min·1.73 m²）时使用达格列净是安全有效的。恩格列净经粪便（41.2%）和尿液（54.4%）消除，eGFR < 45 mL/（min·1.73 m²）禁用。卡格列净经粪便（51.7%）和经尿液（33%）排泄，eGFR 在 45~60 mL/（min·1.73 m²）时限制使用剂量为每日 100 mg，eGFR < 45 mL/（min·1.73 m²）的患者不建议使用。SGLT2 抑制剂

的降糖作用随肾功能减退而下降，直至无明显疗效。SGLT2 抑制剂可能增加尿路及生殖道感染风险，患者应适量增加饮水，保持外阴清洁，必要时给予监测和治疗。此类药物除通过抑制 SGLT2 降糖外，还具有降压、减重、降低尿酸等额外获益，上述作用可能与管球反馈、肾脏局部血流动力学改善以及某些代谢效应有关。多项随机对照研究观察了 SGLT2 抑制剂在心血管高风险 2 型糖尿病患者中的心血管安全性，对肾脏次要终点进行了分析。在 EMPA-REG 预后试验中，相比安慰剂，恩格列净使肾脏终点（包括进展至大量蛋白尿，血清肌酐翻倍，开始肾脏替代治疗，或因肾脏疾病死亡）的风险下降 39%，其中血清肌酐翻倍的发生风险降低 44%。CANVAS 的研究结果表明，相比安慰剂，卡格列净可使复合终点（持续肌酐翻倍、ESRD、因肾脏疾病死亡）的风险下降 47%，其中白蛋白尿进展风险降低 27%。在 DECLARE 的研究中，相比安慰剂，达格列净可使肾脏终点 [eGFR 下降 40% 至 60 mL/(min·1.73 m^2)，新发 ESRD，因肾脏疾病死亡] 的风险下降 47%。以肾脏结局作为主要终点的 CREDENCE 研究纳入了 2 型糖尿病合并慢性肾脏病患者 [eGFR 30 ~ 90 mL/(min·1.73 m^2)]，在中期分析时就已提前达到了预设的疗效终点（ESRD、血清肌酐翻倍、肾脏或心血管死亡的复合终点），证实卡格列净具有降糖以外的肾脏保护作用。其他 SGLT2 抑制剂以肾脏结局为主要终点的临床试验（如 DAPA-CKD、EMPA-KIDNEY）还在进行中。

胰岛素治疗的目的是改善血糖控制，没有确凿证据表明胰岛素治疗有降糖之外的肾脏获益。在糖尿病肾脏疾病的早期阶段，由于胰岛素抵抗增加，胰岛素需求可能增加。对于中晚期糖尿病肾脏疾病患者，特别是慢性肾脏病 3b 期及以下者，肾脏对胰岛素的清除减少，胰岛素需求量可能下降。对于慢性肾脏病 3 ~ 5 期患者在联合应用胰岛素和胰岛素促泌剂时应小心，因为低血糖的风险很高。对于老年患者应尽量优先选择基础胰岛素，从而避免低血糖发生。

2. 高血压的治疗　血压升高不仅是糖尿病肾脏疾病发生发展的重要因素，也是决定患者心血管病预后的主要风险因素。在糖尿病患者中，血压对肾功能的影响也很突出，收缩压超过 140 mmHg（1 mmHg = 0.133 kPa）的患者，肾功能下降速度为每年 13.5%，而收缩压 < 140 mmHg 者每年肾功能下降的速度是 1%。UKPDS 研究显示，采用严格的血压控制显著减少了 2 型糖尿病患者微血管病变发生的风险。大量临床观察也证实，严格控制高血压

能明显减少糖尿病肾脏疾病的发生发展。

对伴有糖尿病肾脏疾病，尤其是白蛋白尿的患者，血压应控制在 130/80 mmHg 以下，但舒张压不宜低于 70 mmHg，老年患者舒张压不宜低于 60 mmHg。对糖尿病伴高血压且 UACR > 300 mg/g 或 eGFR < 60 mL/（min·1.73 m^2）的患者，强烈推荐 ACEI 或 ARB 类药物治疗，不仅可减少心血管事件，而且可延缓肾病进展，包括 ESRD 的发生。对伴高血压且 UACR 为 30 ~ 300 mg/g 的糖尿病患者，推荐首选 ACEI 或 ARB 类药物治疗，可延缓蛋白尿进展和减少心血管事件，但减少 ESRD 风险的证据不足。对不伴高血压但 UACR ≥ 30 mg/g 的糖尿病患者，使用 ACEI 或 ARB 类药物可延缓蛋白尿进展，但尚无证据显示 ACEI/ARB 可带来肾脏终点事件（如 ESRD）获益。有研究显示双倍剂量的 ACEI/ARB 类药物治疗可能获益更多。对不伴高血压，无白蛋白尿且 eGFR 正常的糖尿病患者，不推荐使用 ACEI 或 ARB 类药物进行糖尿病肾脏疾病的一级预防。ACEI/ARB 治疗期间应定期随访 UACR、血清肌酐、血钾水平，调整治疗方案。ACEI/ARB 禁用于伴有双侧肾动脉狭窄的患者。建议用药初期两个月，每 1 ~ 2 周应监测血肌酐和血钾，如无异常变化，可以酌情延长监测时间；如果用药 2 个月内血清肌酐升高幅度 > 30% 常提示肾缺血，应停用该类药物；如出现高钾血症，也应停用该类药物并及时治疗。

临床研究显示，血清肌酐 ≤ 265 μmol/L（3.0 mg/dL）的患者应用 ACEI/ARB 类药物是安全的，但也应监测血清肌酐和血钾。血清肌酐 > 265 μmol/L 时应用 ACEI/ARB 类药物是否有肾脏获益尚存争议。多项临床研究及 Meta 分析显示，联合使用 ACEI 和 ARB 类与单用 ACEI 或 ARB 类药物相比，并不改善肾脏终点结局及心血管事件发生率，反而会增加不良事件（高钾血症、急性肾损伤、刺激性干咳等）发生率。因此，不推荐联合使用 ACEI 和 ARB 类药物。

盐皮质激素受体拮抗剂（mineralocorticoid receptor antagonist，MRA），常用螺内酯和依普利酮。多项小样本随机对照研究显示，MRA 与 ACEI 或 ARB 联用可有效控制难治性高血压，降低尿蛋白，并且可能降低心血管事件发生率，但联合 MRA 治疗可能会增加高血钾风险。

钙离子拮抗剂是一类无绝对肾脏禁忌证的降压药物。在肾功能受损时，长效钙离子拮抗剂无须减低剂量。β 受体阻滞剂常用药包括美托洛尔和比索洛尔等，肾功能异常对美托洛尔的清除率无明显影响，糖尿病肾脏疾病患者无须调整剂量，但比索洛尔从肾脏和肝脏清除的比例相同，eGFR < 20 mL/（min·1.73 m²）时每日剂量不得超过 10 mg。氢氯噻嗪在中重度肾功能损害患者中效果较差，eGFR < 30 mL/（min·1.73 m²）的糖尿病肾脏疾病患者应慎用；呋塞米片在肾功能中重度受损时仍可使用，必要时应加大剂量。α受体阻滞剂多在肝脏代谢，由粪便排出，少部分经尿液排泄，故肾功能损伤患者大多无须改变剂量。糖尿病肾脏疾病患者血压无法达标时，可联用不同机制的降压药物。

3. 高脂血症的治疗 CKD 是脑血管疾病的独立危险因素，而脑血管疾病又可增加慢性肾脏病患者死亡风险，多数糖尿病肾脏疾病患者死于 CVD，并非 ESRD。血脂是脑血管疾病的可控危险因素，良好的血脂管理可改善糖尿病肾脏疾病患者预后。

进行调脂药物治疗时，推荐降低 LDL-C 作为首要目标，非 HDL-C 作为次要目标。目前尚无大规模、高质量的临床研究对糖尿病肾脏疾病患者 LDL-C 治疗目标进行探索。研究表明 eGFR 下降 [eGFR < 60 mL/（min·1.73 m²）] 是冠心病的危症，因此推荐糖尿病肾脏疾病患者血脂治疗目标为：有动脉粥样硬化性心血管疾病病史或 eGFR < 60 mL/（min·1.73 m²）等极高危患者 LDL-C 水平小于 1.8 mmol/L，其他患者应小于 2.6 mmol/L。

研究显示，他汀类药物对肾功能无不良影响，在患者可耐受的前提下，推荐糖尿病肾脏疾病患者接受他汀类药物治疗。中等强度他汀（可使 LDL-C 水平降低 25%~50%）是可选的 LDL-C 治疗药物。常用的他汀类药物包括阿托伐他汀、辛伐他汀、氟伐他汀、瑞舒伐他汀和普伐他汀等。当糖尿病肾脏疾病患者处于慢性肾脏病 1~3 期，他汀类药物的使用无须减量；处于慢性肾脏病 4~5 期时，阿托伐他汀可无须减量，辛伐他汀应减量使用，而氟伐他汀、瑞舒伐他汀、普伐他汀均应谨慎使用。不推荐未使用他汀的透析患者开始他汀治疗，但已开始他汀治疗的透析患者可继续使用，除非出现不良反应。糖尿病肾脏疾病患者是他汀相关肌病的高危人群。在肾功能进行性减退或 eGFR < 30 mL/（min·1.73 m²）时，他汀类药物易导致糖尿病患者发生肌病，并且发病风险与他汀剂量密切相关，故应避免大剂量应用。中等强度他汀治疗 LDL-C 不能达标时，可联合应用依折麦布、前蛋白转化酶枯草溶菌素 -9 抑制剂等。因贝特类药物会增加糖尿病肾脏疾病患者肌炎、横纹肌溶解或肝脏损伤风险，同时不改善心血管事件结局，故仅推荐用于严重的高三酰甘油血症（三酰甘油 > 5.7 mmol/L），目的是降低胰腺炎风险，但在

eGFR < 30 mL/(min・1.73 m²) 时禁用。另有研究显示，烟酸类药物治疗并不改善肾脏预后，因此不推荐烟酸类药物联合他汀类药物治疗糖尿病肾脏疾病。

（三）其他防治措施

慎用具有肾毒性的药物，eGFR < 30 mL/(min・1.73 m²) 的患者，尽量避免非甾体抗炎药物 (non-steroidal anti-inflammatory drug, NSAID)；eGFR < 60 mL/(min・1.73 m²) 的患者使用 NSAID 时需减量；使用 RAS 系统阻断剂的患者也应谨慎联用 NSAID。中药的使用在临床上较为普遍，应避免使用具有潜在肾毒性的中药如含马兜铃酸的中草药或植物。

糖尿病患者发生急性肾损伤的风险高于非糖尿病患者。糖尿病肾脏疾病患者短期内血清肌酐快速增加、eGFR 明显下降应警惕急性肾损伤。慢性肾脏病是急性肾损伤的独立危险因素。一些药物如 NSAID 可能引起急性肾损伤，另一些影响肾血流动力学的药物如 ACEI、ARB、利尿剂等，亦可能诱发急性肾损伤。其他导致急性肾损伤的原因包括感染、尿路梗阻，使用某些抗菌药物、放射造影剂等。如临床高度怀疑急性肾损伤，应停用上述药物、干预原发疾病，根据患者病情适当给予补液、改善循环等支持治疗，必要时可考虑透析。

糖尿病患者感染风险较高，常可合并细菌、真菌、病毒感染。研究显示，幽门螺杆菌与糖尿病患者白蛋白尿及糖尿病肾脏疾病发生密切相关。我国台湾的一项回顾性研究显示，流感疫苗不仅可以降低糖尿病肾脏疾病风险，还与住院、入住 ICU 及死亡风险下降有关；此外，注射流感疫苗的患者，糖尿病相关费用下降；建议糖尿病患者定期注射流感疫苗、肺炎疫苗。

造影剂肾病 (contrast-induced nephropathy, CIN) 指注射碘造影剂后 72 小时内，血肌酐水平升高 44.2 μmol/L (0.5 mg/dL) 以上或较基础值升高 25%。糖尿病肾脏疾病患者是 CIN 的高危人群。此外，女性、低血压、心力衰竭、高龄 (>75 岁)、贫血等亦是 CIN 的高危因素。发生 CIN 的糖尿病患者预后更差，故预防 CIN 尤为重要。建议糖尿病患者在造影前接受专业医师的仔细评估，尽量纠正 CIN 高危因素。推荐在造影前，使用足量生理盐水对 CIN 高危患者进行静脉水化 [1 mL/(kg・h)，于造影前 6~12 小时输注]。推荐给予糖尿病肾脏疾病患者能满足检查要求的最小剂量造影剂，尽量使用低渗非离子型造影剂，并注意监测肾功能变化。发生 CIN 后，患者如出现少尿，可考虑肾脏替代治疗。

五、中医药治疗

（一）辨证要点及治则

本病发病之初，多以阴虚燥热为主，涉及肺肝肾；病变后期，则阴损及阳，伤及心脾，脾肾阳虚。常见气阴两虚、阴阳俱虚、肾体受损为本，燥热、水湿、瘀血为标。治疗以扶正祛邪、攻补兼施为原则，可根据本虚标实的具体情况，灵活立法，调和脏腑阴阳。有学者认为，攻邪应以甘寒清热、活血化瘀、渗湿利水、解毒泄浊为主，补虚应以滋阴生津、益气养阴、滋补肝肾、益精温肾、健脾益气为要，注意"治实勿忘其虚"，不可偏废。

（二）辨证论治

（1）阴虚燥热，气虚血瘀

主证：神疲气短，口干咽燥，手足心热，烦渴多饮，多食消瘦，尿频清长，腰酸乏力，舌质暗红苔干，脉细偏数。

治法：益气养阴，清热活血。

方药：知柏地黄汤加减。知母、黄柏、山茱萸、麦冬、太子参、山药、生地黄、双花、黄连、玄参、桃仁、玉竹、丹参等。补气药可重用太子参、山药，滋阴药则不宜厚味，夜尿多者加黄精、覆盆子以缩尿，蛋白多加黄芪、苍术以益气燥湿。

（2）肝肾阴虚，气虚血瘀

主证：双目干涩，五心烦热，口干苦饮，腰酸腰痛，大便干结，舌红少苔，脉沉细而数。

治法：滋养肝肾，益气活血。

方药：六味地黄丸加减。生地黄、玄参、丹参、枸杞子、山茱萸、太子参、当归、山药、茯苓、女贞子、墨旱莲等。若伴肝阳上亢可加白蒺藜、怀牛膝、磁石、龙骨等平肝潜阳，如湿热依附为虐，当滋阴与清化并举，权衡轻重缓急，用药有所侧重，心烦者加竹叶以清心火，夜寐不安者加灵芝以养心安神。

（3）脾肾气虚，瘀浊内蕴

主证：气短乏力，纳少腹胀，四肢不温，腰膝酸软，夜尿清长，舌体胖大，质淡有齿痕，脉虚弱。

治法：补益脾肾，益气活血。

方药：自拟方。黄芪、川芎、山茱萸、灵芝、黄精、当归、太子参、桂枝等。

（4）脾肾阳虚，瘀浊内阻

主证：畏寒肢冷，少气懒言，口淡不渴，高度水肿，腰酸腿软，胸闷气急，动则气喘，面色萎黄或苍白，神疲乏力，尿少，夜尿多，舌淡胖，脉沉细。

治法：温肾利水，化瘀泄浊。

方药：金匮肾气丸加减。炮附子、肉桂、熟地黄、山茱萸、淫羊藿、巴戟天、黄芪、桃仁、黄精、当归等。温补和利水药同用，不可偏执一端。温脾肾药除附子、干姜外，还可选用仙茅、淫羊藿、巴戟天等温润之品。胸闷气急不能平卧者，加葶苈子泄水、人参以补心气；腹胀者，加枳实、木香以行气消胀；水肿剧者，加水蛭以活血利水；恶心、呕吐者，加紫苏、川连、半夏、煅瓦楞以和胃止呕；肤痒者，加地肤子、白鲜皮以祛风燥湿。

（三）食疗方

1. 山药汤　鲜山药100 g。用法：水煎，1次服用，山药和汤均可食用。若长期服用，可加莲子10枚，莲须10 g，同煎服用。功效：健脾益肾。主治：蛋白尿、高血糖。

2. 南瓜粉汤　南瓜30 g。用法：晒干研粉，熬汤。功效：补气健脾。主治：高血糖。

3. 胡萝卜根山楂汤　胡萝卜根100 g，山楂30 g。用法：适量水煎服。功效：理气活血。主治：高血糖、高血脂及高血压。

4. 黄芪炖鸡　黄芪30 g，母鸡1只。用法：母鸡与黄芪熬汤。功效：益气固表，利水消肿，补虚温中，填髓补精。主治：蛋白尿，但肾功能不全者慎用。

5. 知母枸杞粥　知母、枸杞各10 g，山药、茯苓各5 g，粳米100 g。用法：先煎知母去渣，再加入枸杞、山药、茯苓、粳米等煎熬成粥。功效：益气养阴。主治：蛋白尿。

六、调护与转归

（一）调摄

具体可以分为 3 级：一级预防是避免糖尿病发病，应加强对高危人群生活方式的指导，防止多食、肥胖，增强锻炼；二级预防是及早检出，有效治疗糖尿病；三级预防是延缓和（或）防治并发症。预防工作应由卫生健康管理部门、医疗机构、社区及患者密切结合，才能真正收到预期的效果。

（二）护理

早期应鼓励患者轻微活动，如练气功打太极拳、散步等，避免重体力和急剧运动；后期病情日趋严重时，应增加卧床休息的时间，有利于改善肾血流量。饮食上，严格控制糖类（碳水化合物）、蛋白质、钾、钠摄入，严禁烟酒，劳逸适度。

（三）预后转归

预后不良。一般认为发展到晚期后，其病程不可逆，若不治疗，肾小球滤过率将会每月下降 1 mL/min。一般而言，从出现蛋白尿到死于尿毒症，平均间隔 10 年，每日尿蛋白大于 3 g 者，多在 6 年内死亡。

七、临床经验分享

（一）因时制宜

一则是世殊时异，当前人群或为夜间烦劳，或为日常劳神，形体久坐，心神耗散，或为手机所累，或为电脑所困，日久暗耗真阴，肝肾不足之象常见，既往的久病肾虚、年老肾虚改变为中年危机、青年肾亏。二则是注意顺天应人，从运气学说的角度分析疑难病案，以运气方与经方合用取效。

（二）杂合以治

疾病治疗过程，不局限于一家之言，应中西并用、内外合参。强调辨证使用中成药，辨证使用中药一则重视药物的基本功效，二则重视还原药物功效的理论基础，从四气、五味、六经等方面分析药物。强调外用治法结合内服中药，常用方式如灌肠治疗，急诊可以针刺治疗。强调重剂治沉疴，在避免使用肾毒性中药的情况下，适当增加药物剂量和服用药物次数。

（三）心身同调

一是注重健康宣教，改变患者认知方式，减轻心理负担，增加治疗依从性，可以结合中西医理论基础给予心理疏导、西医药物治疗及中医辨证施治。二是注重家庭治疗，在烟、酒、盐摄入及血压、血糖监测方面，获取家庭成员支持。

八、中医名家经验

糖尿病可归属为中医学"消渴病"范畴，最早在《灵枢》中"消瘅"的记载，就与糖尿病相类似，以后又有进一步认识如《古今录验》中提到"渴而饮水多，小便数，甜者皆是消渴病也"。关于糖尿病肾脏疾病，中医典籍中无明确记载，但"小便至甜，有膏"揭示了消渴病后期出现尿液异常，"焦枯消瘦"也与糖尿病肾脏疾病后期表现相符。

消渴病病机以阴虚燥热为主，糖尿病肾脏疾病蛋白尿的产生是由于燥热久损肾之气阴，肾失固涩，水谷精微下泄，故见小便混浊，泡沫较多，甚则脾肾衰败，湿浊内停，湿阻瘀生，形成肾衰之证。结合糖尿病肾脏疾病的病理变化，可见高血糖等形成肾小球硬化，既首先出现代谢亢进，可参照燥热标实论治，若病邪不解，燥热伤阴，肾阴受损，精微不固，则形成蛋白尿。在此过程中，燥热阴伤互结，湿热瘀血互结，逐步形成肾小球硬化。蛋白尿的中医辨证治疗基本可以分为三期进行辨证治疗。①微量蛋白尿期：此期以阴虚燥热为主，主要表现烦渴多饮，多食善饥，口干舌燥，尿频量多，舌边尖红，苔薄黄少津，脉洪数。往往血糖控制不佳或不甚稳定。临床检查有超标白蛋白或微量蛋白尿。此期可采用清热养阴的治法，控制其过高代谢，减少其高滤过现象，可用人参白虎汤合消渴方加减，常用药有太子参、生地黄、生石膏、知母、山药、天花粉、沙参、黄连、麦冬、石斛等。②临床肾病期：此期以湿瘀阴伤为主，主要表现多量甚或大量蛋白尿，甚至有水肿发生，或伴头晕眼花、血压高，舌边尖红或有瘀点，苔薄或黄腻，脉弦。因为持续性蛋白尿导致低蛋白血症形成水肿，由于水肿水湿内停，湿热内蕴，症见舌苔腻或黄腻，方宜用知柏地黄丸合桃红四物汤加减，药用知母、黄柏、生地黄、山茱萸、山药、泽泻、茯苓、牡丹皮、丹参、桃仁、红花、川芎、石韦、白花蛇舌草、马鞭草、益母草等。③肾功能不全氮质血症期：此期以肾虚湿热、湿毒内蕴为主要病机，表现神疲乏力，少气懒言，面色少华，尿频泡沫多，或见下肢水肿，舌淡边有齿印，苔黄或灰腻，脉濡或滑。治法应以补肾泄浊为主，方用真武汤合二陈汤加减。在辨证治疗的同时，据情选用雷公藤制剂、大黄制剂和清热解毒药、清化湿热药，对于控制蛋白尿也是十分必要的。

陈以平教授认为，本病以气阴两虚为本，以燥热内生、水湿潴留、湿浊内蕴为标，总属本虚标实之证。一般初期多为肺脾燥热、阴精亏耗，为正虚邪实证。病至后期，精气俱损，肝肾两伤，可发展为气阴两虚、肝肾阴虚、阴阳两虚、阳虚水泛，终致正衰邪实，阴竭阳亡，对其辨证应明辨脏腑、阴阳、气血及标本主次。初期多饮、多食、多尿、尿浊，当辨肺燥、肺热的偏盛及阴津亏耗之不足，病至后期，脏腑虚损，以正虚为主，或兼有邪实，须辨虚损及湿、瘀、浊各异，治疗上攻邪以甘寒清热、活血化瘀、渗湿利水、解毒泄浊为主；补虚以滋阴生津、益气养阴、滋补肝脏、益精温肾为要，注意"治实勿忘其虚"，不可偏废，治宜益气生津，滋阴润燥，可用黄芪、灵芝、益母草、山药、麦冬、生地黄、熟地黄、黄精、白芍、党参、丹参、茯苓、当归、山茱萸。脾肾阳虚型，治宜健脾补肾，利水消肿，药用黄芪、菟丝子、葫芦瓢、桂枝、炮附子、制大黄、猪苓、茯苓、苍术、白术、淫羊藿、益母草、党参、丹参、枸杞子。阴阳两虚型，治宜温补脾肾，利湿泄浊，药用党参、丹参、黄芪、黄精、当归、淫羊藿、首乌、桑寄生、杜仲、猪苓、茯苓、大黄、柴胡、黄连、半夏。加减：伴有眼底视网膜病变，视物不清者，酌加青葙子、草决明、女贞子、菊花；伴疮疡者，酌加金银花、蒲公英、紫花地丁等；疮疡日久不愈者加用鹿角霜。血糖高者可用蚕茧壳、葛根、番石榴、苦瓜、牛蒡子、黄精等。

程益春教授认为，糖尿病属中医"消渴病"范畴，阴虚燥热、气阴两虚、阴阳两虚是其发生发展的重要病机，至病情发展到糖尿病肾脏疾病阶段，气阴两虚是主要病机。本病临床上突出表现为倦怠乏力、口干、消瘦、面色苍白等。中医认为，"气虚血必瘀""阴虚血必滞"，瘀血阻络是病机发展之必然，舌质暗为主要表现。故基本病机为气阴两虚、瘀血阻络，基本治则为益气养阴、活血通络。常用药物有：①益气药，如生黄芪、太子参、西洋参等，最常用为生黄芪，用量一般为 30～60 g。张锡纯谓消渴"多由于元气不升"，程老认为脾虚与消渴病密切相关，并在国内较早提出"脾虚致消"及"理脾愈消"理论。②养阴药，如山药、山茱萸、生地黄、女贞子、枸杞子、天花粉等。③活血药，如水蛭、当归、赤芍、川芎等，水蛭为常用之品，常用量为 3 g。程老认为消渴病为虚实夹杂之证，虚与滞并存，应慎用力峻破血之品，水蛭最喜食人之血而性又迟缓，迟缓则气血不伤，善入则坚积易破，借其力以攻积之久滞。程老认为，阳虚是疾病发展过程中一个质的改变，而水肿的出现则是病情加重的重要标志。因此，及早使用温阳药物成为程老治疗的一大特色。多选用熟附子、肉桂、淫羊藿等，具有"未病先防"及"既病防变"的双重含义。程老善用对药治疗本病，常用熟大黄与肉桂配伍，肉桂可少火生气、温通血脉、阴中求阳、温补肾阳，熟大黄可泄热、通腑、活血。熟大黄与诸药同煎，且无气分药（枳实、厚朴等）并行，泄下力缓，可防暴泄伤正，一般用量为 3～9 g。熟大黄与肉桂配伍，一温一寒，一补一泻，寒温并用，属温通之剂。常用黄芪与山药配伍，黄芪甘温，补中益气、升阳止渴，山药甘平，益脾阴、固肾精，二药气阴兼顾，健脾益气生津，补肾涩精止遗，使脾气健旺，下元固壮，程老认为早期气阴双亏为其主要病机，气阴双补为治疗之主法。常用冬葵子配芡实，冬葵子利水、滑肠，芡实补脾、固肾，二者补泻同施，标本兼顾。

吕仁和教授认为，本病早期的特点是肾小球滤过率增高，尿白蛋白排出率为 20～200 μg/min，血压轻度增高临床表现为阴虚肝旺者，常食欲旺盛，怕热汗多，便干尿黄，口渴多饮，口苦咽干，烦躁易怒，舌红苔黄，脉弦细数，治宜养阴柔肝、行气清热。药物治疗同时可配合食疗，白萝卜尤能行气，水萝卜尤可生津，小白菜擅长养阴，可减轻口苦咽干、急躁易怒、尿黄便干等症，忌煎炸油腻和辛辣食品。临床表现为阴虚阳亢者，常饮食旺盛，怕热喜凉，便干尿黄，头晕目眩，舌质暗红，苔黄，脉弦细数，治宜滋阴潜阳、佐以清热，可配合糯米、绿豆、牛奶，牛奶可滋阴潜阳，可吃萝卜、芹菜馅饺子，以清热、降脂、降压。临床表现为气阴两虚者，多疲乏无力，不耐劳作，怕热自汗，时有烦热，便干尿黄，舌胖暗红，苔粗黄，脉细无力，治宜益气养阴、活血清热，可主食山药粥或饭（将山药去皮切块与米同煮，其味道鲜美）、大白菜、小白菜加鸡蛋，或少许猪肉，既可益气又能养阴。疾病中期出现大量白蛋白尿，临床表现为肝肾阴虚者，可见腰膝酸软，疲乏无力，头晕目眩，烦热多汗，双目干涩，视物模糊，大便燥结，舌胖暗红，苔黄，脉弦细数，治宜益气养血、调补肝肾，主食精大米、精白面，可加入牛奶，酌情服用烤白薯、怀山药。临床表现为脾肾阳虚者，常腰背肢体酸痛沉重，乏力，饭后腹胀，畏寒肢冷，面足水肿，大便溏，舌胖嫩，苔白滑，脉滑数，治宜健脾益肾、补气养血。

高彦彬观察止消通脉宁（含黄芪、生地黄、莪术、鬼箭羽、大黄等）对链尿佐菌素诱导DM模型大鼠肾脏肥大的影响，结果表明：该方可明显减轻肾小球基膜增厚，抑制系膜基质增加。黄翠玲组方济肾汤（黄芪、生地黄、益母草、葛根、丹参各30 g，玄参、女贞子、麦冬、川芎各15 g，桃仁、水蛭各10 g）可明显降低DM大鼠肾重/体重比值，减少GBM厚度及系膜PAS阳性染色区体密度。吕仁和等参考西医分型原则，将本病分为早、中、晚三期。早期辨证分为肝肾阴虚、肺肾阴虚、阴阳气虚、肺肾阳虚四种证型，以及气郁、结热、燥热、湿热、热毒五种邪实证候；中期分气血阴虚、气血阳虚、阴阳气虚、肺肾气虚、心肾气虚均伴浊毒内留五种证型，有痰饮、虚风内动、浊毒伤血等证候；晚期证型、证候与中期基本相同。早期大抵选用生地黄、山茱萸、何首乌、墨旱莲、女贞子、麦冬、黄芪等补之，以黄连、赤芍、丹参、川芎、山楂、木香、砂仁、厚朴、苍术等泻之；中晚期则用太子参、当归、白术、黄芪、党参、女贞子、墨旱莲、冬虫夏草、沙参、麦冬、五味子等补之，降浊多选用熟大黄、玄明粉、附子、猪苓、川芎、丹参等。祝谌予等治疗本病的早期病变，均以降糖药对方为主随证加减。晚期病变治疗较困难，一般对水肿明显者，温补脾肾、利水消肿；对贫血严重、面白乏力者，益气养血、补肾生精；对血肌酐、尿素氮增高，浊毒上逆而呕恶不能进食、口臭、苔厚腻者，和胃降逆、芳香化浊。

任爱华等认为三焦决渎失职是本病的基本病机，遵三焦理论分期治疗：早期治疗重点在上焦，宜温心阳、益肺气，方用苓桂术甘汤合生脉饮、甘草干姜汤治之。临床期治疗重点在中焦，宜温脾阳、益中气为主，方用温脾汤合理中汤加减。肾功能失代偿期治疗重点在下焦，治宜温肾阳、益元气，以真武汤合大补元煎为主方。林兰将此病分为肺胃气阴两虚型，心脾气阴两虚型，脾肾气阴两虚型，肝肾阴虚型，脾阳不振、水湿潴留型，肾阳虚亏、水湿泛滥型，阳虚水泛、浊毒上逆型，肝肾阴竭、虚风内动型，分别以补肺汤益胃汤加减、人参归脾汤加减、六君子汤合六味地黄汤加减、杞菊地黄汤加减、实脾饮加减、苓桂术甘汤合真武汤加减、大黄附子汤加味、羚角钩藤汤加减。

第十三章　肥胖相关性肾病

由肥胖造成的肾脏结构和功能的改变称为"肥胖相关性肾病"。研究发现，由肥胖导致蛋白尿的患者，组织学中可有肾小球肥大和（或）局灶节段性肾小球硬化病变，也有肾脏血流量增加和肾小球滤过率增高为主要临床表现的肾脏生理功能变化。

一、病因与发病机制

（一）胰岛素抵抗

肥胖患者多有高胰岛素血症，且伴有胰岛素抵抗。胰岛素能增加肾小球血浆流量和肾小球滤过率，导致肾小球高压、高灌注和高滤过，从而形成肾小球硬化。胰岛素能刺激多种细胞因子，如胰岛素样生长因子（IGF-1 和 IGF-2）等，进一步加快肾小球硬化的发生。胰岛素还能增加肾小管对尿酸的重吸收，导致高尿酸血症而加重肾脏损伤。在高胰岛素血症的刺激下，肝脏脂蛋白合成增加，出现高脂血症。高脂血症不仅可以通过系膜细胞上的低密度脂蛋白受体增加细胞因子的释放和细胞外基质的产生而导致肾小球系膜病变，而且还能直接造成肾小球足细胞的损伤和局灶节段性肾小球硬化样病变。

（二）肾脏血流动力学改变

肥胖患者的肾脏重量明显高于非肥胖患者。肥胖患者在血压正常时肾脏的血流量也会增加，导致血流动力学改变。相关研究证实，肥胖患者肾小球的滤过率、肾脏血流量都升高，分别比健康对照组增加了 51%、31%，且肾小球滤过率增加的幅度与体重呈正相关，这可能与患者的入球小动脉扩张、肾小球内静水压差增大有关。

（三）高瘦素血症

肾脏是瘦素的主要排泄器官，血浆中 81% 瘦素由肾脏排出。肥胖患者瘦素水平升高，瘦素可以刺激肾小球内皮细胞增生，增加肾小球内 TNF-β1 的含量及Ⅳ型胶原蛋白 mRNA 的转录，并通过球旁分泌机制作用于肾小球系膜细胞并使其增生；其次瘦素还可以诱导肾小球细胞的氧化应激，促进肾小球硬化的发生。

（四）高脂血症

肥胖患者常伴有脂质代谢异常，以高三酰甘油血症、低密度脂蛋白升高、高密度脂蛋白降低为特征。高脂血症作用于肾小球系膜细胞表面的低密度脂蛋白受体，增加巨噬细胞趋化因子的释放和细胞外基质的产生，还可以通过释放活性氧来氧化低密度脂蛋白，形成氧化低密度脂蛋白，巨噬细胞和系膜细胞将其吞噬后可转化为泡沫细胞，参与肾小球硬化的发生。

除上述机制之外，低密度脂蛋白和氧化低密度脂蛋白还打乱了肾脏局部前列腺素和血栓素的动态平衡，影响了肾小球血流动力学和血管的通透性，间接参与了肾小球硬化的发生。此外，高脂血症对足细胞亦有直接毒性作用，可促进蛋白尿的产生。

（五）遗传背景和环境因素

遗传背景在肥胖相关性肾病的发病中起着重要作用。有研究表明，56% 患者有肥胖家族史，41.7% 患者有高血压家族史，17.9% 患者有糖尿病家族史。还有研究发现肥胖相关性肾病的发病有种族差异，发生率最高的是高加索人群，其次为非洲裔美国人、西班牙裔人群。除遗传背景外，饮食习惯与生活习性在不同种族和人群肥胖发生率的差异中起着更重要的作用。我国的研究表明，不同地区的肥胖发生率存在明显差异，表现为北方多于南方，城市多于农村。随着我国经济的发展和饮食结构与生活习性的改变，肥胖的发生率呈骤然上升的趋势。

中医病因病机分析：本病发病多责之于脾肾两虚及痰湿内蕴。中医认为肥胖相关性肾病发生，乃是因为肥胖病理产物痰湿影响脾的散精和肾封藏的功能，同时脾肾运化水湿的功能受阻，加重痰湿，其相互作用导致中到大量蛋白尿产生。在治疗上应以脾肾为本，痰湿为标。采用温补脾肾，祛痰化湿法，应用于临床治疗肥胖相关性肾病取得了较好的疗效。

本病总属于本虚标实，脾肾虚弱，在蛋白尿形成的病机演变中起着重要作用。就邪气而言，最主要的有水湿、湿热。水湿内停，泛滥肌肤的外在表现为水肿，有时虽无水肿症状，却有头昏沉、四肢困重、舌体胖嫩有齿痕、苔滑润等水湿内停之症。水湿内停常有寒化、热化之势，寒化则为寒湿，热化则为湿热。在蛋白尿形成过程中，湿热较多见，或因病程较长，湿郁日久，易从热化，而成湿热。患者因脏器虚损，易反复感染。所谓感染，即中医的湿热或热毒。久用助阳生热之品，有助湿化热之弊，故湿热内蕴也贯穿于蛋白尿的演变过程。湿热内蕴，阻滞三焦，气机升降失常，脾胃失其升清降浊之能，导致精微下泄而致蛋白尿。由于肾脏疾病演变过程较久，"久病入络"及湿热内停，血行滞涩，阻碍三焦水道的正常运行，致使精微不能循行于正道而外泄，以致形成蛋白尿。总而言之在邪实方面多以湿热蕴结、瘀血阻络为主，在正虚方面多以脾肾两虚为主，邪正交织，缠绵难愈。

二、临床表现

肥胖相关性肾病起病隐匿。初期仅出现微量白蛋白尿，而后逐渐增多，直至出现大量蛋白尿（尿蛋白 > 3.5 g/d），肾小球滤过率增高（提示肾小球内高滤过）或正常。肥胖相关性肾病镜下血尿发生率低（20% 左右），不出现肉眼血尿；呈现大量蛋白尿时很少发生低蛋白血症及肾病综合征，可伴有轻度水肿和高三酰甘油血症。

三、诊断与鉴别诊断

（一）诊断

1. 单纯性肥胖的诊断标准　2002 年，国际生命科学学会中国办事处组织多学科专家组成了"中国肥胖问题工作组"，该工作组提出以"体重指数"（body mass index，BMI）作为判断肥胖程度的指标。具体计算方法是以体重（单位：kg）除以身高（单位：m）的平方。使用这个指标的目的在于消除不同身高对体重指数的影响，以便于人群或个体之间的比较。有关不同程度肥胖的标准为：①28 kg/m² ≤ BMI < 30 kg/m² 为Ⅰ度肥胖；②30 kg/m² ≤ BMI < 35 kg/m² 为Ⅱ度肥胖；③BMI ≥ 35 kg/m² 为Ⅲ度肥胖。

2. 肥胖相关性肾病的诊断标准　肥胖相关性肾病目前尚无统一的诊断

标准，诊断时需结合临床实验室资料并排除其他肾脏疾病。主要诊断依据如下。

（1）符合单纯性肥胖的诊断标准（BMI≥28 kg/m²）。

（2）尿常规检查有蛋白尿或随机尿微量白蛋白/肌酐，即尿 ACR≥30 mg/g，可出现大量蛋白尿，但很少出现低蛋白血症和水肿，肾功能正常或者存在不同程度的异常。

（3）代谢异常，如脂代谢异常、糖代谢异常、内分泌代谢异常、高尿酸血症等。

（4）除外其他肾脏疾病。

（二）鉴别诊断

1. 原发性肾小球肾炎或继发性肾小球肾炎　如 IgA 肾病、膜性肾病或微小病变型肾病等，多数疾病能通过临床及肾活检而明确诊断。

2. 局灶节段肾小球硬化症　临床表现为典型的肾病综合征，常伴有肾小管损伤，疾病预后不佳。肾活检病理表现为足细胞病变明显，伴肾小球节段硬化。而肥胖相关性肾病所致的局灶节段肾小球硬化性病变常发生在血管极，低蛋白血症发生率低。

3. 糖尿病肾病　肥胖相关性肾病与糖尿病肾病早期临床与病理表现相似，鉴别点主要在于临床是否达到了糖尿病的诊断标准。

四、西医治疗

（一）减轻体重

肥胖相关性肾病由肥胖导致，因此减肥是最有效的防治方法。减轻体重可显著减少尿蛋白，延缓肾脏损伤进展。减肥可采取如下措施。

（1）改变饮食和生活习惯，减少饮食热量摄入，增加体力活动。

（2）应用减肥药物。药物的治疗也需与控制饮食和增加体力活动配合，减肥药物主要有神经末梢单胺类物质再摄取抑制剂（如盐酸西布曲明）、胃肠道脂肪酶抑制剂（如奥利司他）和选择性大麻素 CBI 受体阻断剂（如利莫那班）三种。应用这些减肥药物时，必须注意其不良反应，而且这些药物通过减少尿蛋白而保护肥胖相关性肾病患者肾脏的作用还有待观察。

（3）外科手术：对于极度肥胖（BMI＞40 kg/m²）且应用上述各种方法

减肥无效的患者可考虑做胃肠改道术。

（二）胰岛素增敏剂

胰岛素抵抗在肥胖相关性肾病的发病中占有重要地位，故可考虑应用胰岛素增敏剂治疗肥胖相关性肾病，包括双胍类药物（如二甲双胍）和噻唑烷二酮类药物（如罗格列酮）。应用这两种药物治疗时必须充分了解其不良反应，肾功能不全时禁用二甲双胍，否则可引起严重的乳酸酸中毒；噻唑烷二酮类药物能导致水钠潴留，对心脏病患者有诱发心力衰竭的危险。

（三）拮抗血管紧张素Ⅱ

AngⅡ也参与肥胖相关性肾病的发病，所以可应用血管紧张素转化酶抑制剂和血管紧张素Ⅱ受体拮抗剂进行干预治疗，伴或不伴高血压的肥胖相关性肾病均可应用，目的是减少尿蛋白排泄和延缓肾脏损伤进展。但目前应用ACEI/ARB治疗肥胖相关性肾病的临床研究不多，其疗效有待大样本临床研究证实。

此外，肥胖相关性肾病患者常合并代谢综合征，因此在治疗肥胖相关性肾病时，也要同时治疗高血压、糖脂代谢失调及高尿酸血症等症。治疗这些并发症时一定要达标，对保护靶器官（包括肾脏）而言，若不达标则与未治疗无本质区别。

五、中医药治疗

（一）辨证要点

本病发展缓慢，起初以脾肾两虚为主，脾肾亏损，水液输布失司，痰浊内生，病久则虚损益甚，湿浊内蕴而化热，以至于后期形成本虚标实的结局。

（二）治疗原则

本病的特点为本虚标实，致病因素为痰和虚，病位在脾、肾，治疗时应以补虚泻实、补气化湿为重点，补肾健脾、化痰利湿为治疗原则。应急则治其标，缓则治其本，扶正为主，兼以祛邪。

（三）辨证论治

（1）脾肾气虚，下元不固

主证：形体肥胖，神疲乏力，气短懒言，面色虚浮，腰酸，尿多，余沥不尽，男子滑精早泄，女子带下清稀，蛋白尿增多，舌淡胖，苔白滑，脉细。

治法：健脾益肾，收敛固摄。

方药：补中益气汤合五子衍宗丸加减。前方益气升清，后方主补肾益精，旨在收涩固肾。两方合用增强温补脾肾之阳，益气收涩之力。常用药：菟丝子、五味子、枸杞子、覆盆子、车前子补肾益精，金樱子、白果收涩，芡实、莲子益肾健脾固涩，人参、黄芪、白术益气健脾，升麻、柴胡提升中气。

（2）脾肾阳虚，痰浊内阻

主证：肢体肥胖臃肿，畏寒肢冷，周身浮肿，腰以下尤甚，腰酸腿软，腹胀便溏，倦怠乏力，小便清长有泡沫，尿昼少夜频，舌淡胖，苔白腻，脉沉细。

治法：温肾健脾化湿。

方药：真武汤合温胆汤加减。前方温补肾阳利水，后方健脾利湿，温阳化饮。两方合用共奏温补脾肾，利水化湿之功。常用药：附子、干姜温补脾肾之阳，人参、茯苓、白术益气健脾利水，甘草和中，生姜温阳散寒。

（3）痰湿内盛，膀胱湿热

主证：形盛体胖，身体重着，肢体困倦，痰涎壅盛，头晕目眩，口干而不欲饮，嗜食肥甘醇酒，神疲嗜卧，小便短赤灼热，尿中有泡沫，苔黄腻，脉滑数。

治法：清热燥湿化痰。

方药：导痰汤加减。本方燥湿化痰，清热利湿。常用药：制半夏、制天南星、生姜燥湿化痰，橘红、枳实理气化痰，冬瓜皮、泽泻淡渗利湿，栀子、大黄清热利湿，莱菔子消食化痰，白术、茯苓健脾化湿，甘草调和诸药。

（四）中成药

血脂康胶囊，每次2粒，每日2次。功效：除湿祛痰、健脾消食。主要用于脾肾阳虚、痰浊内阻之证。

（五）单方验方

1. 十补丸　黄芪 30 g，炒白术 20 g，茯苓 15 g，山药 30 g，白芍 10 g，远志 10 g，熟地 12 g，山萸肉 12 g，杜仲 10 g，续断 10 g，五味子 6 g，龙骨 30 g，牡蛎 30 g，金樱子 10 g，甘草 10 g。上方水煎服，每日 1 剂。本方可温补脾肾、收敛固涩。

2. 荷夏化浊颗粒　荷叶 15 g，茯苓 15 g，清半夏 10 g，陈皮 10 g，茯苓 15 g，泽泻 12 g，枳实 12 g，地龙 10 g，生山楂 10 g，淫羊藿 10 g，绞股蓝 10 g，乌药 10 g。上方水煎服，每日 1 剂。本方可温肾健脾、化痰行瘀。

3. 加减黄连温胆汤　制半夏 6 g，黄连 10 g，橘红 15 g，枳实 12 g，瓜蒌 12 g，冬瓜皮 20 g，泽泻 12 g，栀子 12 g，大黄 3 g（后下），莱菔子 15 g，白术 20 g，茯苓 20 g，甘草 6 g，生姜 3 片。上方水煎服，每日 1 剂。本方可清热燥湿化痰。

六、预防调护

治疗本病应与饮食治疗同时配合，并长期坚持，否则体重不易于下降，或下降后又恢复上升。提倡进行有大肌肉群参与的有氧运动，尽量创造多活动的机会，鼓励多步行，每天走路 30 ~ 50 分钟就可以增加 418 ~ 837 kJ 的能量消耗，减少静坐时间，同时注意循序渐进。

七、临床经验分享

本病的特点为本虚标实，致病因素为痰和虚，病位在脾、肾，治疗时应以补虚泻实、补气化湿为重点，补肾健脾、化痰利湿为治疗原则。《金匮要略》中的"病痰饮者，当以温药和之"是痰湿所致疾病的治疗大法。古人云："治痰不理脾胃，非其治也……"故治疗本病应健脾益气、补肾固涩以补虚，祛湿化痰、祛脂活血以泻实。患者通常病程较长，临床上在注重补脾肾、去湿浊的同时，同样强调久病成瘀，病久及络，扶正祛邪时，应时时注意瘀血贯穿始终。

建议口服中药首先要避免不耐受、造成高钾血症等情况。在本病早期建议以补益脾肾为主，可以使用人参、茯苓、炒白术、甘草、太子参等药物，湿浊湿热较明显时，可加淫羊藿、茯苓、泽泻、陈皮等，伴及瘀血阻络时可加用香附、赤芍、丹皮、丹参等。王祥生主任医师强调化瘀通络，疾病发展到一定程度，病理产物蓄积，活血通络这一治法为该病提供了新的思路，患者出现肌肤假错，出现瘀斑、瘀点等情况时，或病情未及此，而出现舌苔暗、舌下络脉紫暗、脉涩时，可加丹参、桃仁、红花、赤芍等活血，配地龙、蝉蜕等通络，共同化瘀通络。

八、中医名家经验荟萃

沈庆法提出清利法用益气健脾固肾药物很难奏效，此时宜加入清利湿热之品，或由于反复感染，亦可致湿热内蕴，尿液混浊，泡沫增多，亦需加用清利之品才能奏效。常用药物有苏叶、黄连、杏仁、蔻仁、薏苡仁、半夏、陈皮、猪苓、茯苓等。祛风法经验方的主要组成药物有羌活、防风、柴胡、蝉衣、僵蚕、河白草及雷公藤等。疏滞法一方面采取调整情志方法；另一方面运用舒畅气机的方药进行治疗，其常用药物有柴胡、黄芩、枳壳、郁金、白莲须、白芍、香附、生熟薏苡仁等。化瘀法总结经验方的主要组成药物有丹参、泽兰叶、益母草、桃仁、赤芍、鬼箭羽、红花、川芎等。激素治疗常出现湿热化火，热毒表现非常突出，故清热解毒是必要的。常用药物有虎杖、鬼箭羽、金银花、蒲公英、竹节草、玄参。

第十四章　尿酸性肾病

尿酸是嘌呤代谢的终末产物，血尿酸产生过多形成的高尿酸血症和（或）高尿酸尿症引起的肾脏损伤称为"尿酸性肾病"，亦称为"痛风性肾病"。在临床上尿酸性肾病有三种类型：慢性尿酸性肾病、急性尿酸性肾病、尿酸性肾结石。国内尿酸性肾病多见于北方居民，发病无明显的季节性，但蛋白摄入过多、肥胖及酗酒者患病率较高。男性多于女性，中老年患者占所有患者的85%，有很多患者在确诊时已进入肾衰竭期。

一、病因与发病机制

尿酸是嘌呤代谢的终末产物。嘌呤主要在肝脏、骨骼肌和小肠被分解成尿酸，然后进入血液。人体尿酸的来源有两大途径：一是内源性途径，由核蛋白分解代谢产生，约占总量的4/5；二是外源性途径，由富含嘌呤的食物分解代谢产生，约占总量的1/5。正常人体内尿酸的生成与排泄速率较恒定。体液中尿酸含量的变化可以充分反映出人体内代谢、免疫等功能的状况。

（一）引起血尿酸浓度增高的原因

1. 嘌呤摄入过多　尿酸含量与食物内嘌呤含量成正比。严格限制嘌呤摄入量可使血清尿酸含量降低至 60 $\mu mol/L$，而尿内尿酸的分泌可降低至 1.2 mmol/d（200 mg/d）。

2. 内源性嘌呤产生过多　多见于酶基因突变，如次黄嘌呤 – 鸟嘌呤磷酸核糖转移酶缺乏或活性下降，磷酸核糖焦磷酸酰胺转移酶、次黄嘌呤、黄嘌呤氧化酶的活性升高尤为重要。次黄嘌呤 – 鸟嘌呤磷酸核糖转移酶是体内广泛存在的一种细胞质酶，既调控嘌呤碱基的补救合成途径，又参与嘌呤类药物的体内代谢。次黄嘌呤 – 鸟嘌呤磷酸核糖转移酶缺乏时次黄嘌呤、黄嘌呤不能生成相应的核苷酸，体内的黄嘌呤会转化成大量的尿酸。

3. 代谢增加　慢性溶血性贫血、横纹肌溶解、红细胞增多症、骨髓增生性疾病及化疗或放疗会使尿酸含量增高。

4. 尿酸排泄障碍　血中尿酸全部从肾小球滤过，其中 98% 在近曲小管中段又被分泌到肾小球腔内，然后 50% 重吸收的尿酸在近曲小管中段又被分泌到肾小管腔内；在近曲小管直段又有 40%～44% 被重吸收，最终只有 6%～10% 尿酸被排出体外。

（二）影响肾脏尿酸排泄的主要因素

1. 慢性肾功能不全　在早期由于肾脏的代偿，血尿酸升高不明显；只有当 GFR < 10 mL/min 时才会产生显著的高尿酸血症。

2. 血容量不足　血容量减少，尿流速下降，则尿酸清除率降低。

3. 体内有机酸产生过多影响肾脏对尿酸的排泄　主要是有机酸在肾小管中与尿酸争阴离子泵或有机酸在近端肾小管聚积限制了尿酸的分泌。机体有机酸增多常见于酒精中毒、糖尿病酮症酸中毒、剧烈运动导致的乳酸堆积等。

4. 药物性因素　几乎所有的排钾利尿药都有阻止尿酸排泄的作用，如噻嗪类利尿药、呋塞米等长期应用都可以升高血尿酸，诱发或加重痛风。小剂量阿司匹林可抑制肾小管对尿酸的分泌。儿茶酚胺可以使肾脏血管收缩，降低肾血流量，从而影响尿酸的排泄。

（三）尿酸致病的机制

根据目前的研究，尿酸对组织器官的损伤机制主要有以下两种。①对内皮细胞的损伤作用：研究发现，尿酸可抑制健康人内皮细胞一氧化氮的产生，导致一氧化氮对乙酰胆碱诱导的血管舒张作用减弱。②对血管平滑肌的作用：研究指出，尿酸通过激活 p28MAPK、转录因子 - κB 及活化蛋白 - 1 途径，刺激单核细胞合成单核细胞趋化蛋白 - 1。单核细胞趋化蛋白 - 1 是一种非常重要的化学趋化因子，能导致动脉粥样硬化等血管疾病。

中医里无"尿酸性肾病"这一病名，目前认为该病为素体禀赋不足，脾肾亏虚，痰湿浊邪阻滞经脉；又因饮食不节，嗜食肥甘厚味，损伤脾胃，痰湿浊邪阻滞经脉。尿酸性肾病为本虚标实之疾，脾肾不足为其本，痰湿、浊邪、瘀血为其标。其病位在肾，涉及脾、肝、关节及筋脉等。治疗初期宜祛痰活血通络，重点在通利；后期宜健脾益肾，扶正固本，兼顾祛邪。

二、临床表现

（一）肾损伤表现

1. 急性尿酸性肾病　急性尿酸性肾病多见于骨髓增生性疾病、化疗、癫痫持续状态等疾病，因组织破坏核酸分解过多、血尿酸快速增高造成，表现为突发少尿或无尿、恶心、呕吐、嗜睡、抽搐、血氮质水平迅速增高等。早期可有肉眼血尿及排出尿酸结石史，血尿酸水平可达 900 ~ 3000 μmol/L。如果不及时治疗，患者可因病情迅速恶化而死于急性肾衰竭。

2. 慢性尿酸性肾病　好发于中老年男性，起病比较隐匿，多伴有痛风性关节炎或痛风石；肾损伤早期表现为轻度蛋白尿、少量红细胞及尿浓缩功能减退，患者可有腰部酸痛、轻度水肿、中度血压升高的表现；后期有中重度高血压、肾功能减退的表现，少数可导致尿毒症。肾活检可见髓质内有放射状针形尿酸结晶及肾间质慢性炎症改变。

3. 尿酸性肾结石　其发病率约为正常人的 200 倍。较小的结石可以随尿液排出，较大的结石可以引起血尿、尿流中断以致突然尿闭，并可出现肾绞痛、继发性感染、肾盂肾炎等。

（二）肾外表现

肾外表现主要为痛风石及痛风性关节炎。痛风石大小不一，小的如芝麻，大的如鸡蛋。痛风石最常见于耳轮，亦多见于拇趾的第一跖趾关节和指、腕、肘、膝关节等处。痛风石可侵入关节附近的骨骼导致其畸形，或使骨质损毁。痛风性关节炎多见于第一跖趾关节，也可发生于其他较大的关节，尤其是踝部与足部关节。多于夜间发作，急性期可表现为局部的红、肿、热、痛及活动受限。病久可致关节畸形。

三、诊断及鉴别诊断

（一）诊断

对尿酸性肾病的诊断包括以下五点。

（1）多见于中年以上男性患者或绝经期妇女，有痛风性关节炎或痛风结节、尿酸性尿路结石等病史。

（2）男性血尿酸高于 417 μmol/L，女性血尿酸高于 357 μmol/L（肾功能正常者尿液中尿酸的分泌量超过 418 mmol/d）。

（3）临床可见慢性间质性肾炎的表现，早期可仅有轻至中度蛋白尿及尿浓缩功能减退（晨尿渗透压低），肾小球滤过功能正常，晚期可有高血压和氮质血症。

（4）肾小球滤过率超过 30 mL/min。

（5）排除继发性尿酸性肾病。

（二）鉴别诊断

1. 急性尿酸性肾病的鉴别诊断

（1）恶性肿瘤浸润泌尿系统造成的急性肾损伤：超声和 CT 有助于鉴别。

（2）造影剂肾损伤：有造影剂摄入史，肾脏损伤常为一过性。

（3）骨髓瘤相关的轻链肾病：尿本周蛋白阳性，血清免疫固定电泳可发现单克隆轻链。

（4）肾毒性药物引起的急性肾小管坏死：该病血尿酸在肾衰竭之后升高。

2. 慢性尿酸性肾病的鉴别诊断　需要与慢性肾脏病肾功能减退引起的高尿酸血症相鉴别：该病先有慢性肾病病史，然后出现无症状的高尿酸血症，一般很少发生关节炎，可能是因为这类患者对尿酸的反应较轻所致；而尿酸性肾病患者血清尿酸的上升较尿素氮和肌酐更为显著，关节炎症状突出，肾活检在偏光显微镜下可见到双折光尿酸结晶，出现上述表现者即可确诊为慢性尿酸性肾病。

四、西医治疗

（一）一般治疗

1. 调整饮食　低嘌呤和低蛋白饮食，避免大量摄入动物内脏（肝、腰、脑等）、肉类制品（肉汤、香肠等）、海产品（沙丁鱼、虾、青鱼、牡蛎、蚌等）、菌菇类（草菇、香菇、洋菇等）。

2. 大量饮水　每日多饮水，保证每日尿量在 2000 mL 以上，有利于尿酸的排泄。

3. 碱化尿液　使尿的 pH 维持在 6.0~6.6 即可防止新的尿酸结石形成，但不宜使尿的 pH 高于 7，以免形成磷酸盐结石。一般可使用碳酸氢钠碱化尿液，方法是用 5% 碳酸氢钠溶液 250 mL 静脉滴注，可用于急性高尿酸血症肾病的治疗。

（二）慢性尿酸性肾病

当患者血尿酸水平高于 780 μmol/L（男性）或高于 600 μmol/L（女性）时，需要予以降尿酸治疗。降尿酸的药物主要有以下几种。

1. 抑制尿酸形成的药物

（1）别嘌呤醇：用于降低血中的尿酸浓度，主要在痛风发作间期和慢性期使用以控制高尿酸血症，适用于尿酸生成过多、对排尿酸药过敏或无效，以及不宜使用排尿酸药物（如有肾功能不全）的原发性和继发性痛风患者。开始时每次用量 50 mg，每日 2~3 次，剂量渐增，2~3 周后增至每日 0.2~0.4 g，分 2~3 次服用。维持量每次为 0.1~0.2 g，每日 2~3 次；儿童剂量为 8 mg/（kg·d）。治疗尿酸结石时每次口服 0.1~0.2 g，每日 1~4 次；或每次口服 0.3 g，每日 1 次。本药也可与排尿酸药合用，以加强疗效，尤其适用于痛风石严重而肾功能尚好的患者。别嘌呤醇排泄主要通过肾脏、消化道，以及其他途径如汗液、唾液、泪液等，但量很少，因此有肝功能损伤的患者最好避免使用别嘌醇，如果必须使用，则需要在用药后 6 个月内严密监测肝功能，当肝损伤加重时要立即停药。本药非常容易引起过敏反应，尤其在老年患者中发生率更高，因此初次使用的老年患者应从小剂量开始，在确定没有过敏反应后，应根据患者血尿酸的水平再逐渐调节药物的剂量。另外，别嘌醇与 ACEI 类药物合用会增加过敏反应的发生，故临床上不宜同时使用。

（2）非布司他：非布司他为 2 - 芳基噻唑衍生物，是一种黄嘌呤氧化酶抑制剂，通过抑制尿酸合成来降低血清中尿酸的浓度。该药口服吸收完全，主要在肝脏代谢，30% 以原形经肾脏排泄，中 - 重度肾功能不全患者在使用时不需要调整剂量，不良反应比较少。临床上主要用于对别嘌呤醇超敏反应不能耐受者，初始剂量为 40 mg，每日 1 次。如果 2 周后血尿酸水平仍高于 360 μmol/L，建议将剂量增至 80 mg。

2. 排尿酸药物　主要作用于肾小管，可抑制尿酸的重吸收，使血尿酸降低，开始使用时可诱发痛风的急性发作。为减少肾结石的发生，可服用碳酸氢钠使尿液碱化。但对肾功能减退者疗效差，GFR 低于 30 mL/min 时无效。

（1）苯溴马隆：苯溴马隆又叫力加利仙，是苯丙呋喃衍生物，能阻断肾小管对尿酸的重吸收，促进尿酸的排泄，有很强的降低血尿酸的作用，可缓解疼痛和红肿，消除痛风结石，主要用于慢性痛风患者。初用时可诱发痛风的急性发作，故初始量为 50 mg/d，长期使用可致尿酸结石，偶有胃肠不耐受反应。本药可以显著增强华法林的抗凝作用，也有研究发现别嘌呤醇也可以抑制华法林的代谢，延长其半衰期，因此抗尿酸药物与华法林合用时应特别谨慎。

（2）氯沙坦：该药为血管紧张素 Ⅱ 受体阻滞剂，兼有干扰肾小管对尿酸分泌后重吸收的作用，可使尿酸排泄增加。无低血压者基本都可以使用，剂量一般为 50 mg，每日 1 次，也可以根据情况增加剂量。需要注意血压及血肌酐情况，血肌酐增高者要慎用。

（三）根据临床类型选择不同的治疗方案

（1）对急性高尿酸血症性肾病、慢性高尿酸血症性肾病、尿酸结石肾病所致的急性肾衰竭和慢性肾衰竭，可考虑做血液透析、腹膜透析以缓解或改善病情。对尿酸结石形成引起的梗阻性肾病者，若药物治疗无效，宜及早行手术取石、排石治疗。

（2）慢性尿酸性肾病：主要是控制高尿酸血症。根据情况可选用上述措施。

（3）急性尿酸性肾病：主要在于预防。骨髓或淋巴增生性疾病或恶性肿瘤伴高尿酸血症者，在化疗或放疗之前就应使用别嘌呤醇 0.2～0.6 g/d，同时大量饮水或补液，并使用碳酸氢钠或枸橼酸钠碱化尿液。已发生急性肾衰竭者，应早期行透析疗法。

（4）尿酸结石：主要使用别嘌呤醇以减少尿酸生成，使血浆及尿液的尿酸浓度降低，长期服用可使结石缩小，甚至消失。多饮水及使用碱性液体也有利于尿酸结石的溶解，但不能使尿液 pH 高于 6.8，否则，钙盐溶解度降低，有形成钙性结石的危险。结石导致尿路梗阻、肾积水或经常性肾绞痛发作者，应采取手术治疗或体外碎石。

（5）痛风关节炎发作：可用秋水仙碱、双氯芬酸钠、吲哚美辛或糖皮质激素等进行治疗。

（6）尿酸性肾病的其他治疗：由于痛风患者往往合并血脂异常和血压升高，临床上可以根据具体情况选择合适的治疗药物。

五、中医药治疗

（一）辨证要点

中医认为尿酸性肾病的发生与脾、肾关系最为密切，为本虚标实、虚实夹杂之证，脾肾亏虚为本，痰、瘀、浊互结为标。由于本病是多种因素共同作用的结果，故病情复杂多变，可单独发病，也可合而为病。

（二）治疗原则

治疗应采用"急则治标，缓则治本"的原则，分期、分型治疗，结合辨证与辨病，初期以邪实为主，后期则以正衰邪实为主。攻邪以清利湿热、理气活血、通经活络、通腑降浊为主；补虚则用健脾化湿、补肾等法，慢性期则本虚标实错综互见。本虚是痛风的根本病因；而标实是本病的病理因素。临床上应根据虚实轻重随证治之。

（三）辨证论治

（1）湿热下注，肾络损伤

主证：小便灼热涩痛、溺溲黄赤、淋沥不畅，或关节灼热肿痛，腰酸疼痛，尿中有泡沫或尿血，口苦咽干，大便秘结或不爽，舌质红，苔黄，脉滑数。

治法：清利湿热，化瘀通络。

方药：八正散加减。常用药：车前子、萹蓄、滑石、瞿麦、山栀子、地龙、川牛膝、牡丹皮、丹参、黄柏。若伴血尿者，可加白茅根、老头草、小蓟、旱莲草、三七粉（冲服）；伴有蛋白尿者，加土茯苓、白花蛇舌草、水蛭；尿有沙石者，加石韦、金钱草、海金沙；关节疼痛者，加秦艽、威灵仙、忍冬藤。方中车前子、萹蓄、瞿麦、滑石清热利湿通淋，栀子清利三焦湿热，地龙、牛膝活血通络，丹皮、丹参活血祛瘀，黄柏清下焦湿热，白茅根、老头草、小蓟、旱莲草、三七凉血止血，秦艽、威灵仙、忍冬藤清利湿热，通络止痛。全方集大批寒凉降泄之品，清热与利湿和法，通腑与利尿并行，诸药合用，共成清热通淋、利水排石之效。

（2）湿邪留恋，瘀血痹阻

主证：腰酸刺痛，固定不移，或关节酸麻疼痛，兼有血尿、蛋白尿，舌质暗淡，舌边尖有瘀点，舌下脉络紫暗，苔白滑，脉弦涩。

治法：活血祛瘀，化湿通络。

方药：桃红四物汤合四妙丸加减。常用药：桃仁、地龙、红花、水蛭、白芍、川芎、当归、黄柏、苍术、川牛膝、生薏苡仁。关节肿痛剧烈者，加羌活、独活、威灵仙、秦艽；尿血甚者，加白茅根、仙鹤草、三七粉（冲服）；尿蛋白甚者，加白花蛇舌草、土茯苓、萆薢。方中桃仁、红花入血分，善活血祛瘀，通经止痛；地龙、水蛭逐瘀通络，当归补血和血，补中有行；白芍养血敛阴，柔肝和营；川芎辛温走窜，善活血行气，祛瘀止痛，配于滋补药中，可使补而不滞，配合桃仁、红花又可加强活血之力；黄柏苦燥沉降，清下焦之湿；苍术、薏苡仁既健脾治生湿之本，又芳香苦燥、甘淡利湿除湿阻之标；牛膝既活血通经，又补益肝肾，引诸药下行。全方活血与祛湿并用，活血不忘养血补肾，祛湿不忘健脾之本，为攻补兼施之剂。

（3）气阴两虚，湿瘀不化

主证：神疲乏力，面色无华，腰膝酸软，夜尿频多，小便清长，下肢微肿，手足心热，头晕目眩，大便干结，舌质红或舌体淡胖，苔白腻，脉细弱。

治法：益气养阴，祛湿通络。

方药：参芪地黄汤加减。常用药：黄芪、党参、山药、生地黄、山茱萸、牡丹皮、泽泻、茯苓、地龙、桃仁、丹参、杜仲、川牛膝。若伴关节肿痛，加当归、红花、忍冬藤、威灵仙；若蛋白尿较甚者，加芡实、莲须、薏苡仁；手足心热甚者，加知母、黄柏；心烦失眠者，加酸枣仁、合欢皮、首乌藤。方中黄芪、党参益气补脾；生地黄补肾滋阴，山茱萸补养肝肾，山药养脾阴、固肾精，三药并用，即所谓"三阴并补"，同时重用生地以滋补肾阴为主。肾为水脏，又因阴虚易动火，故佐以利湿降火之品。牡丹皮清泻相火，制山萸肉之温涩，泽泻清利湿浊，并防熟地之滋腻，茯苓淡渗利湿，配山药化湿健脾，三药合用，即所谓"三泻"，降相火而泻湿浊。全方补泻并用，以益气养阴为主，三补与三泻合用，肝、脾、肾三阴并治，并可使补而不滞。此外，加桃仁、丹参等活血化瘀，地龙、牛膝、杜仲以活血通络，补益肝肾。

（4）脾肾阳虚，湿瘀壅盛

主证：神疲乏力，畏寒肢冷，腰膝酸软，颜面或肢体水肿，夜尿清长或少尿，纳少腹胀，恶心呕吐，舌质暗淡，苔白腻，脉沉细无力。

治法：通腑泄浊，补益脾肾。

方药：香砂六君子汤加减。常用药：黄芪、太子参、白术、丹参、牛膝、山药、清半夏、白茅根、菟丝子、山茱萸、陈皮、藿香、佩兰、丹皮、茯苓、砂仁、大黄。水肿甚者，加西瓜翠衣、泽泻、泽兰；蛋白尿甚者，加五味子、金樱子、芡实；阳虚甚者，加淫羊藿、狗脊、补骨脂、干姜、仙茅。方中黄芪、太子参、白术健脾益气，丹参、牛膝、丹皮活血祛瘀、通经活络，山药补脾益肾、固摄精微，菟丝子、山茱萸补肾益精，半夏辛开苦降、调理气机，白茅根凉血止血，砂仁、陈皮化湿健脾、行气除胀满，藿香、佩兰芳香化湿，茯苓健脾渗湿，大黄通腑泄浊、推陈致新。纵观全方，以补益脾肾为主，兼以活血化瘀，化湿泄浊，调理气机。

（四）中成药

1. 肾康颗粒　党参、黄芪、旱莲草、茯苓、薏苡仁、白术、熟地黄、丹参、当归、赤芍各10 g，牡丹皮、川芎各6 g，炙甘草3 g，每日2剂，温开水冲服。本方主要益气养阴，培本固肾。

2. 肾炎四味片　每次8片，每日3次。本药主要针对痰热阻络型患者。

3. 金匮肾气丸（片）　丸剂，每次1丸，每日2次；片剂，每次4片，每日2次。本药用于脾肾亏损者。

4. 黄葵胶囊（主要成分：黄蜀葵花）　每次5粒，每日3次。本药有清热利湿、解毒消肿的功效，用于见湿热证者。

（五）单方验方

1. 降尿酸方　王不留行10 g，白芥子10 g，车前子15 g，粉萆薢10 g，生山楂10 g，威灵仙15 g，制大黄10 g。本方对血脂代谢及减轻肾功损伤有明显作用。

2. 痛风排毒方　土茯苓60 g，生薏苡仁30 g，萆薢30 g，虎杖30 g，泽泻15 g，百合15 g，赤芍15 g，生地20 g，炙地鳖虫10 g，生甘草5 g。本方治疗肝肾不足，湿浊瘀血阻络。

3. 痛风克汤　黄芪30 g，旱莲草10 g，山茱萸10 g，杜仲10 g，栀子

10 g，连翘 12 g，地龙 10 g，土茯苓 15 g，蚕沙 10 g，薏苡仁 20 g，萆薢 10 g，川牛膝 10 g，威灵仙 15 g，山慈菇 6 g。本方主要治疗瘀热阻络证。

六、预防及调护

痛风性肾病是一种慢性代谢性疾病，加强患者的日常护理对治疗本病尤为重要。应严格限制高嘌呤食物（如海鲜等）的摄入，严格戒烟戒酒，多食新鲜蔬菜、水果，高血压或水肿时应限制钠的摄入，肾功能不全时应限制蛋白质的摄入量。应当注意休息，劳逸结合，调理情志，避免受凉，避免久处潮湿环境，注意保暖。嘱患者多饮水，每日饮水量为 2000～3000 mL，以稀释尿液，防止结石形成。

七、临床经验分享

临床用药经验：加西药前应避免加重肾功能损伤或加重其他基础疾病病情。急性期以抗感染、缓解症状为主。根据最新研究表明，急性期并非不可予降尿酸治疗。慢性期以加强尿酸管理、延缓肾功能损伤为主。名中医王祥生在治疗中始终紧抓"湿、虚、瘀"三个特点，在痛风的不同阶段分清虚实主次，注重辨证施治，保持大肠、小肠、膀胱下三路通畅，使邪有出路。王祥生认为急性期浊瘀之毒突出，络脉火郁热闭明显，故出现关节红肿热痛，治疗当加以祛经络毒邪之药。选用忍冬藤、络石藤、败酱草、白花蛇舌草等清热解毒利湿。缓解期脾肾亏虚，浊瘀留滞，更易伤气损精，治疗常用山药、茯苓、党参健脾以助运化，用牛膝、川断、山药等甘平之品补肾以复气化。在治疗时审慎使用辛热温燥之仙灵脾、仙茅、肉桂、附子等，以防辛燥伤阴。临证常用萆薢、土茯苓，因萆薢味淡性辛温，化湿降浊，尤善化下焦湿浊，同时又能补虚固精，敛精涩气，祛风通络，消湿浊而不损伤元气。《医学衷中参西录》里张锡纯云其"味淡而温，故能直趋膀胱温补下焦气化，治小儿夜睡遗尿，或大人小便……兼能涩精秘气"。另一味药土茯苓，甘淡性平，化湿降浊，解毒通利关节。《本草纲目》谓其"强筋骨，利关节"，祛邪而不伤正气，王祥生认为临床应大剂量使用才能起到更佳的效果，一般用量为 30～60 g。临证时也会根据患者浊毒情况选择诸如僵蚕等升清降浊之品。

八、中医名家经验荟萃

关建国以补肾益气、活血清利法（生地、丹皮、茯苓、山药、泽泻、山萸肉、黄芪、丹参、泽兰、车前子、桑寄生、土茯苓）配合别嘌呤醇治疗早期高尿酸肾损伤，在改善临床症状及尿常规、尿微量白蛋白、β_2-MG、UA 等方面较单纯西药组优（$P < 0.05$），该组的转化生长因子 - β_1 也显著下降（$P < 0.01$），认为此肾损伤可能与转化生长因子 - β_1 的过度表达相关。

郑平东等将 60 例本病患者随机分为治疗组 30 例（降尿酸方加别嘌呤醇）及对照组 30 例（别嘌呤醇），进行疗程为 3 个月的临床疗效观察和疗效特点分析，结果治疗组总有效率为 93.3%，对照组有效率为 63.3%，2 组差异比较有统计学意义（$P < 0.01$）。表明用别嘌呤醇配合降尿酸方治疗慢性尿酸性肾病，别嘌呤醇用量少且疗效高。

侯建平等研究表明，中小剂量当归拈痛丸能通过降低血清肌酐、尿素氮含量保护肾组织，对痛风性肾病也有明显的预防和治疗作用。

高碧珍等研究表明，血府逐瘀汤及四妙散对降低高尿酸血症大鼠肌酐、尿素氮作用明显，血府逐瘀汤组下降更为显著，并认为"瘀血"是高尿酸血症大鼠模型主要的中医证型特点，活血化瘀能显著改善模型大鼠的肾功能。

第十五章　过敏性紫癜性肾炎

过敏性紫癜是以伴 IgA 沉积的系统性小血管炎为主要病理改变的全身性疾病，是一种侵犯皮肤和其他器官细小动脉及毛细血管的过敏性血管炎，但抗中性粒细胞胞浆抗体检测多为阴性。过敏性紫癜的临床表现除有皮肤紫癜、关节肿痛、腹痛、便血外，半数累及肾脏，主要表现为血尿和蛋白尿，重症患者可引起肾功能受损，称为紫癜性肾炎。肾脏受累多发生于皮肤紫癜后数日至数周内。

本病四季均可发生，但好发于秋冬季和春季，可以发生于任何年龄，但90% 以上紫癜性肾炎发生在儿童或青少年，居儿童继发性肾小球疾病的首位。随年龄增长，发病率逐渐降低，但成人也可发病。男女发病比例为(1.2~1.8)∶1，大约有 1/3 患者在发病前有感染发生，最常见的是上呼吸道感染，包括金黄色葡萄球菌、肺炎球菌、结核杆菌、水痘病毒、麻疹病毒、流感病毒，也包括衣原体或寄生虫感染。绝大多数预后良好，但肾脏病理表现为新月体肾炎的可进展至终末期肾衰竭。

一、病因与发病机制

1. 病因　引起本病的病因尚不明确，其主要诱因有以下两方面。①感染：大约有 1/3 患者在发病前有感染发生，最常见的是上呼吸道感染，包括细菌、病毒、衣原体、寄生虫等先驱感染史。②变态反应：约有 1/4 患者发病前有药物（如青霉素、磺胺类、异烟肼、水杨酸、巴比妥、奎宁等）过敏、食物（如鱼、虾、蟹、蛋、牛奶、果仁等异性蛋白质）过敏、花粉吸入过敏、疫苗接种或昆虫叮咬的经历。

2. 发病机制　目前认为，本病为 IgA 为主的循环免疫复合物介导的系统性小血管炎，确切的发病机制尚不明确，主要与体液免疫异常有关，也涉及细胞免疫，同时又有多种细胞因子和炎症介质及遗传因素的参与。急性期患者血清 IgA 显著增高，肾小球和皮肤小血管壁可检出 IgA 免疫复合物和补体。抗原与抗体结合后形成的免疫复合物沉积在肾小球内，激活补体，引起白细胞集聚并吞噬免疫复合物、释放溶菌酶而损伤血管壁，引起小血管发生广泛的毛细血管炎及坏死性小血管炎，造成血管壁通透性和脆性增高，导致皮下组织、黏膜及内脏器官的出血和水肿。

过敏性紫癜多属于中医的"血证"之"紫斑""尿血"，也可属"水肿"病范畴。本病多因素体禀赋不足，正气亏虚，卫外功能失调，风热湿毒等外邪乘虚而入，外溢肌肤，发为紫癜，内伤肾络则发为尿血、腰痛。早期是风热邪毒和瘀血，以实证为主，风热相搏或热毒炽盛、血分伏热或气血虚损、瘀阻络脉，导致血液不循常道而溢于脉络之外；后期为气阴两虚，常兼瘀血，属本虚标实。其病位在肾、脾、肌肤、关节，与心、肺、肝相关。

二、临床表现

1. 皮肤紫癜　这是必然先出的症状，也是其首发症状。出血性皮疹呈对称性分布，多分布于四肢远端皮肤伸面、臀部侧面及下腹部，以下肢多见，压之不褪色，稍高于皮肤，1~2周后逐渐消退，也有4~6周延缓消退者，可反复成批再现。在皮疹发作时可伴有发热、乏力等全身症状。

2. 关节炎　多发性关节肿痛以膝、踝关节常见，其次为腕关节和手指关节，呈游走性，常表现为关节周围触痛和肿胀，但无关节腔积液、红肿或局部皮肤温度升高，可反复发作，症状消退后不留关节变形。

3. 胃肠道表现　约50%患者有胃肠道症状，以脐周和下腹痛为主，尤以儿童患者多见，呈阵发性绞痛，轻者伴恶心、呕吐，重者可有呕血、便血等。

4. 肾损伤　多于皮疹后4周内出现，少数为数月之后，甚至更晚出现，成人往往重于儿童患者。肾损伤主要表现为多种临床综合征，如反复肉眼血尿或镜下血尿、血尿伴蛋白尿、肾病综合征、急性肾炎综合征和急进性肾炎综合征，少数出现慢性肾衰竭。但肾脏受累程度与肾外（皮肤、关节、胃肠道）受累程度无关。

三、诊断与鉴别诊断

（一）诊断

（1）临床具有典型的皮肤紫癜且无血小板减少，可伴或不伴关节、胃肠道症状。

（2）反复尿检异常是紫癜性肾炎的主要依据。

（3）肾脏组织活检：以 IgA、补体 C3 沉积为主的系膜增生性病理改变。

（二）鉴别诊断

1. 抗中性粒细胞胞浆抗体相关性血管炎性肾病　本病也可表现为肾脏损伤，亦有关节疼痛和皮肤紫癜。但本病好发于老年人，血清 ANCA 阳性为其特征性改变，肺出血发病率高，肾损伤更为严重，常有肾功能不全。肾脏病理检查见肾小球毛细血管坏死、新月体更加突出，且无明显免疫复合物沉积。

2. IgA 肾病　本病临床也以血尿为主要表现，其病理亦有肾小球系膜细胞增生、基质增多、伴广泛 IgA 沉积等改变，但是紫癜性肾炎有皮肤、关节及胃肠道症状，故不难鉴别。

3. 狼疮性肾炎　多发于育龄期女性，临床上常表现为发热、面部红斑、多形性皮疹、光过敏、多发性口腔溃疡等，亦有肾脏受累，但常伴多系统受累改变，同时血清多种自身抗体阳性、低补体血症。肾脏病理显示肾组织中有大量以 IgG 为主的免疫复合物且伴 C1q 沉积。根据病史及临床表现，一般较易与紫癜性肾炎鉴别。

4. 冷球蛋白血症肾病　二者均有皮肤紫癜、关节痛、肾炎的一般表现，而本病还伴有雷诺现象（寒冷性肢端发绀）、坏死、溃疡、寒冷性荨麻疹、感觉麻木等，亦有脑、肝和脾等器官损伤。本病临床表现多变，主要涉及冷球蛋白类型，除原发疾病的临床表现外，部分病例可无症状。而实验室检查可见血凝障碍，丙种球蛋白、γ－球蛋白增高，类风湿因子常呈阳性且滴度较高。抗人球蛋白试验（Coombs 试验）阳性，抗核抗体阳性。根据临床表现和实验室检查不难鉴别。

四、西医治疗

1. 一般治疗

（1）急性期和发作期应注意卧床休息，寻找和祛除潜在的感染灶；明确感染或感染灶，积极寻找并祛除可能的过敏原；维持水和电解质平衡。

（2）使用抗组胺药物抗过敏治疗，高血压患者首选 ACEI/ARB 治疗，可联合使用钙通道阻滞剂和 β 受体阻滞剂。

2. 肾损伤的处理

（1）对于症状轻微、临床表现呈一过性的尿检异常者，一般无须处理。如果反复出现尿检异常，可使用小剂量的肾上腺皮质激素维持治疗。一般疗程为 3~6 个月。而大多数患有过敏性紫癜肾炎的儿童患者均有自限性倾向，症状轻微，一般无须特殊治疗。

（2）临床上表现为急进性肾炎的，可以采用甲泼尼龙加环磷酰胺的"双冲击治疗"，方案为：注射用甲泼尼龙 500~1000 mg 加入 5% 葡萄糖注射液 250 mL 中，静脉滴注，每日 1 次，连用 3 天，3 天后改为泼尼松片 0.5 mg/(kg·d)，连续口服 3 个月，在随后的 3 个月内逐渐减量至停用；同时分别在第 1、第 2 个月将注射用环磷酰胺 1.0 g 加入生理盐水注射液 250 mL 中，静脉滴注，每月 1 次。病情重的患者需要进行透析治疗。

（3）临床上表现为肾病综合征的患者可先给予大量糖皮质激素进行标准治疗，方法是：足量泼尼松 1 mg/(kg·d)，连用 6~8 个月，待病情缓解后开始减量。对于激素耐药、频复发、激素依赖及出现严重激素不良反应者，可考虑选用免疫抑制剂如环磷酰胺、环孢素 A、他克莫司等。

五、中医药治疗

（一）辨证要点

辨清发作期与缓解期，早期正气亏虚、卫外功能失调，风热湿毒等外邪乘虚而入而发病，以热毒燔炙为主，风热瘀毒、湿热瘀毒多见，以邪实为主，故祛邪为急要；平稳期热毒渐消，湿毒缠绵，脾肾受损，湿邪内生，易导致湿瘀互结，应以祛邪扶正为法，虚实兼顾；迁延期，久病难愈，脾肾受损，脾失健运，肾失气化，湿瘀毒邪留恋，虚实夹杂，缠绵难愈，治以补虚扶正为主，兼顾祛邪。

（二）治疗原则

本病病性为本虚标实，肾气亏虚为本，热毒、瘀阻、湿蕴等为标。故治疗原则初期应以清热解毒、凉血止血、祛邪为则，兼以固表；后期宜以健脾益肾、活血化瘀、扶正为主。

（三）辨证论治

1. 发作期

（1）风热瘀毒

主证：发病较急，咽喉肿痛，发热口渴，全身酸痛，继之出现皮肤紫癜，或关节疼痛，腹痛，尿血或尿浊，舌质红，苔薄黄，脉浮数。

治法：解表清热，凉血解毒。

方药：消风散加减。常用药：金银花、连翘、蝉蜕、荆芥、防风、水牛角、牛蒡子、桔梗、薄荷、竹叶、生地、丹皮、赤芍。血尿重者，加白茅根、小蓟、蒲黄、仙鹤草；尿蛋白者，加僵蚕、地龙；咽喉疼痛者，加板蓝根、大青叶、麦冬；关节痛者，加威灵仙、忍冬藤；腹痛便血者，加白芍、地榆炭、槐花。

（2）湿热瘀毒

主证：下肢紫癜色深，皮疹暗红，口苦黏腻，脘痞腹胀，心烦口干，尿短赤混浊，伴有灼热感，舌红，苔黄腻，脉滑数。

治法：清热利湿，化瘀解毒。

方药：清营汤合四妙散加减。常用药：水牛角、芍药、丹皮、土茯苓、白花蛇舌草、蒲公英、车前子、地榆、紫草、苍术、黄柏、牛膝。尿血者，加三七粉、小蓟、茜草；蛋白尿较重者，加青风藤、半枝莲；伴有大便溏者，加白术、炒薏苡仁、山药。

2. 平稳期

（1）肾阳虚夹湿毒

主证：皮肤紫癜色淡暗浊，腰膝酸冷痛，脘腹胀闷，纳呆泛恶，四肢困重，神疲乏力，小便量多有泡沫，舌质淡，苔白腻，脉沉缓。

治法：温肾健脾，化湿解毒。

方药：四妙散合大补元煎加减。常用药：苍术、黄柏、牛膝、薏苡仁、土茯苓、淡竹叶、太子参、山药、杜仲、枸杞、山茱萸、狗脊。血尿重者，加蒲黄、三七粉、仙鹤草；蛋白尿重者，加白花蛇舌草、车前子、石韦；伴气短乏力，易感冒者，加黄芪、防风，或玉屏风散；脘腹胀满，纳呆困重者，加藿香、佩兰、砂仁；肢体水肿，尿量减少者，加猪苓、白茅根。

（2）肾阴虚夹瘀毒

主证：腰酸痛，皮肤紫斑色暗淡，颧红咽干，手足心热，关节疼痛，倦怠乏力，尿色淡红或多泡沫，舌暗红，苔薄黄，脉细涩。

治法：滋阴清热，化瘀解毒。

方药：知柏地黄汤加减。常用药：知母、黄柏、生地、山药、山萸、茯苓、泽泻、丹皮、牛膝、地龙、水蛭、当归。血尿者，加蒲黄、茜草；蛋白尿者，加芡实、莲须；颧红潮热者，加地骨皮、炙鳖甲清退虚热。

3. 迁延期

（1）脾肾阳虚

主证：斑疹基本消退，腰酸冷痛、遇寒加重，神疲困倦，气短少言，四肢不温，食少脘痞，腹胀便溏，舌淡胖，边有齿痕，苔白滑，脉细弱。

治法：补肾健脾，助阳固摄，佐以祛湿解毒。

方药：无比山药丸合大补元煎加减。常用药：当归、杜仲、寄生、牛膝、白花蛇舌草、山萸肉、山药、枸杞子、白术、茯苓、黄芪、太子参、菟丝子。尿微量蛋白者，重用黄芪，加五味子、金樱子、僵蚕、土茯苓；尿血者，加三七粉、蒲黄；大便溏者，去当归，加重白术；纳差者，加鸡内金、焦山楂、神曲；腰膝冷痛者，加杜仲、补骨脂、仙茅。

（2）肝肾阴虚

主证：皮肤紫癜斑点，时发时止，手足心热，两目干涩，口燥咽干，头晕耳鸣，神疲体倦，腰膝酸痛，血尿或蛋白尿时有时无，舌红，少苔，脉沉细数。

治法：益气养阴，凉血止血，佐以化瘀解毒。

方药：六味地黄汤合一贯煎加减。常用药：山茱萸、山药、丹皮、泽泻、茯苓、生地、白茅根、黄精、枸杞子、太子参、杜仲、当归、茜草、益母草、赤芍。阴虚内热明显者，酌加女贞子、旱莲草、知母、黄柏；气虚明显者，加黄芪、白术；尿血者，加藕节、地榆、槐花；腰酸痛明显者，加牛膝、寄生、狗脊；头痛头晕，肝阳上亢者，加天麻、钩藤、石决明。

（四）中成药

1. 槐杞黄颗粒（主要成分：槐耳菌质、枸杞子、黄精）　一次1袋，每日2次。本药具有益气养阴的功效，用于气阴两虚引起的儿童体质虚弱、反复感冒或老年人病后体虚、头晕、头昏、神疲乏力、口干气短、心悸、易出汗、食欲不振、大便秘结，亦可用于过敏性紫癜性肾炎患者。

2. 火把花根片（主要成分：昆明山海棠）　一次3～5片，每日3次。

本药具有祛风除湿，舒筋活络，清热解毒的功效。用于类风湿关节炎、红斑狼疮，对过敏性紫癜性肾炎血尿、蛋白尿有较好疗效。

（五）单方验方

（1）如莲子、百合、枸杞、山药、银耳、桑椹等开水冲泡，代茶服。

（2）茜草、蒲黄、三七等煎汤冲服，每日 2 次。

（3）黄芪、白术、防风，水煎内服，每日 1 次，用于肺脾气虚者，护卫固表。

（4）黄芪、白花蛇舌草、旱莲草、车前草水煎内服，每日 1 次，适用于邪留肾络兼湿郁化热者。

（5）甘草 30 g，黄芪 30 g，桂枝 12 g，白芍 12 g，大枣 30 g。水煎，每日 1 剂，服用 3 次。

六、预防调护

在生活中应注意脱离过敏原，预防上呼吸道感染，控制扁桃体炎，不吃易引发过敏性紫癜的饮食及药物；在饮食方面宜清淡，富于营养，易于消化，忌食辛辣肥甘，慎食海膻发物，以免伤及脾胃致湿热内蕴；呕血、便血者应进半流质饮食，忌硬食及粗纤维食物。急性期或出血量多时，要卧床休息，限制患儿活动，消除其恐惧紧张心理。避免外伤跌扑碰撞，以免引起出血。

七、临床经验分享

1. 肾虚为本　元阴、元阳内藏于肾，肾脏主水液，为先天之根本，《素问·上古天真论》："肾者主水，受五脏六腑之精而藏之。"肾虚分为先天禀赋不足和后天肾脏功能受损两方面，每个人机体的差异性是由先天禀赋而决定的，正如《灵枢·寿夭刚柔》中所云："人之生也，有刚有柔，有弱有强，有短有长，有阴有阳。"日常生活中的花粉、常规药物、食物、粉尘颗粒等本无毒性，不过在先天禀赋不足的人群中却会成为导致紫癜性肾炎的病因，体现了先天禀赋不足是本病的重要基础；其二为后天肾脏虚损：外邪侵袭，药食不当，毒伤肾络；或久病难愈，失治误治，迁延不愈，伤及肾脏；或饮食失宜，嗜食海膻发物，损伤脾肾。多种因素均可影响肾脏的正常功能，导致肾失气化，封藏失职；病程迁延，还易殃及他脏，肺失宣肃，脾失健运，三焦气化失调，从而出现血尿、蛋白尿，甚至出现水肿、心悸气短等危重证候。肾精为人体精气之根本，化生肾气，肾脏亏虚，临床常以阴虚、阳虚多见，并决定着过敏性紫癜性肾炎的证候类型和发展方向。

2. 不治已病，治未病　中医重视治未病的理念，具有病后防复的优势和特色，古人有云："上医治病，不治已病，治未病；不治已乱，治未乱。"故在治疗本病时亦应重视未病先治、欲病救萌、病后防复，紫癜性肾炎在前期多由上呼吸道感染，或花粉、粉尘、药物、食物等致敏，故病愈后，宜补肺固卫，以玉屏风散加减以防外邪；在生活中应注意脱离过敏原，在饮食方面少食辛辣肥甘，慎食海膻发物，以免伤及脾胃致湿热内蕴。

八、中医名家经验荟萃

刘以敏认为本病初期多为实，应用基本方如荆芥、防风、绿豆、红豆、黑豆、金银花、连翘等；中后期多虚，应用基本方如茜草、丹参、淮山药、旱莲草、女贞子、小蓟、阿胶等。

边莉等在过敏性紫癜患儿未出现血尿、蛋白尿时，以荆芥、防风、蝉蜕、白鲜皮、生地黄、赤芍、当归等组成的四物消风饮治疗，发现可以减轻过敏性紫癜肾炎患者的临床症状，缩短病程，又能预防肾脏损伤，减轻或消除白蛋白，减少尿红细胞。

刘涛通过回顾并总结近5年内发表过的名老中医治疗过敏性紫癜性肾炎的经验类文献发现，过敏性紫性肾小球肾炎发生的因素有内外之分，内因多为阴虚血热、气虚不固、湿热内蕴；外因多为感触六淫、饮食刺激、接触过敏原。其病理因素主要为风、热、毒、瘀、湿、积之邪，脏腑定位多为肺、脾、肾。治疗应注重分期辨治，急性期可分为风热犯表证、血热妄行证，治以疏风清热、清热凉血法；慢性期分为瘀血内阻证、湿热内蕴证、阴虚内热证，可予活血化瘀、清热利湿、滋阴清热疗法；迁延期又分为气虚不摄证、气阴两虚证、脾肾阳虚证，分别采用补气摄血、益气养阴、温补脾肾之治法。各医家多偏重于活血化瘀、清热、顾护脾胃等疗法，以及现代药理研究表明有抗过敏作用的中药的运用。

许华等发现川芎嗪对预防过敏性紫癜患儿肾损伤方面有确切疗效，其机制可能因为紫癜性肾炎的发生是由于高黏滞血症使血流缓慢，导致肾脏缺血、缺氧，而加重肾损伤，且炎症细胞释放的氧自由基也参与了发病过程，而川芎嗪可以抑制血小板的激活、聚集和释放反应，阻断或减轻由此启动的肾损伤，还具有扩张血管、改善肾内微循环、防止肾小球基底膜的损伤、减轻肾小球脂质过氧化损伤、保护血管内皮细胞、减轻毛细血管通透性等作用。

李正胜教授根据病理过程将本病分为热盛迫血、血热兼气虚、气不摄血三期。早期多为实证，由热盛迫血所致，治以清热凉血为主。中期病情迁延，血热过盛而耗气，采用清热凉血止血兼补脾益气，气血同治。后期以虚证为主，常因血热伤及脾胃、气不摄血所致，治以健脾益气、摄血止血。

赵红等针对本病"风、热、瘀、虚"的病理要素，自创肺肾同治方加减（黄芪、生地、黄芩、赤芍、丹皮、紫草、槐花、金银花各 10 g，山茱萸 12 g、蝉蜕 6 g）治疗紫癜性肾炎患儿 35 例，实验结果显示患儿 24 h 尿蛋白定量、尿沉渣红细胞计数较治疗前均明显下降（$P < 0.05$）。

第十六章　狼疮性肾炎

　　系统性红斑狼疮是自身免疫介导的，以免疫性炎症为突出表现的弥漫性结缔组织病，血清中出现以抗核抗体为代表的多种自身抗体和多系统累及是系统性红斑狼疮的两个主要临床特征。系统性红斑狼疮好发于育龄期女性，多见于 15～45 岁，女：男比例为（7～9）：1。系统性红斑狼疮的流行病学在美国多地区的调查报告显示，其患病率为（14.6～122）/10 万，我国大系列的一次性调查在上海纺织女工中进行，其患病率为 70/10 万，妇女中则高达 115/10 万。系统性红斑狼疮引起的肾脏损伤又称狼疮性肾炎，表现为蛋白尿、血尿、管型尿，乃至肾衰竭。50%～70% 系统性红斑狼疮病程中会出现临床肾脏受累，肾活检显示几乎所有系统性红斑狼疮均有病理学改变。狼疮性肾炎对系统性红斑狼疮预后影响甚大，肾衰竭是系统性红斑狼疮的主要死亡原因之一。

一、病因与发病机制

（一）病因

　　1. 体液免疫因素　由于病毒促发因素、细菌内毒素、脂多糖促发因素及自体组织破坏、释放 DNA 等原因，导致中等分子量的可溶性 DNA 免疫复合物经过血液循环至肾脏（或其他脏器）而沉积于肾小球。

　　2. 细胞免疫因素　本病发生时，抑制性 T 细胞功能及数量下降。

　　3. 遗传因素　系统性红斑狼疮发病有明显的遗传倾向，如家族中发病率高、单卵双胎比双卵双胎发病率高等。

（二）发病机制

　　其发病机制是多元性的，已公认的本病是机体对内源性（自体）抗原所发生的免疫复合物性疾病，并伴有 T 细胞功能紊乱。

　　1. 自身抗体的产生　系统性红斑狼疮时，自身抗原或与自身抗原结构相似的异体抗原刺激机体，使骨髓及外周血中的 B 细胞功能亢进，产生多种自身抗体，包括抗核抗体、抗细胞质抗体、抗细胞膜抗体、抗球蛋白抗体等。抗 DNA 抗体滴度升高与系统性红斑狼疮，尤其是与狼疮性肾炎的严重程度呈正相关。

2. 免疫复合物的形成与沉积　自身抗体与相应的抗原结合形成的免疫复合物主要沉积于肾小球基底膜或系膜区，也可沉积于肾小管、肾小管周围毛细血管壁上，引起组织损伤，这是狼疮性肾炎的主要发病机制。引起肾炎的主要是 DNA – 抗 DNA 免疫复合物，包括循环免疫复合物、原位免疫复合物。

3. 细胞免疫改变　目前认为 T、B 淋巴细胞调控功能障碍是自身免疫性疾病的关键。本病血清中抑制性 T 细胞功能及数量下降，这可能是自身抗体产生增多的原因，而 TH 细胞功能及数量增加，也促进了体液免疫反应。

中医虽无狼疮性肾炎的病名，由于活动性狼疮性肾炎以水肿、蛋白尿及肾衰竭、小便不利为主要表现，可将其纳入"水肿"范畴。中医认为狼疮性肾炎患者因先天禀赋不足，或病后体虚，或热毒湿邪侵入体内灼伤肾络，致肾阴不足、经脉瘀滞、湿瘀交阻。湿瘀蕴结于肾络，肾络受损，导致肾精失于固摄，精血物质大量流失，而见水肿、蛋白尿、血尿等。故"虚、湿、瘀"为狼疮性肾炎的主要病机。本病发病的原因多为先天禀赋不足，肾精亏损，感受湿热邪毒，以致阴阳不调，气血失和，五脏六腑受损，皮、脉、肉、筋、骨失去濡养而发病。由于邪毒炽盛，脏腑受损，肺、脾、肾三脏及三焦水液代谢功能失调，肺不能通调水道，脾不能运化水湿，肾不能温阳化气，三焦气机壅塞，决渎无权，而致水湿内停。邪毒炽盛，损伤肾络，血不循行，溢于脉外。所以，风、湿、热、毒之邪侵袭为标，肺、脾、肾虚损为本。瘀血等疾病过程中的病理产物常贯穿本病的始终。

二、病理改变

（一）分型

狼疮性肾炎的病理改变复杂多变，但肾小球内固定细胞增生及单核巨噬细胞、T 细胞浸润是本病的基本病变。其病变不均一，可呈弥漫性、节段性或局灶性，弥漫性病变时细胞数目和种类在各个肾小球及肾小球各节段也是不均一的。免疫荧光可见到上皮下、内皮下、系膜区及基膜上有大量免疫复合物沉积。免疫病理可见 IgG 荧光染色，且常伴有 IgG、IgM，补体 C3、C4、C1q 荧光亦常呈强阳性。多数患者的免疫荧光改变呈"满堂亮"表现，有时可见到"白金耳"现象，即光镜下肾小球毛细血管袢呈铁丝圈样。有时在毛细血管腔内可见"透明样血栓"，即嗜伊红蛋白。本病的另一个基本病变是肾小球毛细血管袢呈节段性坏死。鉴于狼疮性肾炎的病理学的变化多样，世界卫生组织于 1982 年根据肾小球组织学病变和免疫复合物沉着部位的不同将狼疮性肾炎的病理学改变归纳为以下 6 种。

（1）Ⅰ型（正常肾小球型）：本型甚为少见，光镜、电镜及免疫荧光检查均未见病变及免疫复合物沉积，电镜下偶尔可见基膜呈不规则增厚等非特异性的微小病变。

（2）Ⅱ型（系膜增生型）：病变局限于系膜区，根据光镜下系膜病变的严重程度分为Ⅱa 型和Ⅱb 型：Ⅱa 型光镜下无结构异常或仅有轻度系膜增生；Ⅱb 型系膜区有一定程度的系膜增生。本型免疫荧光显示系膜区 IgG、C3、C4、C1q 及备解素沉着，有时伴 IgA 和 IgM 颗粒沉积。电镜下系膜区有电子致密物沉积，肾小球上皮细胞足突呈阶段性消失。本型肾小管、肾间质及血管的病变很少见。

（3）Ⅲ型（局灶节段型）：本型可分为活动性坏死性损伤型、坏死性和硬化性损伤型及单纯硬化性损伤型 3 个亚型，光镜下呈局灶性节段性肾小球肾炎改变，但范围较局限，仅少于 50% 肾小球受累。节段性病变可呈增生、坏死、硬化改变，或三者皆有之。除了常见的系膜病变外，肾小球毛细血管袢也同时受累。免疫荧光表现为系膜区和毛细血管有少量 IgG、IgM、IgA、C3、C4、C1q、备解素等颗粒状沉积，电镜下可见内皮下、系膜区电子致密物沉积，本型还可见新月体形成。

（4）Ⅳ型（弥漫性增生型）：本型基本病变类似局灶节段型，但病变更为严重和广泛，有超过一半的肾小球受累，免疫荧光检测可见系膜区及毛细血管袢有颗粒状的免疫蛋白（IgG、IgA、IgM，甚至 IgE）和补体（C3、C4、C11、C5-9）沉积，尤其多见于毛细血管壁内皮下，纤维素沉积更为常见，主要见于肾小囊，这可能与新月体形成有关，光镜下几乎所有的肾小球都有严重病变而出现广泛的细胞增生（主要是系膜细胞和内皮细胞增生）和细胞浸润，许多细胞出现退行性变和核固缩，间或可见苏木素小体。毛细血管壁增厚明显，出现"白金耳"现象，某些患者甚至所有的肾小球中均有大小不一的节段性或环状新月体出现，当绝大部分肾小球中出现大量新月体时，则称为"狼疮性新月体型肾炎"。电镜下可见电子致密物沉积于肾小球的各个结构，以内皮下沉积物最多且突出。基膜外和基膜内沉积物也常见，但其数量和分布均少于内皮下。肾小球毛血管内血栓（纤维素性）形成提示肾小球硬化的发生。

（5）V型（膜型）：本型的病理改变类似于原发性膜型肾小球肾炎，其特点是免疫球蛋白和补体沿着所有的毛细血管壁呈颗粒状沉积，其中以 IgG 和 C1q 最为多见、这种沉积亦可见于系膜区。光镜下表现形式多样，分为 4 个亚型：①特发性膜性肾小球肾炎相似型（Va 型）；②伴弥漫性系膜病变型（Vb 型）；③伴局灶性细胞增生和硬化型（Vc 型）；④伴弥漫性增生性肾小球改变型（Vd 型）。其中，Va、Vb 型的预后较 Vc、Vd 型好。电镜下可见系膜区、内皮下、小管间质等处有电子致密物沉积。

（6）VI型（硬化型）：以肾小球硬化为主，常伴有局灶性节段性或弥漫性增生等病变。需要注意的是，狼疮性肾炎的各型病理改变并不是一成不变的，狼疮性肾炎的各种病理类型之间可以自发转化。这种转化可以由坏转好，但更多见的是由好转坏。由III型向IV型转化的发生率最高。

（二）血管损伤

虽然 WHO 病理分型中没有提及血管损伤，但在狼疮性肾炎中血管损伤普遍存在，包括血管内血栓形成、动脉和小动脉硬化以及坏死性动脉炎等。特别重要的是，肾小球毛细血管内血栓形成预示着血管内凝血异常，与成人溶血尿毒综合征类似，多发性的纤维蛋白原性毛细血管和小叶间动脉血栓与肾衰竭的急速进展密切相关，因此称之为"狼疮性血管炎"，这是一种免疫原性微血管病。

（三）小管间质病变

间质炎症、纤维化和小管上皮改变在狼疮性肾炎中并不少见，严重的活动性间质性肾炎最常见于IV型和III型狼疮性肾炎，虽然绝大多数病例间质炎症浸润中含有淋巴细胞和浆细胞，但也常发现中性粒细胞和嗜酸性粒细胞，而且后者更能反映病变的活动性。免疫荧光有时显示小管内存在颗粒状沉积物，甚至存在线条状沉积物，这提示可能有抗肾小管基膜抗体存在。但肾小管间质沉积物的量与炎症程度并不一致。

（四）肾脏病变活动性和慢性病变的评估

临床上采用半定量分析方法评估狼疮肾炎的活动性和严重程度。与疾病活动性相关的指标有肾小球节段性坏死、新月体形成、毛细血管内皮细胞和系膜细胞增生、肾小球白细胞浸润、透明血栓、肾小球和间质炎症等，这些都是激素及免疫抑制剂治疗的重要指标；慢性病变的有关指标包括肾小球硬化和纤维化、小管萎缩、肾小囊粘连等。

（五）"静止"型狼疮性肾炎

虽然绝大部分无肾脏损伤表现的患者的肾脏病理改变较轻，但亦有不少报道称无蛋白尿和尿沉渣检查异常的患者，其肾脏病理改变为严重的增生性肾小球肾炎并伴有内皮下复合物沉积。

三、临床病理联系

有 50%～80% 成年系统性红斑狼疮患者会出现肾损伤的临床特征。研究表明，狼疮性肾炎患者的临床表现与其组织病理学之间存在显著的相关性。

肾小球硬化和间质纤维化在提示肾衰竭发展方面有重要的意义。此外，与长期预后有关的指标包括血肌酐、24 小时尿蛋白排泄量、血压和血尿。肾脏病理活检在狼疮性肾炎诊治中的临床价值已得到了充分的肯定，其可为狼疮性肾炎患者提供是否使用细胞毒性药物的基本依据，这有助于降低病死率和延缓肾功能的恶化。

四、临床表现

（一）肾外表现

1. 发热　系统性红斑狼疮患者常常出现发热，这既可能是系统性红斑狼疮的表现，也可能是感染所致，临床上须注意鉴别。系统性红斑狼疮患者发热往往提示疾病处于活动期，高热则常常是疾病急进期的表现。凡有发热的系统性红斑狼疮患者必须行常规细菌学检查，在免疫抑制治疗中出现的发热尤需警惕，以防感染。

2. 疲乏　狼疮患者疲乏现象很常见，但在临床上常被忽视。疲乏的出现往往早于其他症状，患者主诉疲乏时常是狼疮活动的先兆。

3. 皮肤与黏膜改变　系统性红斑狼疮患者可出现多种多样的皮肤损伤。约半数患者可出现面部蝶形红斑，病变局限于面颊和鼻梁，呈轻度的水肿性红斑，可见毛细血管扩张和鳞屑；重度炎性渗出时可有水疱和痂皮，红斑消退后一般不留瘢痕和色素沉着；系统性红斑狼疮患者皮疹多无明显瘙痒，亦可见网状青斑、荨麻疹、盘状红斑、紫癜等；约一半患者发生脱发，头发硬而脆，易于折断，这多是狼疮活动的表现。

口腔溃疡或黏膜糜烂也是系统性红斑狼疮患者常见的表现，口腔和口唇黏膜糜烂伴明显水肿往往是系统性红斑狼疮进行性加重的预兆。

4. 关节和肌肉表现　约 90% 系统性红斑狼疮患者可见关节痛，多呈对称性，可为游走性，也可有晨僵现象，但为非侵蚀性，多不引起骨质破坏，肌痛和肌无力也较常见，少数合并肌炎者肌酸磷酸激酶可明显增高。

5. 血液系统表现　系统性红斑狼疮患者常出现贫血、白细胞减少或血小板减少，短期内出现的重度贫血常是自身免疫性溶血所致。系统性红斑狼疮本身便可出现白细胞减少，治疗系统性红斑狼疮的免疫抑制剂也常会引起白细胞减少，二者需认真鉴别。系统性红斑狼疮本身引起的白细胞减少一般发生在治疗前或疾病复发时，多数对激素治疗敏感。约 50% 患者起病初或活动期有淋巴结和（或）脾大。

6. 浆膜炎　系统性红斑狼疮患者常出现胸膜炎、心包炎和腹膜炎，系统性红斑狼疮的浆膜腔积液为渗出液，临床上常见到以浆膜炎为主要症状的系统性红斑狼疮被误诊误治。年轻人（尤其是女性）有渗出性浆膜腔积液者，除结核外还应注意系统性红斑狼疮的可能性。

7. 肺部表现　约 10% 系统性红斑狼疮患者可发生狼疮性肺炎。狼疮性肺炎的肺间质浸润有时在胸片上酷似粟粒性肺结核，应仔细鉴别。

8. 心脏表现　系统性红斑狼疮患者常出现心脏增大、心肌炎、心律失常，少数出现二尖瓣脱垂、心绞痛或心肌梗死。多数情况下，系统性红斑狼疮的心肌损伤不太严重，但是重症的系统性红斑狼疮患者常常伴有心功能不全，而且心功能不全往往是预后不良的重要指征。

9. 消化系统表现　系统性红斑狼疮患者可出现恶心、呕吐、腹痛、腹泻或便秘，其中以腹泻较为常见，可伴有蛋白丢失性肠炎，这是继狼疮性肾炎之后导致系统性红斑狼疮低蛋白血症的另一个主要原因。

系统性红斑狼疮患者常见肝酶增高，仅少数出现严重肝损伤和黄疸。以急腹症为主要表现的系统性红斑狼疮患者相对不常见，活动期系统性红斑狼疮患者有时可出现严重腹痛、腹膜炎、肠系膜血管炎等类似急腹症的表现，往往被误诊为胃穿孔、肠梗阻而行手术探查。

10. 神经系统损伤　虽然系统性红斑狼疮患者神经系统损伤多表现为癫痫和精神症状，但实际上患者神经系统的任何部分均会受累，引起各种神经精神损伤的表现。轻者仅有偏头痛、性格改变、记忆力减退或轻度认知障碍，重者可出现狼疮危象而危及生命。脑血管意外、昏迷、癫痫持续状态等是预后不良的指征，需要积极治疗。系统性红斑狼疮出现新的中枢神经系统损伤时，往往提示病情正在加重，需要积极治疗。

11. 眼部病变　系统性红斑狼疮患者可发生结膜炎、葡萄膜炎、眼底改变、视神经病变等。眼底改变包括出血、视盘水肿、视网膜渗出等，视神经病变可在一夜间突然致盲。

12. 继发性干燥综合征　患者表现为口干、眼干、阴道干，这主要是由于外分泌腺受累所致，常伴有血清抗 SSA 和抗 SSB 抗体阳性。

（二）肾脏病变表现

系统性红斑狼疮患者肾脏受累的表现包括肾小球、肾小管间质和肾血管性病变等一系列症状，起病快慢不一，病程一般较长，有或无自觉症状，有时肾损伤也可能是唯一的临床表现。根据临床表现可将其分为以下六种类型。

1. 肾病综合征型　本型最为常见，有 40%～60% 患者表现为此型。狼疮性肾炎的肾病综合征可分为单纯型和肾炎型。

（1）单纯型：患者存在大量蛋白尿（超过 3.5 g/L）、低蛋白血症及水肿，但不一定有血胆固醇增高。此型在病理上多属膜型，少部分呈系膜增生型。

（2）肾炎型：患者除了肾病综合征表现外，还有血尿、高血压和肾功能损伤，且常伴明显的狼疮全身性活动表现。约 50% 弥漫性增生型患者可出现此表现。如不治疗，多数患者可于 2～3 年内发展成尿毒症。

2. 无症状蛋白尿和（或）血尿型　该型亦称为轻型，较为常见。患者没有水肿、高血压等表现，主要表现为轻、中度蛋白尿（24 小时尿蛋白小于 1 g）和（或）血尿。病理改变多属系膜增生型或局灶节段型。本型患者预后良好。

3. 急进性肾炎综合征型　该型较为少见，临床表现酷似急进性肾小球肾炎，起病急，发展迅速，表现为少尿甚至无尿，可有血尿、蛋白尿、管型尿，有时出现水肿，高血压不明显，病理改变呈新月体性肾炎，表现为严重弥漫性增生伴间质及血管病变。患者预后较差，血肌酐在 3 个月内增加超过 1 倍，常在几周至几个月内发展成尿毒症。

4. 慢性肾炎综合征型　患者表现为不同程度的高血压、蛋白尿、血尿、管型尿、贫血及肾功能不全。病理改变多为弥漫性增生型。本型病程漫长，迁延不愈，预后差。

5. 肾小管综合征型　患者表现为肾小管性酸中毒、水肿、高血压及夜尿增多，约 50% 患者出现肾功能减退。

6. 抗磷脂抗体型　此型见于抗磷脂抗体阳性患者，主要表现为大、小动静脉血栓形成及栓塞，习惯性流产和血小板减少。患者肾脏除了合并大血管栓塞外，也可出现肾小球毛细血管血栓性微血管病，常导致急剧的肾功能损伤，特别是急性肾衰竭。产后患者尤易出现本型病变，病死率较高。

五、诊断与鉴别诊断

（一）诊断

在确诊系统性红斑狼疮并排除其他泌尿生殖系统病的基础上，符合下列条件之一者即可诊断为狼疮性肾炎：①肾活检示病理为 WHO 分型Ⅱb 型、局部增生或弥漫性增生性肾炎、膜性肾病。②1 年后肌酐清除率下降 30%。③24 小时尿蛋白定量大于 1 g。④持续性血尿且尿红细胞大于 5 个/高倍视野。

由于狼疮肾炎的临床表现复杂且不典型病例的误诊率较高（国内报道约 30%），因此在临床上必须与原发性肾小球疾病、慢性活动性肝炎、痛风、感染性心内膜炎、特发性血小板减少性紫癜、混合性结缔组织病等相鉴别。

狼疮活动性的判断目前缺乏统一的标准，可用简单计分法粗略地判断疾病活动情况：①发热；②关节炎；③浆膜炎；④典型皮疹；⑤神经精神症状；⑥脱发；⑦全身中毒症状；⑧尿常规异常；⑨血沉 > 50 mm/h；⑩贫血；⑪白细胞减少；⑫血小板减少；⑬心电图显示心肌受损；⑭低补体血症；⑮狼疮细胞阳性；ANA ≥1∶80；血中抗 DSDNA 阳性。以上每项计 1 分，若总分低于 3 分则表示没有活动；4~5 分表示轻度活动；6~7 分表示中度活动；≥9 分表示重度活动。

（二）鉴别诊断

1. 过敏性紫癜肾炎　除肾脏受累外，可伴皮肤紫癜、消化道出血、关节痛，但血 ANA 阴性，肾脏病理可见 IgA 沉积。

2. 原发性小血管炎相关肾损伤　除肾脏受累外，亦有全身多系统改变，如上呼吸道、下呼吸道、眼、耳、关节和肌肉等。该病常见于中老年人，无明显性别差异，血清 ANCA 常阳性，肾脏病理常为节段性坏死性改变，常伴新月体形成。

3. 肾淀粉样变性　除肾脏受累外，可累及消化系统、心脏、关节及皮肤等，但血中 ANA 阴性，受累组织刚果红染色阳性，电镜下肾脏有淀粉样纤维丝。

六、西医治疗

常规治疗一般包括以下几种方法。

1. 激素　激素目前仍然是治疗狼疮性肾炎的传统药物。一般选择标准疗程的泼尼松治疗，即在开始治疗阶段给予患者泼尼松每日 1 mg/kg，每日晨顿服，8 周后开始减量，每周减原用量的 10%，至小剂量时（每日 0.5 mg/kg）改为隔日晨顿服，视情况维持一段时间后继续减量至维持量（隔日晨 0.4 mg/kg）；对暴发型狼疮或出现急进性肾衰竭者，可先予甲泼尼龙（0.5～1.0 mg/kg 入生理盐水中，静脉滴注）冲击治疗 3 天，再改为标准疗程泼尼松口服治疗。

2. 细胞毒性药物　近年来的临床实践表明，细胞性药物联合激素治疗较单纯应用激素治疗的疗效要好得多，常用的细胞毒性药物有如下几种。

（1）环磷酰胺（Cyclophosphamide，CTX）：在众多用于治疗狼疮性肾炎的细胞毒性药物中，CTX 的应用最为广泛。与单纯使用激素治疗相比，狼疮性肾炎患者用激素加 CTX 治疗在保存肾功能、减少死亡率方面的疗效明显更佳。大剂量静脉注射 CTX 的冲击治疗对肾脏的保护效果比口服更好，并且各种不良反应更轻。方法是在进行标准激素治疗的同时，予以 CTX 16～20 mg/kg 加入生理盐水 200 mL 中行静脉点滴，滴注时间不少于 1 小时，一般 4 周冲击 1 次，病情较重者每隔 2 周冲击 1 次，至累积总量为 150 mg/kg 后改为每 3 个月冲击 1 次，直至病情稳定 1～2 年后方可考虑停止

CTX 冲击治疗。当患者内生肌酐清除率低于 30 mL/min 时要适当减少用药剂量。另外，CTX 不能被透析完全清除，因此透析患者用量要减少，约为原量的 75%。

（2）硫唑嘌呤（Azathioprine，简写为 Aza）：Aza 具有免疫抑制作用，能直接抑制 B 细胞的功能，耗竭 T 淋巴细胞，并能减少狼疮性肾炎患者免疫复合物在肾脏的沉积，还有非特异性抗炎作用。有资料显示，激素加口服 Aza 治疗与激素加大剂量静脉注射 CTX 治疗具有相同的疗效，而且不良反应更少，但目前对本药的研究报道相对较少，因此具体疗效有待进一步的研究。另外，Aza 对急性或严重系统性红斑狼疮患者的疗效不及大剂量静脉注射 CTX。近年来多主张用 CTX 冲击治疗 6~8 次后改为口服 Aza 治疗，待病情稳定后再考虑撤药。在常规免疫抑制剂量（每日 2~2.5 mg/kg）下长期应用 Aza 的不良反应少见，甚至在妊娠期应用也较安全

（3）环孢素 A（Cyclosporin，CsA）：目前，CsA 在系统性红斑狼疮，特别是狼疮性肾炎的治疗中应用越来越多。CsA 在早期即可缓解狼疮性肾炎患者的临床症状，并可减少激素和 CTX 的用量及其相应的不良反应。在临床中对某些激素加 CTX 治疗无效或因种种原因不能使用 CTX 治疗的患者，采用 CsA 联合激素治疗较为成功。

（4）吗替麦考酚酯：该药物是一种免疫抑制剂，主要成分为霉酚酸酯。其可以选择性地抑制淋巴细胞鸟嘌呤经典合成途径，抑制 T、B 细胞的增生，抑制抗体生成，还可阻断细胞表面黏附分子的合成，抑制血管平滑肌细胞增生。

（5）雷公藤制剂：该类药物有抑制淋巴、单核细胞及抗炎作用，本药有不同的剂型，如雷公藤多苷每日剂量为 60 mg，分 3 次服用，病情稳定后可酌情减量，不良反应为性腺毒性，如月经减少、停经、精子活力及数目降低、皮肤色素沉着、指甲变薄软、肝损伤、胃肠道反应等。

3. 静脉注射大剂量免疫球蛋白　该疗法剂量目前尚未统一，多为每日 0.4 g/kg，每天静脉点滴，连用 3~5 天为 1 个疗程，1 个月后可重复。

4. 血浆置换与免疫吸附法　对危及生命的系统性红斑狼疮、暴发型狼疮、急进性狼疮性肾炎、迅速发展的肾病综合征、高度免疫活动者、常规治疗无效、对激素及免疫抑制剂治疗无效或有应用禁忌者可考虑应用该法。免疫吸附法对致病性免疫物质的清除率更高，目前多用蛋白作吸附剂。一般每次每千克体重用 40 mL 血浆，每周 3 次，共治疗 2~6 周。此疗法须同时使

用免疫抑制剂，以预防或改善血浆置换后患者体内产生的反跳。

七、中医药治疗

（一）辨证要点

辨标本虚实：起病急剧，病程短属实证；病延日久为虚证。活动期以实为主，缓解期以虚为主，或虚中夹实。两颧或四肢红斑，斑色红者为实；斑疹色暗淡，时隐时现者为虚。高热持续，烦渴，尿赤便秘，舌质红绛，舌苔黄，为实热；低热不退或午后、夜间潮热，五心烦热，口干咽燥，舌红少苔，为虚热。虚者有阴虚、气阴两虚，或阴阳两虚之分；实者有热毒、血瘀、风湿、水湿、湿热与积饮之别。辨病位，抓住疾病过程中的主要证候辨清病位。如主证为发热，当辨其在卫分、气分，还是在营血。主证为蝴蝶斑，则病位在脾；主证为水肿，则病在脾肾，余可类推，在确定脏腑病位的基础上再辨是属虚、属实或虚实相兼。

（二）治疗原则

本病总属本虚标实之证，本虚主要是脾肾、气阴两虚，标实以热毒、湿热等为主。治疗应以扶正祛邪为大法，缓则固本，急则治标。扶正以健脾益肾，益气养阴为大法，祛邪以清热解毒，凉血活血为基本治法。

（三）辨证论治

（1）热毒炽盛

主证：高热不解或有低热，面颊部红斑，或周身发生皮疹，肢体水肿，关节酸痛，心悸，甚者神昏谵语，皮肤瘀斑，口干便秘，舌红，苔黄腻，脉细滑数。

治法：清热解毒，凉血止血。

方药：犀角地黄汤加减。常用药：水牛角 15 g，赤芍 12 g，丹皮 9 g，紫草 9 g，生地 15 g，白花蛇舌草 30 g，大黄 9 g，青蒿 30 g。高热者，加黄芩、石膏以清热；面部红斑者，加当归，另服水牛角粉以凉血活血。

（2）阴虚内热

主证：浮肿渐退，低热咽干，面部升火，手足心灼热，腰膝酸软无力，颧红盗汗，舌光或光剥无苔，脉细数。

治法：养阴清热，凉血活血。

方药：参麦地黄汤加减。常用药：生地 15 g，女贞子 12 g，旱莲草 20 g，何首乌 15 g，龟板 9 g，鳖甲 9 g，沙参 12 g，麦冬 9 g，山药 20 g，茯苓 15 g，丹参 30 g，益母草 20 g，地骨皮 30 g。口渴明显者，加天花粉、石斛养阴生津；尿血者，加大小蓟、茜草根凉血止血；水肿者，加泽泻、猪苓利水消肿活血。

（3）气虚血瘀

主证：眩晕，神疲乏力，口咽干燥，面色晦滞，皮下瘀点，腰酸脱发，胃纳欠佳，舌偏红有紫斑，苔薄白，脉细。

治法：益气养阴，活血化瘀。

方药：生脉饮合四物汤加减。常用药：党参 30 g，麦冬 12 g，五味子 12 g，女贞子 12 g，山萸肉 12 g，何首乌 15 g，当归 15 g，丹参 30 g，益母草 20 g，赤芍 12 g。兼湿热者，加白花蛇舌草、半枝莲清热利湿；尿少水肿者，加车前子、茯苓、泽泻利水消肿。

（4）脾肾亏虚

主证：周身水肿，面色苍白，腰膝酸软无力，足跟痛，耳鸣，腹泻，腹胀，纳呆，肢端冷，舌淡胖，边有齿印，质暗，脉沉细。

治法：脾肾双补，活血利水。

方药：济生肾气丸加减。常用药：仙灵脾 15 g，制附子 6 g，党参 20 g，黄精 12 g，白术 10 g，猪苓 30 g，薏苡仁 15 g，防己 10 g，槟榔 6 g，泽泻 15 g，车前子 20 g，丹参 12 g，益母草 15 g。阳虚不明显者，去附子；气虚者，加黄芪补气利水。

（四）中成药

（1）黄葵胶囊（主要成分：黄蜀葵花）：每次 5 粒，每日 3 次。本药有清热利湿、解毒消肿的功效，用于狼疮肾炎见湿热证者。

（2）雷公藤多苷片（主要成分：雷公藤多苷）：每片 10 mg，每次 2 片，3 次/日，口服。适用于狼疮性肾炎。定期复查血常规、肝肾功能。

（3）昆明山海棠片（主要成分：昆明山海棠）：每片 50 mg，每次 2～4 片，3 次/日，口服。适用于狼疮性肾炎。

（4）百令胶囊（主要成分：发酵冬虫夏草菌粉）：每次 2～6 粒，每日 3 次。本药具有补肺肾、益精气的作用，可用于狼疮肾炎恢复期。

（五）单方验方

（1）生地、茯苓、车前子（包煎）各 15 g，山药 20 g，枳实、桑皮、杜仲、泽泻、酒军（另煎 15 分钟分 2 次入药）各 10 g。水煎服，每日 1 剂，用于肾功能失代偿的狼疮性肾炎。

（2）土苓绿豆汤：土茯苓 30 ~ 60 g，防己、绿豆衣各 30 g，甘草 10 g，用于狼疮性肾炎湿热之毒偏盛者。

（3）芡实 30 g，白术 12 g，山药 15 g，金樱子 24 g，黄精 24 g，百合 18 g，枇杷叶 9 g，党参 9 g。水煎服，每日 1 剂。可消除蛋白尿。主要用于脾肾亏虚之狼疮性肾炎患者。

（六）其他疗法

1. 灌肠法　生大黄 12 g，熟附片 10 g，牡蛎 30 g，加水适量，取汁 200 mL，每日上、下午各 1 次，保留灌肠 30 ~ 60 分钟后排出，有降低血液中非蛋白质的作用。

2. 针灸疗法　取三焦俞、气海俞、足三里、阴陵泉、肾俞、关元俞、次髎、天枢、关元、三阴交穴，每日选穴 5 ~ 6 次，轮换刺之，手法先予轻刺激，然后用药艾灸之。

（七）预防调护

1. 调摄护理　要防止外邪的侵袭，如避免受凉、受湿和日光暴晒，以免诱发和加重病情。避免过度劳累、过度精神刺激，服用激素者不可骤然减量，以防病情反复或恶化，同时要注意预防感染及其他不良反应。

2. 预后转归　狼疮性肾炎的预后与下列因素有关：年轻男性发生肾衰竭的危险性高；氮质血症缓慢进展预示不可逆肾衰竭的来临，而肾功能迅速变坏表示存在活动性、可治性或潜在可逆性；持续低体血症对狼疮性肾炎预后发生肾衰竭有一定参考价值；及时、正确地控制狼疮性肾炎的活动可明显改善性肾炎的预后；肾活检慢性指数与慢性肾衰竭发生呈正相关。

八、临床经验分享

中西医结合治疗狼疮性肾炎已作为行之有效的方法而广泛应用于临床，众多学者的研究认为二者的结合，不但可以发挥中西医药物各自的优势，而且可以提高临床疗效，尤其对难治性狼疮性肾炎病例更能发挥协同作用。王祥生主任医师归纳中西医结合治疗狼疮性肾炎的目的及优势在以下几方面。

1. 巩固疗效，减少病情复发　在病情稳定期撤减激素及免疫抑制药时，中药的辨证治疗则应上升为主导地位，一是可以顺利撤减激素，防止病情反跳；二是长期服用中药可以减少病情复发，继续巩固疗效。现代药理研究证明，清热养阴药物（黄精、女贞子、旱莲草、玄参、麦冬、生地黄、枸杞子等）可显著减少激素的不良反应，又不影响激素的治疗效果；益气温阳药物（如淫羊藿、菟丝子、肉苁蓉、山茱萸、党参、黄芪等）具有改善肾上腺皮质功能的效果，能对抗皮质腺萎缩，有类激素样作用。

2. 改善患者症状，提高生活质量　糖皮质激素及免疫抑制剂的合理使用可以迅速缓解病情，提高生存率。但随之带来的不良反应如库欣综合征、月经不调等，易使患者惧怕激素，心理压力大，生活质量下降。本病常需中西药联合使用，王祥生教授很重视中药与西药之间的配合，如患者首始已用大剂量激素时，多有阴虚火旺之候，宜配合中药滋阴降火之品，如生地黄、枸杞子、女贞子、旱莲草、玄参、麦冬、知母、黄柏等；如患者在用环磷酰胺冲击治疗时，易使周围血白细胞减少，此时应使用益气生血的中药，如鸡血藤、当归、制何首乌、制黄精、黄芪、山药、党参等。如患者有明显消化道症状及肝损伤时，加降逆止呕、护肝养肝之品，如半夏、旋覆花、虎杖、垂盆草等。中药可以降低激素、细胞毒药物的不良反应，改善患者生存质量，从而保证了患者能更好地耐受治疗，提高患者生活质量。

3. 中西药的协同作用　对狼疮性肾炎难治性病例，中西药物联合治疗可以更有效控制病情，既可以各自发挥作用，又可以相辅相成，并可以减轻脏器损伤。尤其是对顽固性病例或病情复杂的及对西药治疗不耐受者，这种协同作用愈发重要。益气、健脾、补肾等中药更可提高人体的抗病能力，健脾和胃的中药可以减少免疫抑制药对胃肠道的刺激，益肾填精药可以防止免疫抑制药对骨及机体正常免疫力的过度抑制，所以中药具有调整免疫功能、改善异常免疫状态、抗炎、抗血凝、促进微循环、减轻免疫异常造成的内脏损伤等多方面药理作用。

4. 中西医结合治疗的应用原则　必须采用辨病与辨证相结合的方法，在狼疮性肾炎早期及不典型期仅有皮疹、关节肿痛等症状时可首先采用中药辨证治疗，随时观察病情变化；若在急性进展期或有脏器损伤时则应积极应用激素或免疫抑制药治疗，迅速控制病情，保护重要脏器，为继续治疗争取时间；病情稳定期，则宜发挥中医药养阴益气、扶正固本、改善体质、调节机体免疫功能、稳定病情的优势，最终使病情缓解，提高生活质量，恢复劳动力，延长生存时间，降低死亡率。

九、中医名家经验荟萃

治疗狼疮性肾炎时，周乃玉教授在诱导缓解期常以清除热毒为大法，方药常选择清热解毒的药物，如白花蛇舌草、半枝莲、土茯苓、蒲公英、紫花地丁、苍术、黄柏等；热毒伤营时选择清热解毒凉血的药物，如羚羊角粉、生地黄、连翘、元参等；热毒伤肾，尤其是出现血尿时以知柏地黄丸、小蓟饮子加减，如盐知母、盐黄柏、熟地黄、小蓟、金钱草、白茅根、藕节炭、侧柏炭；水肿明显者应用茯苓皮、桑白皮、车前子、泽泻等；蛋白尿增多者应用莲须、金樱子等；舌苔腻者加用藿香、佩兰、砂仁等；皮损明显者加金银花、苦参、白鲜皮、蝉蜕；口腔溃疡明显者加凤凰衣、玉蝴蝶；热毒伤肺者常以清燥救肺润肺为主，选用北沙参、枇杷叶、杏仁、生石膏、生熟地、百合等；狼疮性胸膜炎、胸腔积液者以泻肺利水为主，以葶苈大枣泻肺汤合五苓散加减，常用药为葶苈子、大枣、半夏曲、猪苓、茯苓、苏子、泽泻、桑白皮等。缓解期常以补肾强肾为大法，脾肾阳虚为主者以真武汤、桂枝附子汤加减，方药应用麻黄、芍药、生黄芪、茯苓、炒白术、干姜、车前子；气阴两虚者治以熟地黄、生黄芪、生甘草、怀牛膝、北沙参、生白术、龟板；肝郁脾虚者治以柴胡加龙骨牡蛎汤、丹栀逍遥散加减；心脾两虚者治以归脾汤加减。

张鸣鹤教授提出了"清热解毒法作为一切风湿性疾病治疗的基础"的观点，认为狼疮性肾炎急性期应重清热解毒，缓解期应重补肾调理，病程中贯穿活血化瘀。张教授应用参芪地黄汤合五子衍宗丸加减，贯众可清解潜伏之余毒，楮实子补肝肾之阴、助生肾气，益气滋补肝肾取参芪地黄汤。覆盆子、菟丝子取义于五子衍宗丸，更以水陆二仙丹之金樱子、芡实合桑螵蛸、莲须加强固涩之力，可迅速控制蛋白尿；鸡血藤善行血补血、舒筋活络；尿中潜血增多，可加用茜草活血化瘀，凉血止血功效更甚。

夏嘉等选取了 95 例患者观察中西医结合疗法治疗阴虚内热、水瘀互结型狼疮性肾炎的临床疗效及安全性。对照 1 组予以环磷酰胺静脉滴注，每 30 天 1 次，每次 0.6～1.0 g；泼尼松片口服，用量根据系统性红斑狼疮 DAI 积分及患者病情变化调整，中重度患者激素每日用量为 1 mg/kg（以泼尼松计算），轻度患者每日用量不超过 0.5 mg/kg，疗程为 1 年。对照 2 组以自拟狼疮肾炎方口服，基本方为生地黄 30 g，丹参 30 g，接骨木 15 g，猫爪草 15 g，积雪草 9 g，随证加减。每日 1 剂，水煎，分 2 次口服。泼尼松片用量根据系统性红斑狼疮 DAI 积分及病情变化调整，疗程为 1 年。治疗组为 1、2 组结合。结果表明：中西医结合疗法治疗阴虚内热、水瘀互结型狼疮性肾炎可显著改善患者的临床症状及体征，减少激素的用量及不良反应，从而提高患者的生活质量，值得在临床上推广应用。

温成平等强调，在激素大剂量阶段治以清营凉血、滋阴降火之法，方用犀角地黄汤加减；减量阶段，治以滋阴清热、益气养阴之法，方用二至丸合大补阴丸或杞菊地黄丸等加减；维持量阶段，治以益气养血、健脾温肾之法，方用真武汤加减。

许正锦等对激素撤减期的狼疮性肾炎患者予以加味黄芪桂枝五物汤治疗，结果显示治愈率有了明显的提高，同时复发率有所减少。

洪钦国、汤永福通过现代药理学研究手段证实：白花蛇舌草能刺激网状内皮系统，增强白细胞的吞噬功能；丹参可抑制肾成纤维细胞的生长和促进其死亡，从而消除肾脏炎症，防止肾小球的纤维化和向终末期肾病方向发展。若同时配合激素应用，既可增强疗效，又可减少激素的不良反应，因而具有重大的临床意义。系统性红斑狼疮多表现为体液免疫偏亢，实验证明生地黄、玄参、天冬、麦冬等养阴药能对形成抗体的 B 细胞产生一定的抑制作用。

第十七章　乙型肝炎病毒相关性肾炎

乙型肝炎病毒相关性肾炎简称乙肝相关性肾炎（hepatitis B virus related glomerulonephritis，HBV-GN），是乙肝病毒感染后，在体内产生免疫反应时形成的抗原 – 抗体免疫复合物沉积在肾小球，引起肾小球损伤的疾病。HBV相关性肾炎好发于儿童和青少年，儿童发病率高于成人，男性患者为女性患者的 1.5～2 倍。临床特点是既有肾小球肾炎的表现，又有 HBV 感染后的血清学变化。临床表现多样，病理类型多为膜性肾病。

一、病因与发病病机

HBV 相关性肾炎的发病机制尚未完全清楚。目前有以下几种公认的论点。

1. 乙型肝炎病毒抗原与抗体复合物沉积于肾小球造成损伤　HBV 特异的抗原、抗体形成免疫复合物，随血液循环至肾小球沉积而致病。动物实验证实能够穿过肾小球基底膜沉积于上皮下的物质，其分子量不超过 1×10^6，过大则容易为巨噬细胞吞噬，过小则会从肾小球滤出。HBsAg 与 HBcAg 分子量大且带负电荷，不能穿过肾小球基底膜进入皮下，只能随循环血滞留于内皮下及系膜区引起膜增生性肾炎。HBeAg 分子量小，带正电荷，即使结合了 IgG，其分子量仍小于 1×10^6，也可以穿透肾小球基底膜，定位于上皮下，形成原位复合物，导致膜性肾病。事实上，HBeAg 几乎全部沉积于肾小球毛细血管壁上。

2. 乙型肝炎病毒感染导致自身免疫致病　HBV 在肝脏细胞内繁殖，可能改变自身抗原成分。HBV 随肝细胞破坏而释放入血，使体内出现多种自身抗体，如抗 DNA 抗体等，从而导致肾炎的发生。

3. 乙型肝炎病毒直接感染组织细胞致病　有多家报道用原位杂交技术在 HBV 相关肾炎的肾组织中检出 HBV-DNA，提示 HBV 直接感染肾组织细胞致病的可能性。

4. 乙型肝炎病毒可直接造成细胞免疫损伤　研究发现乙型肝炎病毒可直接作用于 T、B 淋巴细胞导致机体细胞免疫反应的异常及单核巨噬细胞清除功能的降低，促进免疫复合物产生和沉积，为肾炎的发生创造了条件。

本病属于中医学"水肿""尿血""尿浊""鼓胀"的范畴。感染乙型肝炎病毒是患病的根本原因，外感湿热、酒食不节、劳倦过度、体质因素如肝肾两虚、脾胃虚弱均为致病因素。其发病机制为乙型肝炎病毒深伏于肝，入于血分，形成瘀毒，外感湿热之邪，瘀毒湿热互结，下注于肾；损及肾络，络损血溢，肾失封藏，从而导致蛋白尿、血尿。又因日久肝郁乘脾或素体脾虚，导致气化不利，水液代谢失常，外溢肌肤，而见水肿。病位在肝，日久殃及脾肾，最终导致肝、脾、肾俱虚。

二、临床表现

（一）肾脏表现

HBV 相关性肾炎临床表现多样，主要表现为肾病综合征或肾炎综合征。起病多隐匿，有不同程度水肿和疲乏无力。所有患者均可出现镜下血尿或蛋白尿，部分患者以肾病综合征起病，部分患者有大量腹腔积液。40% 有血压升高，20% 有肾功能不全。

（二）肾外表现

大多数患者肝功能正常，部分患者可合并慢性迁延性肝炎、慢性活动性肝炎、重症肝炎，甚至肝硬化而出现相应的临床表现。几乎所有患者血中 HBsAg 阳性，60%~80% HBeAg 阳性。部分患者有肝功能异常和转氨酶升高。极少数可出现低补体血症和冷球蛋白血症。

（三）病理改变

1. 光镜 乙型肝炎病毒相关性肾小球肾炎除膜性肾病、膜增生性肾小球肾炎外，还可见系膜增生性病变、局灶性节段性肾小球硬化、新月体形成等多种病变。其膜性肾病属继发性，多伴有系膜、内皮细胞增生，系膜区增宽，少数尚见新月体等增生性病变，沉积物主要分布于基底膜上皮侧，也可见少量系膜区和内皮下沉积物。

2. 免疫荧光 肾组织多存在 IgG 及补体成分的沉积，"满堂红"的现象较为多见，其免疫荧光特点与狼疮性肾炎相似。肾组织中可见乙型肝炎抗原－抗体复合物的沉积，HBeAg 抗原－抗体复合物在基底膜上皮侧的沉积更有诊断意义。

3. 电镜 符合免疫复合物沉积性肾炎表现。膜性肾病者可见上皮侧电子致密物沉积，随病情进展基底膜内可见被基膜样物质（钉突）分隔或包绕的电子致密物，基底膜明显增厚。足细胞可有足突广泛融合，有时呈板片状。膜增生性肾炎则为系膜区增宽，基膜样物质增多，基底膜分层，见系膜插入，内皮下、基底膜内或上皮侧见电子致密物沉积。

三、诊断与鉴别诊断

（一）诊断

同时具备下述①②③条即可诊断：①血清 HBV 抗原阳性；②患肾小球肾炎，并可除外狼疮性肾炎等继发性肾小球病变；③肾组织中找到 HBV 或其抗原的沉积（如能发现 HBV-DNA 或 HBeAg），提示乙型肝炎病毒在肾组织中复制。

（二）鉴别诊断

1. 特发性膜性肾病 常见于中老年患者，表现为大量蛋白尿，一般不伴血尿，尤其是大量镜下血尿有自发缓解倾向。肾脏病理没有炎细胞浸润，也无肾小球固有细胞增生。

2. 狼疮性肾炎 狼疮性肾炎的临床和病理表现比较复杂，较多的狼疮性肾炎患者肾组织中可见有 HBsAg 沉积，但患者并无肝病的临床证据。HBsAg 的沉积是非特异型滞留病毒，或是导致狼疮性肾炎的病原。狼疮性肾炎可依据其临床表现、生化检查及肾穿刺病理检查进行确诊。

四、西医治疗

（一）一般治疗

部分 HBV-GN 患者，尤其是儿童患者的肾病综合征可以自行缓解，但有40%～70%患者在起病1年后临床症状仍持续存在，部分患者甚至进展至慢性肾功能不全，因此多数患者仍须接受治疗方案。然而，目前对 HBV-GN 尚无特殊治疗，治疗方案仍类似于肾小球肾炎的治疗方案，但激素及免疫抑制药治疗可能会加重乙型肝炎病毒感染。因此，治疗时应同时考虑到肝病与肾病两个方面，不可顾此失彼。

（二）抗病毒治疗

抗病毒治疗是乙型肝炎病毒相关性肾小球肾炎的主要治疗手段，抑制 HBV 复制和清除 HBeAg 可减少蛋白尿和改善肾功能。存在病毒复制是抗病毒治疗的适应证。

1. α - 干扰素（IFN-α）　干扰素是广谱抗病毒药物，对 DNA、RNA 病毒有一定程度的作用。另外，干扰素有双向免疫调节作用，对肝病、肾病均有治疗作用。研究发现，干扰素可消除血中乙型肝炎病毒的标志，如 HBsAg、HBeAg 及乙型肝炎病毒 DNA 聚合酶等，有利于乙型肝炎患者的康复。干扰素也可使患者尿蛋白明显减少，缓解肾综合征。干扰素治疗乙型肝炎的有效率为 30% ~ 50%，失代偿期和无症状者 HBV 携带者不主张使用。

2. 核苷类似物　效应靶位为病毒聚合酶，对 HBV-DNA 有很强的抑制作用，适应证更广。需要维持治疗，停药后容易复发。药物常用拉米夫定、恩替卡韦。

（三）肾上腺皮质激素治疗

肾上腺皮质激素可缓解肾病综合征，主要对 HBV 相关膜性肾病有治疗价值。由于激素治疗可导致 T 细胞中乙型肝炎病毒复制的危险性增加，引起病毒感染再燃，因此激素治疗应在密切监视肝病病变的条件下进行，无肝炎活动或乙型肝炎病毒复制指标［如血中乙型肝炎病毒 DNA 和（或）高效价抗 HBc-IgM 和（或）HBeAg］阴性时，方可用激素治疗。泼尼松 1 mg/（kg·d），服用 2 个月后，若无效可停药，若有效，减少剂量，持续 6 个月，逐渐减量至停药。激素治疗 HBV 相关膜性肾病预后较好，60% 儿童患者在 1 ~ 2 年内可自发缓解，其余患者仍有持续或间歇性蛋白尿，仅小部分患者进展至慢性肾衰竭，终末期肾病罕见。但在成人中自发缓解率小，1/3 患者肾病呈进行性发展，约 10% 患者 5 年内需行肾脏替代治疗。

五、中医药治疗

（一）辨证要点

本病以肝、肾为中心，而兼及脾。湿热疫毒先行伤肝，日久侵淫及肾，导致肝肾同病。湿热疫毒内蕴是其病机中不可忽视的方面，而肝肾阴虚或脾肾气（阳）虚及气阴两虚是本病虚证的重要证型。

（二）治疗原则

治疗上多采用祛邪、扶正的方法。祛邪则应用清热解毒利湿及活血化瘀之法，以消灭体内病毒，改善机体微循环，促使组织的修复；扶正多用健脾柔肝或滋养肝肾等法，以改善机体的免疫功能，促使病情恢复。

（三）辨证论治

（1）肝郁脾虚

主证：胸胁胀满，胸闷纳呆，腹胀乏力，烦渴呕吐，小便短赤，夹有泡沫，苔黄腻，脉弦数。

治法：疏肝健脾，清热利湿。

方药：逍遥散合黄连解毒汤加减。常用药：当归、白芍、白术、柴胡、黄芩、山栀、丹皮、川楝子、玄胡、山楂、茯苓、车前子、黄连、甘草。若烦渴呕吐甚者，可加竹茹、生姜以生津止渴；若胸胁胀甚者，可加川楝子、郁金以理气除胀。

（2）阳虚水泛

主证：肢体水肿，按之凹陷，面色㿠白，神疲乏力，畏寒腰酸，小便不利，夹有泡沫，舌胖，苔腻，脉沉滑。

治法：健脾益气，温阳利水。

方药：真武汤合防己黄芪汤加减。常用药：黄芪、茯苓、白术、附子、芍药、防己、杜仲、炙甘草。若肢体水肿严重者，可加泽泻、桂枝以温阳利水。

（3）肝肾阴虚

主证：病程迁延，精神疲惫，头晕腰酸，心烦失眠，潮热盗汗，胁痛隐隐，腹胀纳呆，或见尿色鲜红，夹有泡沫，舌红少津，脉弦细数。

治法：滋肝益肾，调和肝胃。

方药：杞菊地黄丸合归芍六君子汤加减。常用药：太子参、地黄、枸杞、茯苓、山萸肉、菊花、山药、炙龟板、芍药、木香、炙甘草、砂仁。若心烦失眠者，加炒枣仁、合欢皮以清心安神。

（4）脾虚湿盛

主证：水肿尿少，腹大胀满，口苦呕恶，食欲不振，心烦，小便溲黄，大便秘结或便溏不爽，苔黄腻，脉弦数。

治法：健脾化湿、清热利水。

方药：五皮饮合八正散加减。常用药：茯苓皮、桑白皮、白术、薏苡仁、石韦、车前子、生地、陈皮、生姜皮、瞿麦、萹蓄、山栀。若大便稀溏者，可加炒车前子以渗湿止泻；若腹大胀满甚者，可加川朴以行气除胀。

（5）气滞血瘀

主证：诸药欠效或久病不愈，面色暗黑，形体消瘦，腰痛乏力，尿血，或见腹胀如鼓，或见朱砂掌，尿色红赤如夹泡沫，反复出现，头痛胁痛，无紫暗或有瘀斑，脉细涩。

治法：益气活血，养阴扶正。

方药：补阳还五汤合一贯煎加减。常用药：当归、赤芍、地龙、沙参、麦冬、川楝子、黄芪、生地、枸杞。若腰痛甚者，可加狗脊、川断以强腰膝。

（6）风邪犯肺

主证：眼睑及颜面水肿，然后延及全身，初起恶风，发热、咳嗽、咽喉肿痛，尿少有泡沫，或呈茶水色，舌淡，苔薄白，脉浮。

治法：疏风解表，宣肺利水。

方药：越婢加术汤加减。常用药：麻黄、白术、生姜、石膏、甘草、连翘、车前子、白茅根。若眼睑及颜面水肿甚者，加茯苓皮、泽泻以利水消肿。

（7）肾阳虚衰

主证：周身水肿，尿少或尿清长，小便不利或夜尿多，腰痛酸软，畏寒肢冷，口不渴，喜热饮，舌淡，苔白，尺脉弱。

治法：温阳补肾，化气利水。

方药：济生肾气丸加减。常用药：附子、桂枝、山药、山萸肉、丹皮、茯苓、牛膝、泽泻、车前子、生地。若尿清长或夜尿多者，可加益智仁以补肾固涩。

（四）中成药

1. 参苓白术散　每次 1 袋，每日 2～3 次。本药具有健脾益气的作用。

用于乙肝相关性肾炎脾气虚弱者。主要成分：人参、茯苓、炒白术、山药、白扁豆、莲子、薏苡仁、砂仁、桔梗、甘草。

2. 血府逐瘀口服液　饭后口服，每次 10 mL，每日 3 次。本药具有活血化瘀的作用，适用于有瘀血内阻者。主要成分：桃仁、红花、当归、川芎、地黄、赤芍、牛膝、柴胡、枳壳、桔梗、甘草。

3. 雷公藤多苷片　每次 20 mg，每日 3 次。功效为清热祛湿，减少蛋白尿，适用于蛋白尿较多而肝功能无明显损伤者。主要成分：雷公藤多苷。

（五）单方验方

（1）黄芪 30 ~ 60 g，水煎服，每日 1 剂，有利水消肿、消除蛋白尿的作用。

（2）益母草（晒干）125 g，加水 800 mL 煎至 300 mL，除渣分次服，隔 3 小时服 1 次。用于肾病水肿、小便不通、尿血症等病。

（3）秦艽（去苗）30 g，水煎，除渣食前分作 2 次，早晚分服。用以治湿热而致的小便艰难、小腹胀满。《本经》认为秦艽主"下水，利大便"。

（4）鲜车前草 50 g，鲜白茅根 50 g，鲜玉米须 30 g，煎水服。适用于尿少、水肿明显且属湿热证者。

六、预防调护

本病主要在于控制乙型病毒性肝炎的传播，增强体质，做好预防隔离工作，保护易感人群；接受乙肝疫苗的注射，可以有效预防乙型肝炎；尽量避免不适当应用血液制品，使用一次性输液（血）、注射器等；做好与传染期乙型肝炎患者的隔离和污染物品的严格消毒等，从而避免乙型肝炎病毒相关性肾小球肾炎的发病。

患病后多休息，勿过劳；饮食宜忌肥腻香燥、辛辣之品，进食足量蛋白，保持良好的营养状态；水肿明显时应低盐低脂饮食，定期进行肝脏、肾脏有关检查。

七、临床经验分享

多数学者认为，本病的发生主要因肝、脾、肾亏虚，正气不足，感受湿热疫毒。病位在肝、脾、肾，病机总属本虚标实、虚实夹杂。王耀光教授认为乙肝病毒属中医"疫毒"范畴，具有强烈的传染性。本病病机关键是肾虚而湿热毒侵，毒损肾络，根据其临床变化特点，可分为早期、中期、稳定期和晚期：早期治以清热利湿、凉血解毒，中期治以健脾益肾、活血化瘀，稳定期治以健脾益肾，晚期治以阴阳双补、泄浊解毒，分别给予茵陈蒿汤和大黄䗪虫丸加减、肾疏宁加减、巩堤丸或肾疏宁加减、真武汤或济生肾气丸合苏叶黄连汤加减。舒惠莹教授认为，乙肝相关性肾炎是以肝肾为病变中心，而兼及脾。湿热疫毒入侵，盘踞于肝，浸淫及肾是其发病的重要因素。本病辨证分为正虚与邪实两个方面，正虚以肝肾阴虚或气阴两虚为主要内容，邪实主要是湿热疫毒。此外，湿热疫毒不化，阻滞气机，妨碍血行，以致血脉阻滞亦是邪实的重要内容，甚至可成为贯穿疾病始终的病机。故清化湿热疫毒是本病治疗的重要内容。中药白花蛇舌草、半边莲、仙鹤草、生薏苡仁、白头翁、虎杖、猪苓等多种解毒利湿类药有促使 HBV 转阴的作用，而培补正气也是本病治疗中不可忽视的方面。在本病的治疗上应始终不忘顾护正气，强调扶正祛邪，标本兼治。黄芪、女贞子、桑寄生、淫羊藿等益气、养阴、补益肝肾类药具有提高细胞免疫功能的作用。现代医学认识到促使 e 抗原转阴是阻断肾脏病变的关键，所以蓝青强教授认为在辨证基础上加用有效的抗病毒中药有利于疾病的缓解，如果湿热偏重，处方常常加用白花蛇舌草、半边莲、仙鹤草、生薏苡仁、白头翁、虎杖、猪苓等能促使 e 抗原转阴的药物，如果肝肾功能正常有时会重用山豆根，因为根据现代药理研究山豆根常常被用于抗病毒保肝，能抑制 HBV 复制，促进肝细胞再生。另外，考虑到患者表面抗原和 e 抗原持续阳性可使肾脏持续损伤，更因其病程缠绵、蛋白等精微不断漏失、正气阴精日渐亏损、湿热疫毒蕴结不解、脏腑气血功能失调，因此在治疗上既要清热解毒，又要扶正固本。常用扶正药物为黄芪、槲寄生、黑大豆、仙灵脾、女贞子、仙鹤草，并予以虎杖、丹参、海藻等化瘀软坚。张存悌提出慢性病应遵循"诸虚不足、先健其中"的理论，应用健运脾胃、调整升降之机的大法治疗乙肝肾病，可取得改善症状和肾功能、减少感染、提高生存质量、相对延缓病情进展的疗效。以上医家都在祛除病邪的同时不忘顾护正气，抓住了本病病机所在，注重补虚泻实。对于乙肝相关性肾炎的治疗，总结以下要点。

1. 祛邪抗病毒治疗为主　感染乙型肝炎病毒是患此病的根本原因。饮食不洁，劳累过度，感受湿热疫毒之邪，疫毒由表至里，发为此病。某些中药（如甘草、黄芪等）、中成药如四逆散等均有明显的抗乙肝病毒作用，临证时常配伍有明确抗乙肝病毒作用的板蓝根、黄芪、甘草、大青叶、白花蛇舌草、虎杖、七叶一枝花、半边莲、紫草、茵陈蒿、柴胡等药物以加强疗效。

2. 扶助正气，治病求本 王祥生院长主张"正气存内，邪不可干"，常强调用健脾补肾之法治疗肾病。肝、脾、肾亏虚，正气不足是患病的内因，故治疗过程中以健脾补肾、疏肝活络为准则，通过增强人体免疫力来提高抵抗力可事半功倍。常以参芪地黄汤为主方化裁，方中以三补三泻平补脾肾，根据脏腑虚实加入丹参、党参、枸杞子、女贞子、桑椹、白芍、当归、板蓝根、白花蛇舌草、黄柏、柴胡、猪苓、茯苓等具有增强免疫力作用的药物。

3. 辨病辨证结合，急则治标

（1）水肿者，用防己黄芪汤加减。黄芪利水消肿，白术消痰利水，防己泄经络、脏腑之水；黄芪、白术能顾护中州、健运脾胃、培土治水。全方共奏健脾消水之效，可谓标本兼治之法。

（2）蛋白尿属于中医"尿浊"范畴，主因湿热郁蒸，久而伤津耗液，郁而成瘀，阻滞肾脉，肾脏功能失调，封藏失职，逼精外泄。清利湿热、化瘀通络为治蛋白尿之法。常用清热、利湿、解毒之白花蛇舌草、败酱草、金银花、青风藤、鬼箭羽、穿山龙、黄柏、蛇莓等，配伍益母草、泽兰、赤芍、桃仁、红花、水蛭、虻虫等活血化瘀之品治之。

（3）血尿，湿热下注，迫血妄行；或因阴虚火旺，气虚失摄、封藏失职；或因瘀血阻络、血溢脉外等因素导致尿血，临证配伍凉血止血之品，如生地、白茅根、小蓟、蒲黄、藕节等，并常佐以活血止血药，如茜草根、丹皮、益母草、紫草等，使血止不留瘀。

八、中医名家经验荟萃

刘玉宁教授将本病分为五型，湿热内盛患者治宜清热化湿、利水消肿，基本方为茵陈蒿汤，湿重于热者加五苓散以化裁，热重于湿者加黄连解毒汤加减；瘀血阻络者治宜化瘀通络，方用血府逐瘀汤加减；肝郁脾虚者治宜疏肝健脾，方用逍遥散合六君子汤加减；肝肾阴虚者治宜滋补肝肾，方用一贯煎合六味地黄汤加减；脾肾阳虚者治宜补肾健脾，方用五苓散合真武汤加减。

邵朝弟教授根据临床症状将本病分为八型：①湿热蕴结型，常以茵陈五苓散为主加减；②热毒炽盛型，常以犀角地黄汤为主加减；③肝郁脾虚型，常以逍遥散加减；④气滞湿阻型，常以柴胡疏肝散合五苓散加减；⑤气虚血瘀型，常以补中益气汤为主加减；⑥肝肾两虚型，常以杞菊地黄汤或麦味地黄汤合二至丸加减；⑦脾肾阳虚型，常以真武汤或实脾饮加减；⑧气阴两虚型，常以六味地黄汤合生脉散加减。

第十八章　多囊肾病

多囊肾病（polycystic kidney disease，PKD），是指双肾多个小管节段或肾小球囊进展性扩张，从而形成多个液性囊肿，最终导致不同程度的肾功能损伤，并产生一系列症状的一类遗传性肾脏疾病。遗传方式分常染色体显性遗传型和常染色体隐性遗传型两种。常染色体显性遗传型多囊肾病（autosomal dominant polycystic kidney disease，ADPKD）是最常见的多囊肾病，全球发病率约为 1/1000，也是最常见的单基因遗传病之一，发病年龄多在 30～50 岁。常染色体隐性遗传型多囊肾病（autosomal recessive polycystic kidney disease，ARPKD）是一种肾和胆道的遗传性畸形综合征。ARPKD 远不如ADPKD 常见，发病率估计为 1/10 000，一般在婴儿期即可有明显表现，少部分发生于儿童或青少年时期。

一、病因与发病病机

（一）常染色体显性遗传型多囊肾病

ADPKD 存在遗传异质性，为患者自身基因突变所致，目前已知的有 3 种基因突变，按发现先后分别称为 *PKD*1、*PKD*2 和 *PRD*3 基因。其中，*PKD*1 基因突变是产生 ADPKD 的最主要原因，占 85%～90%。本病的发病机制至今仍未明确，但已发现肾小管上皮细胞的异常增生、囊腔内液体的异常积聚及细胞外基质的异常重建与囊肿的发生有关。囊肿衬里细胞不断增生，囊肿进行性增大，产生了类似良性肿瘤的生物学行为，最终导致了疾病进展和肾功能丧失。

（二）常染色体隐性遗传型多囊肾病

ARPKD 是一种肾和胆道的遗传性畸形综合征，目前大多数学者认为ARPKD 是单基因病，其他非突变基因的修饰作用导致了 ARPKD 临床和病理学表现迥异。现代学者认为该基因位于人 6 号染色体短臂上，分布于肾脏皮质集合管、髓质集合管、升支粗段肾小管上皮细胞和胆管上皮细胞。与常染色体显性遗传型多囊肾类似，肾脏纤毛结构和功能异常可能与常染色体隐性多囊肾发病关系密切。

中医无多囊肾之病名，根据其临床特征，本病可归属于"积聚""腰痛""关格"等范畴。多因正气亏虚、脏腑失和、气血凝聚、痰浊蕴积所致，其中气血凝聚是其重要病理改变，病性为本虚标实，病位在肾，与肝、脾功能失调密切相关。肾为先天之本，真阴元阳所藏之处，肾中精气是机体活动的物质基础，先天禀赋失常，则脏腑功能低下，气血生化不足，加之后天外邪入侵或内伤七情则易致脾肾两亏，脾失健运，肾不能主水，水湿瘀积肾内，逐渐胀大成囊状，继而气机受阻，气滞血瘀，气、血、水互结为患，日久因实致虚，虚实夹杂，最终肾用失司，肾体劳衰，浊毒内停而成关格重症。

二、临床表现

（一）常染色体显性遗传型多囊肾病

1. 肾脏表现　肾脏大小、形态正常或略大，随年龄增长囊肿数目及体积逐渐地增加，当肾脏大到一定程度可在腹部扪及。本病常导致肾功能进行性下降，其他肾脏表现还包括高血压、泌尿系统感染和结石、尿液浓缩功能受损、血尿、背部和胁腹部疼痛等。

（1）疼痛：最常见的早起症状之一，性质为钝痛、刀割样或针刺样疼痛，常为患者最初的主诉。急性疼痛或疼痛突然加剧常提示囊肿破裂出血、结石或血块引起的尿路梗阻或合并感染。慢性疼痛为增大的肾脏或囊肿牵拉肾包膜及肾蒂，压迫邻近器官或间质炎症所致。

（2）肾功能损伤：早期表现为浓缩功能障碍，稀释功能和尿酸化功能可正常。一般在20～60岁出现肾功能损伤症状，到60岁时约45%患者发展至终末期肾衰竭。影响肾功能损伤速度的因素有性别、基因类型、血压、囊肿大小、肉眼血尿的发作次数、尿路感染等。

（3）高血压：为常见的临床表现之一，在肾功能丧失以前，对其有极大的影响，可加速肾衰竭的发生。肾脏体积的大小与高血压的严重性有直接关系。

（4）血尿：表现为镜下血尿或肉眼血尿，50%患者一生中至少有一次肉眼血尿，并发高血压时尤易产生血尿。血尿似乎与肾功能恶化有关，肉眼血尿发作次数越多，血清肌酐增高越明显。一般血尿发作具有自限性。

（5）蛋白尿：55% 患者有微量白蛋白尿，男性多于女性，高血压与微量白蛋白尿关系密切。该类型肾病范围的蛋白尿不常见，如有应怀疑其他基础肾病。蛋白尿也是肾功能不全的一个重要危险因素。

2. **肾外表现**　ADPKD 除累及肾脏外，还会影响多个器官和组织。这些肾外表现或发病率高或危害性大，具有重要的临床意义。

（1）肾外囊肿：肝囊肿是 ADPKD 最常见的肾外表现，约 1/3 患者可有肝囊肿。与肾囊肿不同，肝囊肿只引起肝脏结构破坏不引起肝功能损伤。大多数患者无症状，少数可表现为疼痛、囊肿感染和出血。此外，9% ~ 10% 患者有胰腺囊肿，不到 5% 患者有脾囊肿，卵巢囊肿偶发。

（2）心脏表现：瓣膜异常、心脏肥大和先天性心脏病是 ADPKD 又一常见的肾外表现。

（3）憩室和胃肠综合征：83% 终末期 ADPKD 患者经钡灌肠证实有结肠憩室，结肠憩室穿孔和炎症是严重并发症。当患者出现腹痛和发热时，须警惕结肠憩室穿孔和败血症的发生。

（4）动脉瘤：可发生于脑动脉、腹主动脉、胸主动脉、房间隔和冠状动脉等处。脑动脉瘤最常见，常为多发。

3. **并发症**

（1）泌尿系统感染：50% ~ 75% 患者最常见的感染类型为急性膀胱炎。导尿或膀胱镜检查是一个重要诱发因素。

（2）尿路结石：15% ~ 20% 患者存在尿路结石，成分多为草酸钙或尿酸钙，易与肾实质和囊肿钙化相混淆。

（3）肾囊肿出血：可通过肉眼或镜下血尿表现诊断，但若出血的囊肿和尿路不相通，则无血尿表现，最主要的症状为剧烈疼痛。

（4）肝囊肿感染：较肾囊肿感染少见，通常为血源性感染。

（二）常染色体隐性遗传型多囊肾病

发病年龄不同，临床表现会有较大差异。

（1）胎儿期：此期的典型表现为超声示患病胎儿肾脏回声增强和由于患病胎儿肾脏排泄减少产生的羊水过少。羊水过少胎儿可发生"Potter 表现"，表现为一种肺发育不全、特征性面容和脊柱畸形的综合征。

（2）新生儿期：患儿通常在出生后数小时内即死亡，主要死因为呼吸功能不全。存活下来的新生儿或婴儿 GFR 通常下降，下降的程度不一，一些患者在儿童期并不进入终末期肾衰竭。

（3）婴儿期：此期发病者或新生儿期存活者，高血压是其显著的临床表现。高血压是发病和死亡的最主要原因，如早期无有效的治疗措施，可引起心脏肥大、充血性心力衰竭，乃至死亡。

（4）青春期和成人期：最显著特征为先天性肝纤维化和相对较轻的肾髓质扩张。肝脏疾病并发症包括门静脉高压、急性细菌性胆管炎等，肝功能多正常。

三、诊断与鉴别诊断

（一）诊断

1. 常染色体显性遗传型多囊肾病　ADPKD 诊断主要根据家族遗传史、临床表现、影像学检查及分子诊断。

（1）家族遗传史：ADPKD 具有常染色体显性遗传病特征，即代代发病，男女发病率相等，患者基因为杂合子，外显率为 100%，但仅 60% 患者有明确家族史。

（2）临床诊断标准：分主要标准和次要标准。主要标准：①肾脏皮、髓质弥漫散布充满液体的囊肿；②明确的多囊肾家族遗传史。次要标准：①多囊肝；②肾衰竭；③腹壁疝；④心脏瓣膜病；⑤胰腺囊肿；⑥脑动脉瘤；⑦精囊腺囊肿；⑧眼睑下垂。如具有 2 项主要标准及 1 项次要标准，临床即可确诊 ADPKD。如仅有第 1 项主要标准，无家族遗传史，则要有 3 项以上次要标准，才能确诊 ADPKD。

2. 常染色体隐性遗传型多囊肾病　ARPKD 早期诊断及非创伤性诊断主要依靠影像学检查，其中超声检查为首选，超声显示肾实质呈弥漫性强回声。CT 敏感度更高，磁共振则可直接显示扩张的充满液体的集合管。静脉肾盂造影表现为肾盏、肾盂及输尿管显影迟缓，造影剂聚集在扩张集合管内，使肾脏呈放射条纹状改变，这种改变可在注射造影剂后持续 24 小时。单纯靠检测突变基因明确诊断或进行产前咨询比较困难。

（二）鉴别诊断

1. 单纯性肾囊肿　双侧多发的单纯性肾囊肿易与 ADPKD 混淆。但前者无家族史，不伴肾外表现，也无肾功能损伤，病程进展慢。

2. 获得性肾囊肿病　此病有长期尿毒症病史或长期透析史，肾脏体积较小，囊肿与小管相通，可伴有多发实体肾肿瘤。

3. 囊肿性肾发育不良　此病肾功能损伤常见，患肾失去正常形态，肾单位结构常完全丧失，增生低下，常伴有其他尿路异常，肝脏不受累。

4. 髓质海绵肾　通常为非遗传性，常见于成年妇女，无肾外器官受累，超声检查示在婴儿为椎体强回声，在成人则为髓质管扩张。

四、西医治疗

（一）常染色体显性遗传型多囊肾病

目前主要治疗措施是控制并发症、延缓疾病进展。治疗原则为降低患病个体出生率，及早诊断，加强患者教育，定期检查，积极控制并发症，对终末期肾病患者及时采取肾脏替代治疗。

1. 一般治疗　畅情志，慎起居，节饮食。水肿及高血压者宜低盐饮食，病程晚期推荐低蛋白饮食。囊肿较大者要注意防止挤压碰撞，避免囊肿破裂。妇女控制妊娠的次数。定期随访。

2. 延缓病情发展，控制并发症

（1）控制血压：血管紧张素转化酶抑制剂能在降低血压的同时降低肾小球毛细血管压，是较为理想的首选药物。其他常用的药物有钙拮抗剂、β受体阻滞剂及中枢降压药等。对于药物不能控制的高血压，可考虑肾囊肿去顶减压术或肾脏切除术。

（2）防治尿路感染：注意休息，增强抵抗力，注意卫生，尤其是妇女。一旦感染需立即选用敏感、足量抗生素，并适当延长疗程。如治疗肾囊肿感染则还应根据囊肿的部位选择穿透性强的抗生素，并发肾周脓肿时则需外科引流或行肾切除术。

（3）出血：多囊肾患者的囊肿出血或肉眼血尿多为自限性，一般卧床休息即可，必要时予镇痛药。严重持续的出血需手术治疗或行肾动脉栓塞术等。

（4）尿路结石：根据结石的大小和部位采取相应碎石或取石方法。

3. 肾外症状治疗　多囊肝以减小肝囊肿体积为原则，可采用超声引导下囊肿穿刺抽液并注入硬化剂的方法，还可采用腹腔囊肿去顶减压术及肝叶切除术等手术治疗。颅内动脉瘤，对于有动脉瘤家族史的患者应进行磁共振或血管造影检查。

4. 肾脏替代治疗　治疗包括腹膜透析、血液透析和肾移植。

（二）常染色体隐性遗传型多囊肾病

目前主要是对症治疗，包括控制高血压、延缓肾衰竭及处理并发症等，与常染色体显性遗传型多囊肾病类似。另外，近年来机械通气与其他措施的改进使得 ARPKD 新生儿存活率明显提高。肝胆疾病的治疗主要是防治门静脉系统的血管曲张破裂出血，可行血管硬化疗法或门静脉分流术，脾功能亢进时可行脾脏切除术，胆管炎和由此产生的肝脓肿和脓毒症应给予抗生素治疗及外科引流。

五、中医药治疗

（一）辨证要点

1. 辨脏腑虚损　多囊肾发病以脏腑虚损为本，气滞血瘀、水蓄停积为标。在疾病发展过程中，脏腑虚损的程度与疾病轻重及预后、转归有密切关系。发病初期，以肾气不足、络脉不和为主，临床症状也较轻微或如常人。病久日深，累及肝脾，或为脾肾两虚，或为肝肾不足。脾肾亏虚以水湿运化失司、气血生化乏源为主要征象，肝肾不足以阴虚阳亢、气滞血瘀为主要表现。疾病发展，可出现全身脏腑功能亏损、气血阴阳失调的虚劳征象。此时，病机复杂，症状为重，治疗较为棘手。

2. 辨病邪深浅　了解病变在气、在血、在脏、在腑，对指导临床治疗和预测疾病的凶险具有重要意义。腹块不大，或腰痛不甚，喜按喜揉，卧则减轻者，多为肾气不足，气滞血阻。积蓄不甚者，一般多为邪气初结，病属气分为主，病情较轻浅，治疗也较易。如腹块增大明显，胀痛拒按，甚则腹大如鼓，状如卧豚，胸闷气促，面色黧黑，形体消瘦等，病属血分，乃为脏病，治疗较为困难。若出现恶心呕吐，尿少水肿，甚则神志淡漠或烦躁不安，说明湿浊毒邪充斥三焦，上扰神明，脏腑功能衰败，病情危笃，预后不良。

3. 辨标本缓急　本病一般发展缓慢，病程较长。由于机体逐渐虚弱，正气抗病不力，易受外邪侵袭，或内在环境紊乱，而出现一系列兼证或变证，治疗时应辨别标本缓急，掌握急则治标、缓则治本的原则。如畏寒发热、咳嗽头痛等，为感受风热或风寒之邪；如腰痛突然加剧，腹痛拒按，或小便不利等，常为砂石或瘀血阻塞水道导致，也可为囊肿破裂、水液漫溢下焦所致等。这些在证候属标，应按急则治其标或标本兼顾的原则及时处理。

（二）治疗原则

本病的治疗原则可以《内经》"衰其大半而止"的原则，以攻、消、散、补之法，扶正祛邪，攻补兼施，以活血化瘀、消癥散积为基本法则。或补肝健脾益肾治其本，或行气、散瘀、利水治其标，或寓攻于补，随证施治。

（三）辨证论治

（1）肝脾不和，气滞血阻

主证：腰酸胀或痛，遇劳则重，喜按喜揉，卧则减轻，腹块不大，或可扪及，触痛不甚，面色欠华或如常人，舌略暗，苔薄白，脉弦细。

治法：行气活血，疏肝健脾。

方药：宣明三棱汤加减。常用药：三棱、莪术、槟榔、木香、白术、当归、茯苓。本方特点以理气活血药相配伍，使气血流畅、消癥散积。用于积块初起，正气尚强者。若兼脾胃气滞、胸闷脘胀者，可合用四磨饮；腰膝酸软者，合大补元煎调补脾肾等。

（2）脾气亏虚，寒湿凝聚

主证：胸闷腹胀，腰酸楚或板滞不舒，纳呆或食后脘胀，面色萎黄或㿠白无华，大便或软或泄，腹块胀痛，或小便不利，下肢水肿，舌淡苔、白腻，边有齿痕，脉濡缓或沉细。

治法：温阳化湿，消癥散积。

方药：春泽汤合大七气汤加减。常用药：白术、茯苓、猪苓、泽泻、党参、青皮、陈皮、桔梗、木香、桂枝、莪术、香附。若脾虚纳减便溏者，加山药、白扁豆、莲肉等，也可加服香砂六君丸；腰酸冷痛者，加附子、肉桂、干姜，但有尿血者慎用温热药；脾气亏虚不能摄血而见尿血者，可加炒蒲黄、三七粉、琥珀粉等；尿中有砂石排出者，可合用三金汤。

（3）肝肾不足，瘀血内结

主证：腰腹胀痛，腹渐膨隆，腹块如豚，高低不平，按之胀痛，甚或胸闷脘胀，难以平卧或俯卧，形体消瘦，面目虚浮，舌暗淡，或有瘀点紫斑，脉涩。

治法：活血化瘀，软坚散结。

方药：鳖甲煎丸加减。常用药：人参、鳖甲、生地黄、熟地黄、土鳖虫、牡丹皮、大黄、桃仁、赤芍、莪术、蜂房、柴胡、生甘草。若脾胃功能虚弱、气血亏损者，可合用八珍汤或十全大补汤以虚实并调；面色黧黑，少腹胀痛，小便不利，或尿血紫暗夹血块者，可服用大黄䗪虫丸。

（4）脾肾虚衰，痰浊壅盛

主证：形体羸瘦，面色黧黑，腹大坚满，块大拒按，尿少水肿，或兼恶心呕吐，纳谷锐减，或畏寒肢冷，小便清长，舌淡胖、暗，脉沉细涩；或口干咽燥，心烦失眠，小便短赤，舌暗红，脉细数。

治法：扶正祛邪，活血化瘀。

方药：偏阳虚者，济生肾气丸加减；偏阴虚者，六味地黄丸合一贯煎加减。常用药：大黄、制附子、细辛、法半夏、茯苓、枳实、竹茹、大腹皮、丹参、益母草、丹皮、牛膝、车前子、茯苓、泽泻、地黄、山药、山茱萸。若痰热重而心烦口苦者，加黄芩、黄连；若腹胀痛者，加白芍、桂枝；若肿块巨大者，加炙鳖甲、莪术；若偏阳虚者，酌加肉桂、仙茅、巴戟天等；若阳不化气、水湿内留而浮肿者，可用防己黄芪汤合真武汤；若尿少尿闭、恶心呕吐严重者，可用温脾汤；阴虚阳亢而头晕、头痛者，加白蒺藜、石决明、天麻、酸枣仁、龙骨等；若阴虚内热、灼伤脉络，症见尿短赤，或带血丝者，加黄柏、知母、墨旱莲、白茅根、小蓟等。

（四）中成药

（1）鳖甲煎丸：扶正祛邪，用于气滞血瘀、痰瘀互结者，若久病体虚，长期服用宜配合补益之剂。

（2）大黄䗪虫丸：适用于气结血瘀型多囊肾。

（3）归脾丸：适用于脾气虚型多囊肾。

（4）知柏地黄丸、六味地黄丸：适用于肝肾阴虚型多囊肾。

（五）其他疗法

1. 针刺疗法　多囊肾邪气久客、正气虚弱者，治宜攻补兼施。针刺主穴肾俞、膀胱俞；配穴天枢、足三里。

2. 囊肿去顶减压术　有表浅且较大的囊肿伴有顽固性疼痛时，进行性高血压患者和肾衰竭患者可考虑去顶减压术。也可以在 B 超引导下对直径 >40 mm 的囊肿行穿刺减压术，并向囊内注入四环素或无水酒精等药物。

3. 其他　如基因治疗、酪氨酸激酶抑制剂、细胞凋亡诱导剂等治疗方法。

六、预防调护

本病为遗传性疾病，目前尚无有效的预防措施，且早期症状不明显，故有阳性家族史的人员应做到早期诊断，及时治疗，有条件者应在产前明确诊断。

虽然本病目前尚无根治方法，但若认真对待、合理调养、正确治疗，病情仍可有一个相当长的稳定时期。注意慎起居、畅情志、节饮食，伴高血压、少尿或水肿明显者，应限制钠盐摄入；肾功能损伤者应积极控制和治疗各种并发症；注意避免腰腹部的挤压和碰撞，病情严重者宜卧床休息。

七、临床经验分享

对多囊肾的研究，目前以临床治疗结合穿刺为主，尚无根治方法，主要是对症处理，如对腰痛、感染、出血、高血压及肾功能不全等的处理。对体积较大的囊肿切开去顶减压，有时可缓解病情。由于其并发症处理与减轻肾衰竭有密切关系，故备受重视。目前中医以辨证论治为原则，活血化瘀、消癥散积，标本兼顾，对缓解症状、保护肾功能或延缓肾衰竭病程发展有一定帮助。

《医宗必读·积聚篇》说："积之成者，正气不足，而后邪气乘之。"故先天禀赋不足是本病的根本原因。《医林改错》云："元气既虚，必不能达于血管，血管无气，必停留而瘀。"《灵枢·经络》曰"久病者，邪气入深。"《普济方》云："人之一身不离气血，凡病经多日，治疗不愈，须当为之调血……以此先利宿瘀。"叶天士提出"久病入络"，而络为聚血之所。多囊肾病是慢性迁延性疾病，怪病多瘀，顽疾多责之于瘀。对于本病瘀的病理机制，历代医家均有理论论证，认为血瘀的病理改变，不仅是先天性多囊肾病病情深入发展、恶化的原因，也是病变反复、迁延难愈的根本所在。可见在疾病的发展中血瘀贯穿始终，治疗当先理血。

名医王祥生主任医师根据多年临床经验认为多囊肾病多因正气亏虚、脏腑失和、气血凝聚、痰浊蕴积所致，气血凝聚是其重要病理改变，病性为本虚标实，病位在肾，与肝、脾功能失调密切相关。故本病临床以先天禀赋不足、脾肾亏虚为主，痰、湿、瘀相兼为患，血瘀贯穿始终。临床以补肾健脾、活血化瘀、软坚降浊为则组方，治疗药用党参健脾以益气养血；白术、茯苓、泽泻健脾以益气利水；黄芪入三焦以补气利水，以升为主；赤芍补血活血，凉血化瘀，以降为主；当归养血活血，共收益气养血扶正之效，兼以活血利水，另以补肾、泄浊毒之药物加减，以治其本。木香行气散结，三棱、莪术行气破血、消积散结主攻其血瘀癥结，鳖甲软坚散结，车前子利水祛痰，主治其标。全方气血并治，攻补兼施，补而不滞，攻而不伤，多收良效。

八、中医名家经验荟萃

王慧玲等指出高建东教授对于多囊肾病的治疗成功与否在某种程度上说就是处理好扶正与祛邪的关系，用药以平为期，随证加减；并且认为水为阴邪，盘踞于内，非温药不化，但浊阴胶着，非利药不可拔，但利水当顾阴，行气活血并重。

丁建伟等指出杨洪涛教授对于多囊肾病多进行分期辨证论治。在病变早期应理气化瘀、软坚散结、清利湿热，兼以健脾补肾以达祛邪不伤正之效；或理气活血、健脾祛湿、化瘀通络以消积块。病至中期，治应祛瘀软坚，益气健脾补肾。病之后期应滋补肝肾、补益气血、化瘀软坚、清利湿热。同时应重视饮食起居和心情调节。

李跃彤指出张宗礼教授治疗多囊肾病的经验：①分期论治，注重软坚散结，正确适度地运用理气化瘀、软坚散结、补肾活血等法，使痰湿去、瘀血消、正气复、气血调和，则积块自除。②随着病机的转变，恰当用药，把握分寸，"组方遣药，轻灵活泼"，药不在多而在精，量不在大而在恰中病机，从而使邪祛正复，达到治疗的目的。③倡导中西合璧，发挥各自优势，最终达到积极控制囊肿生长、延缓疾病进展的目的。④消除各种诱因，注重自身调护，对于患者稳定病情、减轻症状，十分重要。

王振强等指出路志正国医大师治疗多囊肾病的几个原则：①强调"持中央，运四旁"的脾胃学术思想，正确适度地运用益气活血、软坚化瘀、运脾和胃三法，使气血调和、痰湿去、瘀血消，则积块自除。②"组方遣药，轻灵活泼"，药不在多而在精，量不在大而在恰中病机。补而勿壅，滋而勿腻，寒而勿凝，疏其气血，令其调达，而致和平。③加强防护，消除诱因。④配合民间草药和茶饮方，如五爪龙、土狗、蟋蟀等。

孙响波等探析多囊肾病的辨治八法为理气活血，化瘀散结、软坚化痰，消瘀通络、清热燥湿，泻火解毒、平肝疏肝，重镇潜阳、固摄血运，止血活血、通利水道，利湿消肿、补肾健脾，扶正祛邪、通利三焦、分消泻浊。

袁明泽等运用"一穴多针法"，针药并用治疗多囊肾病，效果颇为满意。"一穴多针"将肾俞、足三里并灸，可强肾健脾、扶养正气，佐以逐瘀散瘤。中药方中熟地、附片、桂心、杜仲、枸杞、鹿角霜、补骨脂温养肾经，薏苡仁、茯苓、甘草健脾益胃、利湿消肿，生蒲黄、血余炭、炒五灵脂逐瘀散瘤。针药并用，表里同治，相得益彰。

第十九章　梗阻性肾病

梗阻性肾病是指由于尿路梗阻所导致的一侧或双侧肾的结构和功能异常。梗阻病变可发生于尿路的任何部位，上自肾，下至尿道口。尿路梗阻是指肾盏至尿道外口任何部位所发生的尿流部分或完全梗阻。肾积水是指尿路梗阻引起的肾盂、肾盏异常扩张，伴不同程度的肾实质萎缩。而梗阻性肾病则指尿流梗阻引起的肾脏功能的病理改变。梗阻性肾病是急性或慢性肾衰竭的常见病因之一，只要及时发现，尽早解除梗阻，大多数肾衰竭就可以逆转。然而，有些尿路梗阻症状和体征轻微，甚至缺如，而肾功能不可逆损伤与梗阻持续时间和程度有关，因此，提高对本病的认识非常重要。60岁以上老人，由于男性前列腺肥大多见，故男性发病率比女性高。对死于尿毒症的老人进行尸检发现30%以上存在梗阻病变。

一、病因病机

根据病变性质、起病缓急、梗阻程度、位置、单侧性或双侧性，尿路梗阻可分为先天性和后天性梗阻、急性和慢性梗阻、部分和完全性梗阻、上尿路和下尿路梗阻、单侧性和双侧性梗阻。

不同年龄、不同部位发生尿路梗阻的病因不同。发生梗阻的原因可分为腔内、壁内和壁外三大类。①腔内梗阻：最常见的病因是肾结石、血凝块或肾乳头坏死脱落，最常发生的部位是输尿管－肾盂连接处、输尿管－膀胱连接处或膀胱颈处。②壁内病变引起的梗阻：分为功能性和器质性两种，前者以神经源性膀胱多见，后者见于输尿管炎性狭窄或移行上皮恶性肿瘤。③壁外病变引起的梗阻：男性见于前列腺肥大，女性多因子宫癌或直结肠、腹膜后恶性肿瘤而引起尿路壁外压迫、梗阻。

正常人尿液从肾脏流入膀胱取决于静水压、肾盂和输尿管蠕动及尿流速率。肾脏产生的尿液经集合管汇入乳头管，乳头管有节奏地将尿液喷入肾盏。尿液充盈肾盏时，其近端环形纤维松弛，远端（出口）环形肌纤维和肾盂颈纵行肌纤维收缩，能使肾盏变宽和缩短，腔内呈负压，有利于乳头管口尿液的喷射。肾盏排尿时，近端环形肌纤维收缩，防止尿液回流入乳头管，远端环形和纵行肌纤维松弛，促使肾盏内尿液进入肾盂。肾盂和输尿管上段管壁有自动节律性细胞，产生的动作电位沿肾盂和输尿管传导，并随之产生收缩蠕动波，引起肾盂、输尿管以 $2 \sim 6$ 次/分的频率蠕动，每次蠕动推动尿液呈球形往下移动，这时蠕动上端输尿管收缩闭塞，以防止尿液回流。静止期输尿管内压力为 $0 \sim 0.5$ kPa，收缩蠕动时为 $2 \sim 6$ kPa。正常情况下，肾盂—输尿管连接部和输尿管—膀胱连接部肌肉起括约肌样作用，防止尿液回流。当发生梗阻性病变时，输尿管蠕动减弱以致消失，甚至产生逆蠕动，导致排空障碍，最终造成肾功能损伤。

1. **梗阻引起的变化** 包括静水压、肾内压、肾血流动力学和肾小球滤过滤的变化。

（1）静水压的变化：梗阻后近端静水压取决于尿流率、梗阻部位和程度。尿液产生量多、速度快、梗阻部位高及完全性梗阻等都使梗阻近端压力迅速升高。梗阻 1 小时，近端静水压较梗阻前高 $3 \sim 5$ 倍。急性梗阻后，输尿管平滑肌纤维通过收缩和增加张力来对抗压力增加。当梗阻较持久时，平滑肌收缩减弱；更长时间梗阻时，肾盂和输尿管张力下降，继之扩张。当发生感染时，肌张力下降更明显，呈进行性扩张，慢性输尿管梗阻近端压力不如急性输尿管梗阻时升高明显。近端压力不高除肾盂输尿管平滑张力降低、管壁扩张因素外，还与以下因素有关：①慢性梗阻时，肾小球滤过压降低；②肾盂—肾小管回流；③肾盂—淋巴管回流，梗阻后肾内压力升高，尿液渗入间质内，尿液和蛋白质通过淋巴系统回流入血；④肾盂—静脉回流，肾盂内压力过高时，肾盂、肾盏穹隆区的膜破裂，尿液外渗至肾周围组织，通过静脉回流入血液。

（2）肾内压、肾小球滤过率和肾血流动力学改变：急性单侧输尿管梗阻时，肾盂内和近端小管静水压立即增加。但由于浅表肾单位入球小动脉扩张和肾血管阻力降低，肾小球毛细血管静水压和血浆流量增加，GFR 大约是正常时的80%。当单侧梗阻持续 4 小时，肾小动脉开始进行性收缩，GFR下降，至 24 小时，入球小动脉阻力增加，小球毛细血管压降低，浅表肾单位 GFR 降至正常的30%。髓质血浆流量也呈进行性下降，且较肾血流总量下降明显，为正常的 $10\% \sim 20\%$，急性双侧输尿管梗阻 $1 \sim 2$ 小时内，近端静水压显著增加，肾血流量开始增加，随后降至 $40\% \sim 50\%$。梗阻持续24 小时，肾内压力约为正常的 2 倍，浅表肾单位 GFR 降至正常的30%，因此，急性梗阻，无论是单侧还是双侧，肾内压、肾血流量及 GFR 改变相似。慢性部分输尿管梗阻，GFR 取决于梗阻的严重程度和持续时间，可保持不变或降低。由于出球小动脉血管阻力较入球小动脉阻力大，结果肾小球毛细血管静水压增加，维持肾单位正常滤过率，在慢性完全性梗阻 24 小时后，肾血流量为正常的 40% ~ 50%；梗阻 6 天后，血流量降至 30%；梗阻 2 周后，降至 20%；梗阻 8 周后，降至 12%。随着肾血流量降低，GFR 也逐渐降低，则会引起不可逆损伤。

（3）肾脏代谢的变化：在梗阻情况下，碱性磷酸酶活性增加、葡萄糖 - 6 - 磷酸脱氢酶和 Na^+-K^+-ATP 活性降低。

2. 梗阻解除后的变化

（1）肾脏血流动力学与 GFR 改变：单侧梗阻 24 小时后解除梗阻时，肾小管内压正常，但肾血管阻力增加，GFR 降低。大约 7 天后，肾血管阻力和 GFR 恢复正常。以犬做试验，完全单侧输尿管梗阻 7 天后解除梗阻，GFR 大约为梗阻前的 2/3，梗阻 28 天后解除梗阻，GFR 只有梗阻前的 1/5。一般说来，梗阻解除后 2 ~ 4 周内，GFR 得到最大限度的恢复。双侧梗阻 24 小时后解除梗阻，肾小管内压显著下降。但由于入球小动脉收缩，肾脏血浆流量、肾小球毛细血管静水压及 GFR 会持续降低。因此，在单侧或双侧梗阻解除后，肾脏血流动力学和 GFR 改变相似。

梗阻或梗阻解除后，肾脏血流动力学与 GFR 改变可由多种机制解释。①缩血管的前列腺素和血栓素产生增加：输尿管梗阻后，肾盂积水可诱发间质成纤维细胞增生和单核细胞浸润。浸润的单核细胞合成前列腺素和血栓素增加，引起血管收缩，肾血流量和肾小球滤过率下降。②肾素—血管紧张素系统活跃：输尿管梗阻后，肾小动脉扩张和扩血管的前列腺素合成增加，刺激肾小球旁器释放肾素增加，从而激活肾素 - 血管紧张素系统，引起肾血管收缩和有效肾血浆流量降低。③血管升压激素分泌增多：双侧输尿管梗阻，血浆抗利尿激素显著升高，引起血管收缩和 GFR 下降。④心房肽作用：双侧输尿管梗阻时动物血浆心房肽水平高于单侧梗阻者，它能引起入球小动脉扩张和出球小动脉收缩，进而提高肾小球滤过率和滤过分数。⑤氧化亚氮的作用：梗阻性肾病中 NO 合成增加，导致梗阻后肾脏 GFR 和有效肾血浆流量显著增加。⑥其他因素：去神经作用是梗阻后利尿的促进因素；管球反馈敏感性改变也是影响肾小球血流动力学的因素。

（2）钠排泄和梗阻后利尿：急性不完全性单侧输尿管梗阻时，输尿管压力轻中度增加，肾小管重吸收钠增加，引起尿钠浓度降低。慢性不完全性单侧输尿管梗阻时，随着 GFR 逐渐降低，肾小管重吸收钠减少，滤过钠排泄分数增加。双侧肾脏或孤立肾完全性梗阻解除后，可发生大量和长时间的利尿，引起水钠和其他溶质大量丢失。据文献报道，有一病例日尿量达数十升。如果不及时、足量补充液体，大量水盐丢失可引起低血容量休克，威胁生命。引起梗阻后利尿的机制有如下几种。①细胞外液量扩张引起的生理性利尿：当双侧输尿管长时间梗阻，发生肾功能不全时，摄入的液体和电解质导致细胞外液容量扩张，刺激利钠因子释放；当梗阻解除后，GFR 增加，在利钠因子作用下，潴留的水、电解质排泄增加，使细胞外液量和成分恢复正常。②尿素潴留引起的渗透性利尿：输尿管梗阻可引起氮质血症进行性加重，使尿素在体内蓄积；当梗阻解除后，GFR 增加，尿液中尿素等物质浓度高，引起渗透性利尿。③静脉输液过多引起的利尿：尿路梗阻解除后，可出现快速利尿；为维持水盐平衡，在细胞外液量恢复正常之前即开始补液，可引起医源性多尿；降低补液速度，则可使细胞外液量恢复正常，利尿可停止。④GFR 恢复的速率和程度：当尿路梗阻解除后，GFR 与肾小管重吸收功能已恢复可出现不一致性，即肾小球滤过功能已恢复至正常的 30%~70%，但肾小管功能尚未恢复，这时滤过的水、盐不能被重吸收，而出现利尿。⑤肾小管钠重吸收功能障碍：动物实验表明，双侧输尿管梗阻 1 天后，尽管 GFR 低，但水、钠排泄增加约 5 倍。微穿刺研究表明，这种水、钠排泄增加不是容量扩张所致，而是髓质集合管钠重吸收功能障碍所致。⑥水重吸收功能受损：双侧输尿管梗阻解除后，集合管重吸收水的功能受损，容量扩张可加重肾小管重吸收水、盐功能障碍。

（3）尿浓缩功能障碍：不论尿路梗阻是急性还是慢性，单侧还是双侧，完全还是部分，尿浓缩功能均会受到损伤，表现为多尿和持续低渗尿。如果这些患者液体摄入不足，可发生脱水和高钠血症。尿浓缩功能受损的机制为：①髓质渗透梯度丧失，不能转运氯化钠是尿路梗阻后尿浓缩功能障碍的主要原因；由于氯化钠不能主动吸收，髓质高渗梯度丧失，水从集合管进入间质重吸收就减少。②肾小管对血管升压素不敏感。尿浓缩功能障碍在梗阻解除几个月内，逐渐消失。

（4）尿酸化和钾排泄缺陷：单侧梗阻或双侧梗阻解除后，常有尿酸化功能损伤，以远端肾小管酸中毒多见，偶见近端肾小管酸中毒。肾小管酸中毒是梗阻性肾病的预后指标之一，梗阻解除后，尿 pH 在 6.0 以下者，预后好；pH 在 6.0 以上者预后差。慢性梗阻性肾病可引起高钾高氯性酸中毒，机制有二：一是发性低醛固酮血症；二是肾小管泌氢功能受损。

（5）电解质排泄：主要是钙、镁、磷的排泄。①钙、镁排泄：在单侧或双侧梗阻解除后，髓袢升支的钙、镁重吸收降低，二价离子排泄增加，出现低钙或低镁血症。②磷的排泄：单侧梗阻解除后，由于 GFR 降低和近端肾小管对磷重吸收增加，磷的排泄降低。双侧梗阻解除后，由于近端肾小管对磷的重吸收减少，尿磷排泄增多，出现低磷血症。

（6）梗阻后肾小管功能的恢复：动物实验表明，单侧输尿管梗阻 24 小时解除后，即使肾小球滤过功能完全恢复，但肾小管功能异常仍会持续一段时间，尿酸化功能在梗阻解除后 14 天逐渐恢复，尿浓缩功能在 60 天后恢复。

中医无梗阻性肾病之病名。根据其临床表现，属于中医"淋证""癃闭""腰痛"等病证范畴。《证治准绳》中说："闭癃者溺闭不通，淋沥点滴也""盖闭者暴病"。本病病因颇为复杂，常见的原因有外感湿热之邪，蕴结下焦，煎熬津液，结为砂石，阻塞尿道；或年老久病体弱、劳累过度、房事不节等，导致脾肾亏虚，气化障碍；或老年肾虚，气虚血瘀，阻滞尿道，气化不利而为本病。本病演变规律为湿热蕴结下焦，或瘀浊内阻，阻塞尿道致尿路不畅，损伤肾脏，导致肾之阴阳失调，气化不行，水道不利，从而出现虚实夹杂之证。肠湿热蕴结，导致气化不利，则小便不通，或频数短；湿热互结。气机不畅，经阻络塞，则腰部或胀或痛，小腹胀满；热盛迫血妄行则尿血；湿盛下焦，清浊不分则脓尿；津液不布，壅滞中焦则不思饮食、大便干结或溏稀；湿热熏蒸则寒战高热。舌红、苔黄、脉滑数，乃湿热所致。若湿热久恋，可灼伤肾阴，湿去热留，迫血妄行或煎熬精血，致血结瘀滞，变生他证。如瘀血败精阻塞于内或湿热炼精灼液成砂结石，阻塞膀胱、尿道之间，故见小便滴沥不畅，或尿细如线；气机不畅，瘀血不行则少腹胀满疼痛，触及有块，瘀血，砂石阻滞或移动则小腹坠胀，甚者腰痛如绞，小便刺痛夹血或夹石，舌紫，苔黄，脉弦或涩，乃瘀阻气滞之故。气阴不足，正气虚弱，运化失司，则神疲乏力、食欲缺乏、口干发热；中气不足，升提无力，则小腹坠胀或阴挺。肾气不足，摄纳失权则小便欲出不得出，或尿急、频，多尿；邪毒内结于腰腹，则腰酸疼痛，触之有块；毒邪蕴结下焦，侵及督任，故尿血或尿味异常，妇人带下赤黄、腥臭；舌淡、苔少、脉沉细无力，乃气阴虚亏之候。病久不愈，湿热难去，内伤脾肾，肾气不足，气化无权，小便甚少或无，脾气虚弱，水湿不化，清浊不分，清窍失养则头晕头痛、面色无华、神疲乏力；脾肾阳虚，湿浊停留中焦则纳差、呕恶、腹胀腹泻、腰膝酸痛、四肢沉重或水肿；浊邪困扰清阳则烦躁、神昏；舌淡、苔白腻、脉沉细乃脾肾虚弱之候。

二、临床表现

（一）症状

1. 上尿路症状　输尿管狭窄、结石移动，表现为典型肾绞痛和血尿。当肾积液时，可扪及腹部包块。合并感染时有全身症状如寒战、发热及胃肠道症状。

2. 下尿路症状　尿道狭窄、前列腺肥大、神经源性膀胱或膀胱肿瘤侵入膀胱颈内，常表现为排尿困难、尿频、尿流细小，尿后反滴或排尿中断或排尿不畅，膀胱残留尿液增多或有血尿。合并感染时可有排尿灼热感和尿液混浊现象；根据梗阻的持续时间和程度不同，可出现急慢性尿潴留或假性尿失禁。

3. 腰痛　上尿路梗阻常有腰部及侧腹部胀感，甚至疼痛；输尿管梗阻时可发生绞痛，严重积水时有压痛。

4. 尿路感染　上尿路感染时，表现为畏寒、发热、脊肋角疼痛或压痛、尿烧灼感，尿液混浊甚至导致败血症。下尿路感染时，表现为尿频、尿急及尿痛。

5. 肾小管功能受损表现　表现为多尿、夜尿、烦渴；肾小管重吸收受损，尿盐大量丢失，可出现高渗性脱水，出现高钾高氯性酸中毒。

6. 肾结石　既是梗阻的原因，又是尿路梗阻的并发症。结石多数为鸟粪石形（磷酸铵镁－碳酸钙），这是因为尿流不畅时，细菌易停留生长繁殖，含尿素酶的细菌分解尿素产生氨，中和尿中氢离子，升高 pH，引起磷酸铵镁－碳酸钙沉淀，形成结石。

7. 全身症状　双侧梗阻引起的肾功能不全有时以食欲减退、恶心、呕吐、体重减轻为主要表现。

8. 高血压　梗阻性肾病高血压发生机制与其他肾实质性高血压一样，由细胞外液容量扩张、肾素－血管紧张素系统活跃及扩血管物质减少等因素引起。单侧或双侧梗阻解除后，高血压可自行缓解。

9. 真性红细胞增多症　红细胞增多症可见于肾肿瘤、肾囊肿、多囊肾或肾积水患者。梗阻性肾病红细胞增多与红细胞生成素的合成和释放增多有关。

10. 尿性腹水　新生儿或婴儿梗阻性肾病时，偶见尿液自发性外渗入腹腔，引起尿性腹水。此时，腹水肌酐/血清肌酐比率变为 3∶1，而非尿性腹水比例的 1∶1，此点可供鉴别。

11. 肾功能不全　双侧梗阻性病变引起肾功能不全，表现为少尿，甚至无尿，以及食欲缺乏、恶心、呕吐及体重减轻。

（二）体征

1. 上尿路梗阻　肾积液明显者可触及包块，合并感染时有肾区叩击痛。恶性肿瘤转移压迫输尿管者可触及腹部转移的肿块，子宫颈瘤引起者可借助阴道检查诊断。

2. 下尿路梗阻　前尿道狭窄有时局部可触及尿道的硬化瘢痕区。直肠指检可见前列腺肥大或前列腺癌。下神经源性膀胱患者，会阴区皮肤感觉消失，肛门括约肌松弛，球海绵体反射消失。梗阻严重者可完全无尿，耻骨上可摸及充盈的膀胱。女性子宫肌瘤压迫膀胱出口处，可致尿潴留。

3. 高血压　急性单侧梗阻可引起高血压，梗阻解除血压可恢复正常。

4. 尿性腹水　老年人急性梗阻，可出现自发性尿液外渗入腹腔而引起尿性腹水。

5. 红细胞增多症　肾肿瘤、肾囊肿、多囊肾或肾积水患者，可见红细胞增多症。

三、诊断与鉴别诊断

（一）诊断

肾梗阻性疾病的诊断应该包括梗阻的病因、部位和对肾功能损伤的程度。

1. 一般检查　注意有无尿毒症的全身性改变，包括贫血貌、皮肤灰棕色、恶心呕吐、呼吸深、高血压、出血倾向等。检查肾脏是否增大，肾区有无压痛和叩击痛，腰肌有无刺激症状。小儿腹部肿物，可以通过透光试验鉴别是肾积水还是肾肿瘤。要认真做腹部检查，注意检查腹膜后和盆腔有无肿瘤和炎性浸润，膀胱区是否有肿胀。有排尿困难的患者，注意观察其排尿情况，检查包皮口、尿道口有无狭窄，尿道有无硬结，前列腺是否增大，并检查会阴感觉和肛门括约肌张力。糖尿病患者，应注意有无神经源性膀胱。

2. 理化检查

（1）血常规：有活动性感染时白细胞增多，慢性泌尿系统感染引起的梗阻或双侧性肾积水引起的尿毒症可见贫血。

（2）尿常规：尿蛋白阴性或少量（<1.5 g/24 h），可见颗粒、透明或蜡样管型，可见血尿，合并感染时可见脓细胞。

（3）肾功能检查：梗阻性肾病常出现肾功能异常，GFR 降低，尿浓缩功能减退，尿酸排泄障碍。尿密度和渗透压降低导致双侧肾积液时，尿液在肾小管中流速减慢，尿素重吸收增加，而肌酐无此现象，正常尿中尿素氮/尿肌酐比值为 10∶1 左右，双侧肾积水时比值会降低。当远端肾小管酸中毒存在时，出现高氯性代谢性酸中毒。

（4）尿流率测定：下尿路梗阻患者可测定尿流率，正常男性为 20 ～ 25 mL/s，女性为 25 ～ 30 mL/s，若在 10 mL/s 以下提示有梗阻性病变。

（5）腹部 X 线平片：腹部平片可帮助发现肾、输尿管结石，了解肾脏大小；发现恶性肿瘤转移至骨的转移灶，脊椎裂提示神经源性膀胱存在。

（6）静脉肾盂造影：这是一项既能反映肾脏、肾盏、肾盂和输尿管解剖结构，又能粗略反映肾功能的检查。肾积水时可见到造影剂滞留于扩大的肾盂内。当肾功能轻中度不全，显影不佳时，可加大造影剂剂量；延迟摄片，可使大部分病例取得满意效果。但当血清肌酐水平大于 442 μmol/L 时，通常显影差，不应选择此项检查；怀疑有下尿路梗阻者，在造影结束前等待膀胱充盈后做排尿性膀胱尿道造影，可显示病变。

（7）超声检查：由于此项检查属非创伤性，不依赖肾功能，故为确定肾盂、肾盏有无积水的首选检查，精确性大于 90%，但 B 超检查的假阳性率为 8%～26%，其缺点是不能确定梗阻性肾病的部位和病因。

（8）肾图检查：它是了解分侧肾功能较好的方法，但对梗阻的定位较差，泌尿系统动态显像对梗阻诊断价值不如静脉肾盂造影，因此项技术只用小剂量放射性核素，没有造影剂的全身反应，可灵敏地显示残余肾功能，对了解患者肾功能能否恢复或肾脏可否保留很有帮助，肾图和泌尿系统动态显像检查期间，静脉注射呋塞米 0.3 ～ 0.5 mg/kg 体重，有助于确定有无机械性阻。

（9）膀胱尿道镜：可用于了解下尿路梗阻存在的部位和性质。

（10）CT：对确定梗阻性肾病的梗阻部位和病因特别有用，有取代侵入性逆行肾盂造影检查的趋势，但由于 CT 价贵，会使用较大量造影剂，故不作为首选。

（11）磁共振成像（MRI）：优缺点与 CT 相似。

（12）输尿管肾盂造影：分为顺行和逆行两种，顺行造影用于以上检查尚不能清楚显示病理解剖改变或肾脏排造影剂差的病例，通常在 B 超或 CT 引导下，经皮穿刺入扩张的肾盂，注入造影剂进行检查。此项技术不仅用于诊断，还可用于治疗。逆行输尿管肾盂造影需在膀胱镜检查下进行，膀胱镜对于观察后尿道和膀胱病变有独到之处，在膀胱镜下逆行输尿管插管，从单侧或双侧输尿管收集尿液进行分析，然后注入造影剂，可显示输尿管或输尿管肾盂梗阻。

（13）其他：梗阻性肾病的检查还可根据需要选择肾动脉造影、肾内残余尿量测定、肾穿刺取活组织检查等项目。

（二）鉴别诊断

梗阻性肾病的诊断必须具备两个条件：尿路梗阻与肾损伤。其中肾损伤包括肾小球及肾小管功能损伤。两者缺一不可，单纯的尿路梗阻或肾损伤均不足以诊断此病。临床上下列情况可提供诊断线索：①患者存在典型的下尿路症状，如排尿费力、排尿不畅、尿急、尿失禁等；②反复发作性或难治性尿路感染；③不明原因的急、慢性肾衰竭，或少尿与多尿交替出现者；④摄入水分后产生加重的腰背部疼痛者。具有典型的临床表现者诊断不难，但化验检查及体征往往缺乏特异性，常需依靠某些特殊检查以确定是否存在尿路梗阻。

四、西医治疗

（一）治疗原则

1. 积极治疗威胁生命的并发症　当严重部分或完全泌尿道梗阻，并发肾盂肾炎，继而发生革兰氏阴性菌败血症时，需做血、尿细菌培养，并用非肠道使用抗生素；继发于肾盂肾炎或梗阻的急性肾乳头坏死，需急诊手术治疗以解除梗阻，如膀胱造瘘插管或经皮肾盂切开；急、慢性肾衰竭伴高钾血症、酸中毒、谵妄、昏迷或心包炎时，需立即开始透析治疗。

2. 解除梗阻，保护肾功能 及时采取措施降低肾内压，防止肾功能进一步恶化。

3. 确定梗阻病因，给予特殊治疗 如去除梗阻病变，重新建立泌尿道的连续性。当梗阻性病变不能去除时，应进行尿流改道，如选用膀胱造瘘置管、肾脏切开术、肾盂切开术、经皮输尿管回肠吻合术等。

（二）外科治疗

手术治疗梗阻病变之前，需全面评价梗阻的病因、严重程度和持续时间。一般来说，若梗阻发生仅数周，手术治疗 1~4 周后，GFR 可逐渐恢复；如果发生梗阻已达数月或数年，肾功能将有不可逆丧失。对不同部位梗阻要采取相应措施。

1. 肾盂梗阻 有季肋部疼痛、肿块、复发性感染及进行性肾损伤等表现，需行肾盂整形术。术后肾盂外形放射学改变不明显，但可减轻肾功能恶化和复发性感染。对于肾盂扩张、肾盂输尿管梗阻较轻、肾功能稳定患者，一般不需要手术。

2. 肾结石 在输尿管肾盂连接处，梗阻达数日以上的结石需手术取石。肾盂内大的鹿角样结石，如无梗阻，可暂不手术；有梗阻者需手术取石。手术时，必须彻底清除结石，术后预防感染复发，否则结石容易复发。

3. 输尿管梗阻 结石是成人输尿管梗阻最常见的病因，结石直径 <5~7 mm 者，可在数天或数周内自发排出；直径 7~15 mm 的结石，可用体外冲击波碎石治疗。90% 结石会被击碎，3 个月内碎石排出。结核引起的输尿管狭窄，以及肿瘤或后腹膜纤维化引起的外部压迫，需要范围更广的手术治疗，包括尿流改道等。膀胱输尿管反流是一种功能性梗阻性肾病，在儿童需尽早手术治疗，纠正反流，当合并蛋白尿、肾功能不全及高血压时，手术治疗无效；成人膀胱输尿管反流不需手术治疗，只有当患者膀胱充盈或排尿感觉腰痛难忍时，才考虑手术治疗。

4. 下尿路梗阻 有严重排尿困难、肾功能减退、复发性尿路感染者，可行膀胱颈或尿道梗阻手术治疗。神经源性膀胱，需做尿流改道，通常选择回肠通道。

5. 肾切除术 用于单侧梗阻的治疗，单侧肾切除的指征是梗阻严重、不可逆损伤及合并反复发作、难以治疗的感染。

（三）内科治疗

1. **维持水及电解质平衡**　慢性部分尿路梗阻，以及完全或严重部分双侧梗阻，手术后可出现梗阻后利尿，每日尿量达数升至数十升，大量钠、钾和碳酸氢根会从尿中丢失，故需增加钠、水的摄入，并补充钾和碳酸氢钠。0.45%氯化钠液是梗阻后利尿的一种较合适的补充液，梗阻后利尿必须与液体潴留、生理性利尿及过多静补液引起的医源性利尿鉴别。

2. **控制尿路感染**　在尿路梗阻情况下，菌尿难以或不可能清除，因而会出现急性尿路感染，伴或不伴肾盂肾炎，需做细菌培养及药物敏感试验并根据药敏结果，选用适当抗生素。但通常在药物敏感试验出结果之前，就应选用在肾脏和尿中浓度高的抗生素进行治疗，疗程要长，通常需 3～4 周。梗阻性肾病患者，做泌尿道器械检查前 1 小时和检查后几小时，给予肠道外抗生素，可降低感染发生率，数月或数年长疗程预防性使用抗生素，可降低慢性梗阻和（或）感染性结石患者的感染复发。

3. **控制高血压**　与梗阻性肾病相关的高血压需用抗高血压药物治疗，如钙拮抗药或血管紧张素转换酶抑制药，如药物不能控制高血压，手术纠正单侧梗阻可降低血压。

4. **替代治疗**　尿路梗阻引起慢性肾衰竭或终末期肾衰竭时，需行透析治疗，梗阻引起的终末期肾衰竭也适合肾移植，但手术前通常做双肾切除，以去除感染灶。

五、中医药治疗

（一）辨证要点

梗阻性肾病多由肿瘤、结石、前列腺增生、感染等原因所致。中医认为本病的形成，多因外邪蕴结下焦，或毒邪停聚、阻塞尿路，或脏腑虚损、气化不利、水道不通所致，病位在肾和膀胱，但与肺、脾、肝及三焦关系密切。

（二）治疗原则

本病总属本虚标实之证，本虚主要是脾肾、气阴两虚，标实以热毒、湿热等为主。治疗应以扶正祛邪为大法，缓则固本，急则治标。扶正以健脾益肾、益气养阴为大法，祛邪以清热解毒、凉血活血为基本治法。

（三）辨证论治

（1）湿热蕴结

主证：腰部胀满不适甚至疼痛，小便不畅或频急，尿短赤，或尿血，小腹胀满，纳差，大便黏滞，舌红、苔黄腻，脉滑数。

治法：清热利湿，利尿通淋。

方药：八正散加减。常用药：木通 10 g，车前子 15 g（包煎），萹蓄 12 g，滑石 15 g，大黄 8 g，栀子 12 g，泽泻 12 g，甘草 10 g；血尿甚者，加白茅根、生蒲黄、藕节；兼心烦、口舌生疮者，合用导赤散；口干咽燥、手足心热者，改用滋肾通关丸加生地黄、车前子、牛膝等；若湿热蕴结三焦，气化不利者，可用黄连温胆汤加减。

（2）血瘀阻滞

主证：小便滴沥不畅或尿细如线，小腹胀满疼痛，可触及包块，小便刺痛或尿中夹有砂石、血块，舌唇紫暗或有瘀点，脉弦或涩。

治法：活血、化瘀、通闭。

方药：桂枝茯苓丸加减。常用药：桂枝 9 g，当归 10 g，牡丹皮 15 g，赤芍 12 g，桃仁 10 g，穿山甲 15 g，生地 20 g，甘草 6 g。尿中有砂石者，加金钱草、海金沙、鸡内金；血尿甚者，加用三七粉、琥珀粉等；尿闭胀痛难忍者，加麝香少许吞服；气血两虚者，加黄芪、太子参等。

（3）气阴两虚、湿浊内蕴

主证：腰腹钝痛，触之有包块、日渐增大，尿频急或滴沥不畅，色如洗肉水，或夹有血块，或有异味，小腹坠胀、小便欲出而不得，神疲乏力，纳差呕恶，口干低热，舌淡或红、少苔、脉沉细无力。

治法：滋阴益气、清热解毒。

方药：大补元煎。常用药：党参 20 g，山药 20 g，生地 24 g，山茱萸 12 g，枸杞子 15 g，牡丹皮 12 g，当归 10 g，益母草 20 g，半枝莲 18 g，白花蛇舌草 15 g。中气亏虚者，可加补中益气汤合清热解毒之品用；阴虚火旺者，加知母、地骨皮、龟板等。

（四）中成药

（1）肾石合剂（院内制剂）：每次 30 mL，每日 3 次。主治尿路结石。

（2）通瘀灵：每次 4 片，每日 3 次。主治梗阻性肾病之血瘀阻滞。

（五）单方验方

（1）玉米 50 g，车前子 20 g，蒲公英 20 g，加水 500 mL 煎取 400 mL，去渣温服，每日 2 次。适用于湿热内蕴之小便不利。

（2）芡实、茯苓各等量，以粳米煮粥常服之。主治中气不足之癃闭。

（六）其他疗法

针刺足三里、中极、三阴交、阴陵泉等穴，反复提插捻转，强刺激。体虚者，灸关元、气海穴，亦可按摩膀胱区。

（七）预防调护

1. 调摄　加强体质锻炼，提高机体防御疾病的能力，积极消除全身感染和各种诱发因素，以防本病合并尿路感染的发生。并应注意保暖，切勿受凉，起居有常，饮食有节，动静结合，避免过劳，保持心情舒畅，做好个人卫生。

2. 护理　梗阻性肾病者，应在医生的指导下，积极寻找造成梗阻的原因。若造成梗阻的病因已明确，则宜采取相应的防治措施，以免本病的复发或加重。治疗期间，应根据不同的治疗方法，在医生的指导下，定期复查腹部 B 超、X 线腹部平片或膀胱镜检查等。对泌尿系统结石患者，疼痛较重者，嘱其注意休息，鼓励其多饮水。只要疼痛不甚或易于忍受者，在治疗期间宜动静结合，适当增加体力活动。特别是在服药后 1～2 小时内，应做跳跃运动，以促使结石下移或排出体外。平时一般应忌饮酒、辛辣厚味及刺激性调味品或食品，如辣椒、生姜、牛肉、羊肉、肥肉及油炸食品。

3. 预后转归　慢性梗阻或手术治疗后的梗阻患者需要长期随访，包括临床评价、尿液分析、清洁中段尿细菌培养、肾功能测定和定期放射性检查评价。梗阻性肾病是急性或慢性肾衰竭的常见病因之一，只要及时发现，尽早解除梗阻，大多数肾衰竭可以逆转。

六、临床经验分享

王祥生主任医师总结梗阻性肾病常常属于中医肾病治疗中的难点，需要结合现代医学处理，包括手术等方案。中医辨证本病分为实证与虚证两大类。实证以清热利湿、活血化瘀为主要治则，常用八正散合桃红四物汤加减化裁，普通治疗药物难以达到理想效果，活血化瘀常需用到破血行血等峻猛之类药物，如三棱、莪术等。虚证治则是滋肾阴、温肾阳，补中益气，升清降浊，常用右归丸及补中益气汤等。另外，本病发生、发展过程中，经常存在虚实夹杂的情况，需要扶正与祛邪同用。

七、中医名家经验荟萃

梗阻性肾病为肾衰竭之常见病因，临床以慢性肾衰竭为主要表现，对以往无肾脏病史且尿检又无明显异常的尿毒症患者，应考虑慢性尿路梗阻。对反复尿路感染、药物治疗无效或复发的患者，应提高警惕。导致梗阻的病因众多，其中机械性梗阻占大多数，结石为成人最常见的原因，其中因输尿管结石引起者非常多见。中医无"梗阻性肾病"之名，据其表现、特点，当属"淋证""癃闭""腰痛"等范畴，因本病缘于结石为梗阻的病因且会造成肾脏功能损伤，可用叶任高教授经验方"肾衰方""三石汤"组合为基本方，方中党参、白术、麦冬滋阴潜阳、温脾益肾；丹参、赤芍、当归补益气血、活血化瘀；生牡蛎制酸降压，大黄逐瘀泄浊；海浮石、穿破石、滑石、石韦清热散瘀，清泻残余结石。同时，根据辨证的原则，针对患者的具体情况加用相应的药物，疗效更为显著。纵观全方，其作用估计与增加肾血流从而促进因肾缺血导致的细胞萎缩和坏死修复，抑制炎症介质的释放从而改善肾小管间质的损伤有关。中医或中西医结合治疗肾结石、肾盂积水的临床报道颇多，但未有提及中西医结合治疗能促进梗阻性肾病解除梗阻后肾功能恢复的报告。以慢性肾衰竭为主要表现的梗阻性肾病并不少见，并每因结石 > 5 mm 或肾积水严重，非手术治疗难以迅速解除梗阻而中止肾脏损伤，且梗阻解除后常依然会存在一定的肾功能障碍。为此，如何促使肾功能得到最大程度的恢复，颇具临床意义。

第二十章　急性肾衰竭

急性肾衰竭是因肾脏严重缺血或肾毒素引起的肾脏功能急剧减退，以突然少尿、无尿，酸碱平衡失调，水盐电解质代谢紊乱和氮质血症等为主要表现并有一系列自身中毒症状的一组急性尿毒性综合征。根据病因不同，该病可分为肾前性、肾实质性、肾后性三型。该病可发生于任何年龄，是肾脏疾病中的危重病症，早期诊断、及时治疗对肾功能的恢复、疾病的转归预后至关重要。

一、病因与发病机制

急性肾衰竭的常见病因可分为肾前性、肾实质性和肾后性三大类。

（1）肾前性急性肾衰竭是指由于各种肾前性因素引起血管内的有效循环血容量急剧降低，致使其血流量不足，GFR 显著降低所导致的肾衰竭。其常见原因如下：①有效血容量不足如组织创伤、烧伤和挤压伤，产后、胃肠道和大出血，以及呕吐、腹泻、胰腺炎等所致的脱水等；②心排血量减少包括严重充血性心力衰竭，心肌、瓣膜和心包病变，严重心律失常，肺动脉高压，大块肺动脉梗死等；③肾血管病变包括高钙血症，肾动脉硬化、栓塞，壁层动脉瘤和血管炎，恶性高血压，血液黏滞度增加，多发性骨髓瘤，冷球蛋白血症，真性红细胞增多症，肾静脉血栓形成等；④全身性血管扩张如降压药物过量、休克、败血症、麻醉、肝功能衰竭、血管紧张素转换酶抑制剂等。

（2）肾实质性急性肾衰竭是指肾内结构性损伤导致 GFR 降低，进而引发代谢产物积聚、水电解质和酸碱平衡失调。具体包括急性肾小管坏死、急性肾毒性物质、急性肾小球病变、急性间质性肾炎、肾血管病变、慢性肾小球病变的恶化等六类。

（3）肾后性肾衰竭是指急性尿路梗阻导致的肾衰竭，可见于结石、感染、肿瘤、畸形、外伤等。

本病的发病机制尚未完全阐明，目前有肾缺血和（或）肾中毒引起肾小管损伤学说。当肾小管急性严重损伤时，由于肾小管阻塞和肾小管基膜断裂引起肾小管内液反漏入间质，从而引起急性肾小管上皮细胞变性坏死、肾间质水肿、肾小管阻塞、肾小球有效滤过率降低；肾小管上皮细胞的损伤及代谢障碍，导致肾小管上皮细胞坏死；肾缺血和肾毒素的作用致使血管活性物质释放，引起肾血流动力学变化，导致肾血流灌注量减少，GFR 下降而致急性肾衰竭；肾缺血再灌注损伤主要为氧自由基及细胞内钙含量超负荷，使肾小管上皮细胞内膜脂质过氧化增强，导致细胞功能紊乱，以致细胞死亡。

二、临床表现

急性肾衰竭发病可出现少尿（尿量 < 400 mL/24 h），个别严重病例可见无尿（ < 100 mL/24 h），但也有无少尿表现的，尿量在 400 mL/24 h 以上，称之为非少尿型，其病情大多较轻，预后较好。对于少尿或无尿者，若处理恰当，数日至数周后会出现多尿期。此外，不论尿量是否减少，随着肾功能的减退，可出现一系列临床症状。首先是水、电解质紊乱和酸碱平衡失调，如代谢性酸中毒、高钾血症、低钠血症等。其次是其他各个系统均可出现相应临床表现，如消化系统可见食欲减退、恶心、呕吐、腹泻，甚至出现应激性溃疡和消化道出血；循环系统可出现血压升高、心律失常、心力衰竭、心包炎等；呼吸系统可出现肺淤血、肺水肿，临床具体可表现为咳嗽、呼吸困难、咳粉红色泡沫痰，也可发生肺部感染；神经系统可出现兴奋、易激动、精神错乱、嗜睡、昏睡等表现，也可出现肌肉痉挛、腱反射减弱、癫痫发作等；血液系统可有出血倾向及轻度贫血等。

三、诊断与鉴别诊断

（一）诊断

1. 临床表现　急性肾衰竭的临床表现可概括为三种类型：非少尿型、少尿型、高分解型。

（1）非少尿型急性肾衰竭是指急性肾衰竭患者在氮质血症期内每日尿量超过 400 mL，甚至达到 1000 ~ 2000 mL 以上，其临床表现相对较轻，特别多见于老年患者，极易被医务人员忽视而贻误诊断，本病的误诊漏诊率高达 66.7% 。因此，只要有诱发急性肾衰竭的基本病因存在，如大手术后、严重感染、败血症、大面积创伤、休克、低血压、肾毒性药物应用等，特别是老年患者，都应密切注意肾功能、尿常规及其他各项理化指标的改变，而不应拘泥于尿量的多少。此型肾衰竭经及时发现，正确处理，一般预后较好。

（2）少尿型急性肾衰竭是以少尿（尿量 < 400 mL/d）或无尿（尿量 < 100 mL/d）为显著特征的。通常都经过少尿期（或无尿期）、多尿期或恢复期三个临床阶段。一般少尿期的持续时间平均在 10 天左右，短则 2 ~ 3 天，长则 4 周左右。少尿期的主要表现为：①尿量明显减少；②尿毒症症状，即各种毒素在体内蓄积引起全身各系统的中毒症状，包括消化系统可有厌食、恶心、腹痛、腹泻，严重时可出现不同程度的消化道出血、黄疸等；循环系统可有血压升高、心律失常、心力衰竭、心包积液等；神经系统可出现淡漠、定向障碍、嗜睡、抽搐、昏迷等；血液系统可有轻度贫血、出血，严重者可发生弥散性血管内凝血等；③水、电解质紊乱及酸碱平衡失调；水钠潴留可引起全身水肿、血压升高等，若此时进液未予控制可导致肺水肿、脑水肿及充血性心力衰竭等严重的并发症，这是导致死亡的主要因素；电解质紊乱包括高钾血症、低钙血症、低钠血症、高磷血症等，其中高钾血症如不及时发现并进行有效处理，常可引起心室颤动或心脏骤停而迅速死亡；酸性代谢废物在体内蓄积可引起代谢性酸中毒，而感染和组织破坏可加重酸中毒。

经过少尿期后，排尿逐渐增加，当每日排尿量超过 400 mL 时，进入多尿期，此时尿量逐日增加，一般可达 3000 ~ 5000 mL。此时血清肌酐、尿素氮经过短期上升后，逐步下降到正常范围，尿毒症症状逐渐减退。但由于多尿期有大量水分和电解质的排出，所以应及时补液，避免脱水及电解质紊乱的发生，同时此时患者的体质较弱，抵抗力差，应注意并发感染的可能。

进入恢复期后，患者尿量、肌酐及尿素氮水平皆恢复正常，临床症状明显改善。而肾功能的恢复约需半年到 1 年的时间，损伤严重者，恢复期可超过 1 年，个别患者可遗留永久性损伤。

（3）高分解型急性肾衰竭是指一部分急性肾衰竭发生于组织分解代谢极度活跃的情况下，其每日尿素氮上升速度 > 14.3 mmol/L、肌酐上升速度 > 17 μmol/L。通常见于大手术后、严重感染、大面积创伤等情况，其临床表现以显著的尿毒症症状和严重的代谢性酸中毒及电解质紊乱为特征，神经系统的表现较为突出。

2. 体征　急性肾衰竭的体征主要是在少尿期可有明显的水肿、酸中毒症状和可能存在的神经系统改变等。一般随着疾病的转归，这些体征可以得到明显的改善直至完全消失，同时存在的尿毒症症状亦可得到最大限度缓解。而相对于少尿型及高分解型急性肾衰竭患者来说，非少尿型急性肾衰竭患者的临床体征并不典型。

3. 检验与检查

（1）尿液检查：包括尿常规、尿蛋白定量、尿细胞形态学及尿酶和尿渗透压的检查。它们对急性肾衰竭的病因鉴别有一定意义。

尿常规检查包括尿蛋白定性、比重、pH、糖及尿沉渣镜检等。尿蛋白多少结合蛋白定量有助于鉴别是小球性还是小管间质性蛋白尿；尿比重在鉴别肾前性急性肾衰竭与急性肾小管坏死上有意义；尿 pH 对判断肾小管酸中毒有帮助；对尿沉渣的镜检，结合尿红细胞形态可以鉴别均一型红细胞血尿和变形性红细胞血尿，以大致确定血尿的来源，来源于肾小管间质和肾小球的血尿一般为变形性红细胞血尿。泌尿系统梗阻、炎症引起的血尿一般多为均一型红细胞性血尿。

尿酶检测主要介绍四类酶：①水解酶类，如 N－乙酰－β－葡萄糖苷酶、亮氨酸氨基转肽酶、丙氨酸氨基转肽酶等；②氧化还原酶类，如乳酸脱氢酶；③转换酶类，如 γ－谷胺酰转肽酶等；④裂解酶类，如醛缩酶等。上述这些酶主要来自于肾脏，是肾小管损伤的重要指标。血液中也含有上述的这些酶，但由于血中的酶分子量大小不能从肾小球滤过，因此不是尿酶的来源。同时应指出尿酶检查留取标本时要避免生殖腺分泌物的污染，因这些污染物中酶含量较高，易影响结果的准确性。

尿渗透压的检测临床常用的即尿浓缩试验：禁水 10 ~ 12 小时后留取尿标本测渗透压即可。正常人禁水 12 小时尿渗透压 >800 mmol/L，禁水 10 小时 >700 mmol/L，达不到上述标准即提示远端肾小管浓缩功能障碍。

（2）血液检查：包括肌酐（Scr）、尿素氮（BUN）/肌酐清除率（Ccr）、血 β_2－微球蛋白（β_2-MG）或 α_1－微球蛋白（α_1-MG）、血清半胱氨酸蛋白酶抑制物、核素 GFR 检查等。上述检查的结果可以提示肾小球的滤过功能有无损伤，从而进一步明确引起急性肾衰竭的可能病因。

在急性肾衰竭的前期，可只有单纯性的 BUN 升高，但当肾小球损伤进展至肾功能不全失代偿期时，Scr 即将升高；同样，在肾功能不全失代偿期 BUN 也升高。值得注意的是 Scr 值受肌肉量、患者机体所处状态如妊娠等的影响，因此临床上具体分析 Scr 值时，应综合考虑相关的影响因素。而 BUN

值会受蛋白质摄入量及蛋白质分解率的影响，这些因素均应被考虑。Ccr 作为评价 GFR 的指标，在急性肾衰竭时，首先应注意 Ccr 与 Scr 之间的关系，一般 Ccr 下降超过正常值的 1/2 时，Scr 才会上升，但当严重肾衰竭时，Ccr 的变化却不如 Scr 变化敏感。因此，在肾小球功能损伤时，早期应着重对 Ccr 进行观察，而后期对 Scr 变化的观察则更为重要。肾小球功能恢复时，单检验 Scr 是不行的，必须追踪至 Ccr 正常。其次应当明确在肾小球功能严重受损的情况下，部分 Scr 可从肾小管排泌到尿中，致使 Ccr 的值比实际的 GFR 要高，此时 Ccr 的值便不能准确地反映肾小球功能的损伤程度。此时若要准确推断 GFR，需要借助核素检查。但急性肾衰竭时临床上很少应用此项检查，而在某些慢性肾衰竭患者常需应用核素测定肾小球的功能变化。

血 β_2-MG 是分子量为 11 800 的蛋白质分子，能自由地从肾小球滤过，因此，血清 β_2-MG 的浓度可以反映肾小球的滤过功能。当 Ccr 下降时，血 β_2-MG 已经升高。因此，在检测肾小球功能上，血 β_2-MG 的浓度亦会升高，此时的值不能反映肾小球的滤过功能，需鉴别。同样，血 α_1-MG 是分子量为 33 000 的蛋白质分子，在血中主要以游离型和结合型两种形式存在，其游离型可自由通过肾小球，所以 α_1-MG 的浓度亦可以反映肾小球的功能。但 α_1-MG 将被大量释放入血，因此此时其浓度的升高不能反映肾小球的滤过功能。血清半胱氨酸蛋白酶抑制物为非糖基化碱性蛋白，分子量为 13 000，属于半胱氨酸蛋白酶抑制物超家族。体内的半胱氨酸蛋白酶抑制物几乎全部从肾小球滤过，而后被肾小管重吸收及降解，其浓度能准确反映 GFR。近来研究证实，该检测结果准确率、特异性高，且不受肌肉量及机体状态的影响。目前，该检查正逐步在国内推广。

（3）指甲、头发肌酐测定：该检查能帮助鉴别急、慢性肾衰竭。但首先值得提出的是，由于急、慢性肾衰竭鉴别结果对进一步治疗方案的制定和疾病预后的判断有直接的影响，因此，在做指甲、头发肌酐测定时一定要有严格的试验质量保证，减少误差。由于指甲、头发的生长都需要相对较长的时间，因此取修剪下来的指甲或头发检测肌酐值，再将其与血肌酐值相对照，有一定的临床意义。一般若指甲或头发肌酐正常而血肌酐升高，提示为急性肾衰竭；若指甲或头发肌酐及血肌酐均升高，则提示慢性肾衰竭。

（4）影像学检查：包括 B 超、多普勒超声、腹部 X 线平片、肾盂造影、CT 及磁共振成像等。B 超为最常规的检查，通过测量肾脏体积大小、皮质的回声强度、肾椎体形态来给临床提供信息，并帮助鉴别急慢性肾衰竭、判断是否为肾后性急性肾衰竭。一般急性肾衰竭的肾脏体积常增大，肾实质及皮质增厚，而慢性肾衰竭的肾脏体积缩小，肾实质及皮质变薄。但部分早期急、慢肾功能不全患者的肾脏体积仍保持正常大小，此时 B 超对鉴别无帮助。多普勒超声主要用于对急性肾衰竭患者的肾动脉检查，为临床了解肾血流状态提供了重要依据，特别是肾动脉阻力指数可作为一项无创评估肾小球或肾小管损伤的重要指标，有利于临床对急性肾衰竭的病因鉴别。当确诊为肾后性急性肾衰竭时，可应用 X 线腹部平片、CT 或磁共振等检查明确梗阻原因。

（5）肾活检：肾活检对肾性急性肾衰竭患者的诊断及鉴别诊断具有重大意义，而肾前性和肾后性急性肾衰竭患者一般不需要进行肾活检术。一般对无肾活检禁忌证的肾性急性肾衰竭患者来说，在下列情况下需考虑肾活检术：导致肾性急性肾衰竭的基础疾病不明确；急性肾衰竭与慢性肾衰竭难以鉴别；判断肾性急性肾衰竭是否已转为慢性。上述三种情况进行肾活检术对于确定或修正诊断、帮助制定治疗方案及判断预后有重大意义。

（二）鉴别诊断

急性肾衰竭的临床诊断思路首先应明确是否为急性肾衰竭，当确认为急性肾衰竭时应鉴别其病理性质属于肾前性、肾实质性或肾后性，这三型的治疗及预后十分不同，故鉴别十分重要。病理性质明确后，应进一步明确致病因素，以求达到最佳的治疗效果。常见的鉴别诊断叙述如下。

1. 与慢性肾衰竭的鉴别　慢性肾衰竭有以下特点：①有慢性肾脏病史，临床症状持续数月以上，平时有多尿或夜尿增多的现象；②患者呈慢性面容，有严重的贫血，有尿毒症症状，如心血管系统、消化系统并发症，以及肾性骨病、神经系统病变等；③指甲肌酐值明显升高，B 超检查显示双肾缩小、结构紊乱。

2. 区分肾前性、肾实质性、肾后性急性肾衰竭

（1）与肾前性急性肾衰竭相鉴别：肾前性急性肾衰竭常由肾外原因引起周围循环衰竭、肾脏血流灌注不足而导致 GRF 急剧下降而发病。此时肾脏本身无器质性病变，而是处于一种应激反应状态。但若这种肾前性氮质血症状态持久不能缓解，则可能进展至急性肾小管坏死，故常需要对两者进行鉴别诊断，因为确诊是否已发展至急性肾小管坏死阶段十分重要，它关乎着患者的生命，且两者的治疗方案是截然不同的。循环血容量不足所致者通过

大量补液改善肾脏血流状况，常可使尿液增加，血尿素氮降低，使得临床症状得到缓解；而急性肾小管坏死阶段患者大量补液后尿量则不会增加，反而可加重患者的心脏负荷，出现急性肺水肿，严重者可能会死于心力衰竭。而通过尿液检查的相关指标可进一步将两者鉴别。

（2）与肾后性急性肾衰竭相鉴别：肾后性急性肾衰竭，又称急性阻塞性肾病，其中以尿路阻塞引起者最为常见，一般如能及时解除梗阻，肾功能可以迅速得到改善。但尿路梗阻可能完全没有足以引起临床医生重视的症状时则会造成急性肾衰竭，因此，对每一例急性肾衰竭患者，均应排除尿路梗阻的可能性，特别是无肾缺血和肾毒性物质接触史的患者。下列几点可提示急性肾衰竭可能由尿路梗阻所致：①有导致尿路阻塞的原发病史，如结石、骨盆内癌肿、前列腺肿大、神经源性膀胱等；②未见明显的急性肾小管坏死的致病因素，如肾缺血或肾毒素；③阻塞发生后尿量突然减少，阻塞一旦解除尿量即突然增大，血尿素氮水平逐渐恢复正常；④膀胱检查发现膀胱因积尿而膨胀，可提示膀胱出口处有阻塞；或肾区有叩击痛或触及肿物。临床上，影像学检查亦为重要的诊断与鉴别诊断的依据。B超为首选检查，它常可发现结石和肾外肿块（如前列腺肥大及癌肿占位等）。结石是引起尿路阻塞最常见的病因，因此X线腹部平片对诊断尿路结石也有很大帮助，因为90%结石是不透X线的。膀胱出口处的梗阻诊断除触诊、叩诊外，仍需进一步行直肠指检术或妇科检查以确定梗阻原因。前列腺病变引起的急性肾衰竭一般通过直肠指检及B超多可确诊。另外，肾图可见梗阻图形；尿路造影可确定阻塞的部位；CT和MRI可对肾脏的大小、结构，以及诊断肾盂积水和发现结石、肿瘤有较大的帮助，但费用较高。此外，因某些难溶解的物质（如尿酸盐、草酸盐、钙盐等结晶）沉积于肾小管腔内而引起的肾内梗阻所致的急性肾衰竭亦不可忽略。

（3）与肾性急性肾衰竭相鉴别：急性肾衰竭的诊断成立并排除了肾前性和肾后性的病因后，则应进一步明确肾脏损伤的类型和损伤部位。临床上，常需鉴别的几种情况分述如下。

1）急进性肾小球肾炎：需与急性肾小管坏死鉴别。首先，从病因上来说，急性肾小管坏死患者常有肾缺血或肾毒性物质接触史，而急进性肾炎患者常无；其次，从临床症状上来看，急性肾小管坏死患者一般无明显的水肿、高血压等症状，少尿、无尿症状相对较重，而急进性肾炎患者常伴有水肿、高血压等肾小球疾病所特有的临床症状；再次，从尿液学检查结果可发现，急性肾小管坏死患者一般无明显蛋白尿，尿沉渣检查也无明显红细胞，即使有亦多为均一型，还可见到脱落的肾小管上皮细胞和细胞管型，而急进性肾炎患者有明显的蛋白尿，定量 > 1.5 g/d，尿沉渣可见较多的多形性红细胞和各种管型。在确定为肾小球疾病所致的急性肾衰竭后，仍应积极进行有关检查以进一步明确病因为原发性还是继发性。

2）慢性肾脏疾病急速进展：慢性肾病基础上发生的急性肾衰竭可见于以下几种情况。a. 原有肾脏疾病发展、加重，积极治疗原有疾病可使急性肾衰竭恢复，最常见的是狼疮性肾炎；b. 原有肾脏疾病过程中，因并发症或治疗不当，出现肾脏血流灌注不足引起急性肾衰竭，如强力利尿、非甾体类抗炎药物的应用；c. 药物性因素导致的肾小管坏死或急性间质性肾炎，此时应停用相关药物；d. 肾性高血压等危险因素控制不稳定。临床上，这类患者常有慢性肾病病史及相关的水肿、高血压、贫血、尿检异常等特征，尿沉渣中可偶见蜡样宽阔管型，B 超示肾脏体积正常或缩小，但即使肾脏未缩小的患者，其肾脏也可见皮质部分较薄，髓质增宽，内部结构紊乱。

3）急性间质性肾炎：误诊率较高，与急性肾小管坏死鉴别较困难，常见的病因多为药物过敏，亦可见于炎细胞浸润肾间质及一些特发性病因。其诊断的主要依据有：a. 常有特殊用药史，如青霉素类抗生素、磺胺类药物、抗结核药、非甾体类抗炎药等；b. 可出现全身过敏症状，如发热、皮疹、关节痛、淋巴结肿大等，但少尿、无尿症状不如急性肾小管坏死明显；c. 激素治疗有效；d. 因间质性肾炎亦为肾实质损伤，因此，不能靠尿液指数与急性肾小管坏死鉴别。临床上，若怀疑本病时，应考虑肾活检以明确诊断。

4）急性肾大血管病变：常见病因有以下两种情况。a. 肾静脉栓塞：多为肾区外伤、严重失水或肾细胞瘤引起，常伴有下腔静脉阻塞而出现严重的腰痛和血尿，一般静脉肾盂造影和 CT 可协助诊断，肾静脉造影可确诊。b. 肾动脉栓塞：多在肾动脉粥样硬化的基础上发生，亦可见于肾区钝伤后。患者可有蛋白尿和血尿，或完全无尿，有腰痛或腰部压痛，亦可见发热等全身症状，放射性核素肾图等检查可有助于诊断，肾动脉造影可确诊。但上述两种情况引起的急性肾衰竭在临床上较少见。近年来，由肾动脉栓塞引起的急性肾衰竭的临床报道则有所增加。

临床上确实存在着部分急性肾衰竭患者，其症状不典型，诊断较为困难。因此，目前认为对急性肾衰竭诊断尚有疑问的患者，为进一步明确诊断、指导治疗、判断预后，肾活检病理检查很有必要。

四、西医治疗

（一）一般治疗

1. **休息**　所有急性肾衰竭患者，在少尿或无尿期均应绝对卧床休息；多尿期需注意保护性隔离，加强室内通风；恢复期可适当运动，但仍应避免疲劳。

2. **营养治疗**　急性肾衰竭患者的营养供给原则是量出为入、按需供给。对于未接受透析治疗的患者来说，应给予低蛋白饮食，$0.6 \sim 0.8$ g/（kg·d），近年来还提倡给予低大豆蛋白饮食，且国外许多大型的临床实验证实，大豆蛋白对患者代谢紊乱的调节、纠正营养不良状态均有益处。给予低蛋白饮食 $1 \sim 2$ 周，一般都可维持中性氮平衡或轻微的负氮平衡，可使体内的氮质代谢废物聚集减少至最低，这能显著地减少患者对透析的需求；而对于大多数已经进入透析阶段的急性肾衰竭患者来说，一般都可以给予高蛋白饮食（包括大豆蛋白），$1.0 \sim 1.2$ g/（kg·d），这样可以纠正负氮平衡，改善营养状况。

急性肾衰竭患者的能量需求量一般为 $126 \sim 188$ kJ，但需注意控制入水量，因为过大的液体负荷可使患者对透析治疗的需求增加。葡萄糖制剂一般需用高渗制剂，每日摄入量≥100 g；对于氨基酸的使用，急性肾衰竭患者每日宜摄入 $3.0 \sim 4.0$ g/（kg·d），有研究表明，这种饮食方式对于患者有重要的营养意义和免疫功能促进意义。近年来，还有一些生物活性物质如胰岛素样生长因子、腺嘌呤核苷酸等经研究证实对于肾脏疾病患者体内合成代谢过程有促进作用，因其可减少蛋白质的降解，提高免疫力。

从营养的补充途径而言，口服是营养补充的最安全的途径，但对于不能口服的急性肾衰竭患者来说，一般可采用鼻饲、胃肠外营养及全身静脉营养疗法等。

（二）病因治疗

（1）对所有急性肾衰竭患者均应立即停用影响肾灌注和有直接肾毒性药物，对于使用的其他治疗药物，均应根据肾功能情况进行剂量调整。

（2）肾前性低容量、低血压患者应积极扩容，停用降压药物。

（3）对梗阻患者，要积极排除梗阻原因，维持机体的液体平衡。

（三）少尿期的治疗

1. 控制液体摄入量　少尿期患者应严格计算 24 小时出入液体量，大致的液体摄入量可按前一日 24 小时排尿量加 500 mL 来计算。标准的补液量应为显性失液量之和减去内生水量。

2. 维持电解质平衡具体方法　①低钠血症的处理：一般多为稀释性，仅需控制水分摄入量即可，但若出现定向力障碍、抽搐、昏迷等神经系统症状，则可予高渗盐水滴注或透析治疗。②低钙血症、高磷血症的处理：无症状性低钙血症一般不需处理，若出现症状性低钙血症，可临时静脉补钙。对于中重度高磷血症患者，除限制磷的摄入外，可给予碳酸钙 0.5 ~ 2 g 或氢氧化铝 30 ~ 60 mL，3 次/日。③急性肾衰竭继发高尿酸血症：若血尿酸值小于 0.59 mmol/L，常不必治疗。

3. 高钾血症的处理具体方法　①早期预防：严格限制钾的摄入量，如橘子、花生、海带、紫菜等含钾量高的食物，一些含钾量高的药物也应限制使用，一般每日补钾总量应低于 2 g；停止使用有损钾离子分泌排泄或影响钾离子在细胞内外正常分布的药物，如 NSAIDs 类药物、ACEI 类药物、β 受体拮抗剂等；避免输库血；积极控制感染、清除病灶及坏死组织等。②保守治疗：10% 葡萄糖酸钙 10 ~ 20 mL 静脉推注，拮抗钾离子对心脏的毒性作用，根据临床情况，可每隔 5 分钟重复给药 1 次，但总量一般不超过 100 mL；5% $NaHCO_3$ 静脉滴注以纠正酸中毒从而纠正高血钾；10% 葡萄糖加胰岛素 10 U 静脉滴注，可促进体内糖原合成使细胞外钾离子贮存到细胞内，从而使血钾浓度迅速降低，这是一种快速纠正高钾血症常用的应急方法，作用时间一般可持续 4 ~ 6 小时；对于少尿型急性肾衰竭患者，给予依他尼酸、呋塞米及布美他尼等具有钾离子分泌刺激作用的利尿药，亦可降低血钾浓度；其他还有静脉注射 β_2 受体激动药、口服或直肠给予阳离子交换树脂等方法。③当保守治疗不能将血钾浓度控制在 6.5 ~ 7.0 mmol/L 时，必须使用透析替代治疗。

4. 维持酸碱平衡　急性肾衰竭伴轻度的代谢性酸中毒，可给予口服小剂量苏打片，当 $HCO_3^- < 10$ mmol/L 时，则需静脉补充碱剂，使用 $HCO_3^- > 15$ mmol/L 补充，但顽固性酸中毒患者，宜立即进行透析治疗。酸中毒纠正后，常可能出现低钙性抽搐，应注意防止其发生并可适量静脉补充钙剂。

5. **心力衰竭的处理**　一般最主要的原因是水钠潴留，致使心脏前负荷增加，此时应慎用洋地黄类制剂。因为此时肾脏对利尿药反应很差，心脏泵功能损伤不严重，洋地黄类制剂效果不佳，且合并电解质紊乱和肾脏排泄减少，这使得洋地黄剂量调整较困难，易于中毒。保守治疗以扩血管为主，以扩张静脉、减轻前负荷为佳。对于透析患者来说，短时间内可超滤清除大量体液，效果显著，宜尽早施行。

6. **并发症的预防及治疗**　预防性地给予抗酸治疗及黏膜保护剂有助于减少应激性胃炎和胃肠道出血，急性肾衰竭患者常感染脓毒血症，这是患者死亡的主要原因，常见感染部位为呼吸道、尿道、血液、胆道、皮肤等，应根据细菌培养结果及药敏试验，合理选用抗生素。有条件时，可监测血药浓度；透析患者的有效血药浓度应得到维持，因为许多药物可被透析清除，所以应及时补充。

7. **透析治疗**　少尿型及高分解代谢型急性肾衰竭常需要采用透析治疗，而非少尿型和非分解代谢型急性肾衰竭患者可以不用透析或用较少次数透析的治疗。透析的绝对指征包括保守治疗无效的高钾血症、高血容量状态、较明显的尿毒症症状、顽固性酸中毒等；相对指征是一些通常不造成生命威胁，并且往往采取保守疗法即可加以控制的机体代谢紊乱、较低水平的容量负荷、中度神经功能紊乱及预计可能出现的营养过度，或进行外科手术等；透析治疗的时机：目前趋向于在急性肾衰竭的绝对指征出现之前即进行早期预防性透析治疗；透析充分性的评估目前还没有十分恰当的客观标准，一般以患者的临床症状、相关生化指标等情况来确定透析的时间和频度。

其他透析治疗技术还包括血液滤过和腹膜透析，血液滤过一般用于排尿量恒定但亦需要超滤的非少尿型急性肾衰竭患者及血流动力学不稳定但需要进行超滤脱液或溶质清除的患者；腹膜透析可用于血流动力学不稳定但仍需要透析的患者、不能建立血管通路或不能接受必要的抗凝治疗的患者，以及受无血透和血液滤过条件的临床环境等客观因素影响的患者。而对于一些如并发脓毒血症、充血性心力衰竭及肝衰竭等急性肾衰竭患者可予连续性肾脏替代疗法，它可以较好地清除溶质和水及相关毒素，且血流动力学相对比较稳定。

（四）多尿期的治疗

急性肾衰竭患者进入多尿期后，仍应严格计算 24 小时出入量，积极补液以维持水、电解质及酸碱平衡，控制氮质血症，预防感染，治疗原发病。多尿期1周左右，可见血尿素氮、肌酐水平逐渐下降至接近正常水平，此时，在营养治疗上可适当加大蛋白质的摄入量，以利于患者肾脏细胞的修复和再生。血透患者的血透次数可逐渐减少直至停透。

（五）恢复期的治疗

一般无特殊处理，定期复查肾功能，尽量避免使用肾毒性药物。肾细胞结构和功能完全恢复大致需要半年时间，为加速修复，必须注意营养，同时加强体育锻炼，以利康复。但也有部分患者长期遗留有肾小球或肾小管功能损伤的问题，而逐渐进展至慢性肾衰竭。

（六）并发症的治疗

1. 感染　感染是急性肾衰竭最常见的并发症之一，总发生率在51%~89%；在急性肾衰竭死亡原因中，29%~72%与感染有关，在进入肾功能恢复期时，由感染原因引起的急性肾衰竭患者的死亡占到50%左右。感染部位主要包括败血症、肺部感染、尿路感染及由感染造成的多脏器功能衰竭。感染发生后，最好应根据药敏试验结果选用敏感、强效、肾毒性相对较小的抗生素治疗，但仍需积极预防二重感染，并加强支持治疗。值得注意的是，有临床相关数据统计说明，抗生素的预防性使用并未能显露出有益的影响，甚至可能会增加其他感染的概率。

2. 非感染性疾病　该病包括充血性心力衰竭、急性心肌梗死、各种心律失常、呼吸衰竭、急性呼吸窘迫综合征、高分解代谢、出血等一系列并发症，临床上应根据患者的病史及目前治疗情况，随证处理，积极预防。

五、中医药治疗

（一）辨证要点

本病的辨证，首先当辨病邪的性质、所侵犯的途径和部位、病机的变化、邪正双方力量的对比及损伤的程度等，并据此迅速做出准确的判断，以指导临床正确选方用药。在本病的早期以湿热实邪壅结于三焦，伤及于肾为主，多属实热；中期及恢复期多以虚实夹杂、气血亏虚、脏腑虚损、正气不足为主，须辨脏腑、气虚、血虚之各异；若病程久延，出现萎黄、喘咳、抽搐、厥脱者，多属邪盛阳微、正气衰败，预后凶险。

（二）治疗原则

急性肾衰竭在早期、少尿期多表现为实证，以热证居多，故治疗以通为原则，通腑泄热、通络祛瘀、通淋泄浊等是基本方法。而在中期、恢复期则以正伤不复为主，中期多见脾肾两虚之证，恢复期则为肝肾阴虚或气阴两虚之候，治疗上多以补益脾肾、益气养阴为主，兼以祛邪。但运用攻伐之药不宜过度，以防伤正，调补脏腑气血应把握时机，以防留邪，攻补适宜，方可收佳效。

（三）辨证论治

（1）热毒炽盛

主证：壮热不已，烦躁不安，心悸气短，口干欲饮，恶心，头痛身痛，尿少黄赤，甚或尿闭，或皮肤斑疹鲜红，伴呕血便血，或大便秘结，舌质红绛，舌苔黄燥起刺，脉洪数。

治法：清热解毒，凉血化瘀。

方药：清瘟败毒饮（《疫疹一得》）加减。常用药：生石膏、知母、生地黄、水牛角、黄连、黄芩、桔梗、栀子、赤芍、玄参、牡丹皮、淡竹叶、连翘、甘草等。

（2）邪毒内侵

主证：突然腰痛，尿少尿闭，纳呆食少，恶心呕吐，胸闷腹胀，口中臭秽，甚则腹痛便秘，头痛头晕，烦躁不安，甚或发热咽干，神昏谵语，或伴目黄尿黄，舌质红，苔黄腻，脉滑数。

治法：泻火解毒，通腑泄浊。

方药：白虎汤合黄连解毒汤（《外台秘要》）加减。常用药：生石膏、知母、粳米、黄连、黄芩、黄柏、山栀子、甘草等。

（3）湿热瘀结

主证：小便不通，淋沥涩痛，小腹胀满，奔迫难堪，腰部胀痛，甚至恶心呕吐，大便秘结，神情急躁，口中有尿臭味，头痛，身热不扬，咽干欲饮，舌质暗红，苔黄腻，脉滑数。

治法：清热解毒，化湿泄浊。

方药：甘露消毒丹（《温热经纬》）加减。常用药：茵陈、滑石、黄芩、石菖蒲、川贝、通草、藿香梗、射干、连翘、薄荷、白豆蔻等。

（4）气脱津伤

主证：汗出黏冷，肢冷畏寒，面色苍白，口干舌燥，气微欲绝，气息短促，唇黑甲青，尿少或无尿，大便秘结，舌绛色暗、苔干燥起刺，脉沉伏难触或细数。

治法：益气养阴，回阳固脱。

方药：生脉散（《内外伤辨惑论》）合参附汤（《正体类要》）加减。常用药：人参、麦冬、五味子、熟附子等。

（5）气阴两虚

主证：神疲乏力，嗜睡，气短不足以息，口渴欲饮，手足心热，心烦少寐，腰酸膝软，小便清长，尿量频多，夜尿尤甚，舌红少苔，脉细数或细弱。

治法：益气养阴，扶正固脱。

方药：生脉饮（《内外伤辨惑论》）加减。常用药：西洋参、麦冬、五味子、石斛、木瓜、生谷芽、鲜莲子、生甘草等。

（6）脾肾两虚

主证：面色㿠白或萎黄，疲乏无力，食欲缺乏，腰酸膝软，小便清长，量多，舌质淡，苔薄白，脉细弱。

治法：益气健脾，温阳补肾。

方药：香砂六君子汤（《医方集解》）合金匮肾气丸（《金匮要略》）加减。常用药：人参、白术、茯苓、炙甘草、陈皮、半夏、香附、砂仁、干地黄、山药、山茱萸、泽泻、牡丹皮、肉桂、熟附子等。

（四）中成药

（1）尿毒清颗粒：口服，每次 10 g，3 次/日。本品可以较好地改善急性肾衰竭患者的氮质血症状况。

（2）犀角地黄丸：口服，成人每次 2 丸，2 次/日。本方清营凉血，用于出血热所致的急性肾衰竭。

（3）清开灵注射液：肌内注射，每次 1~2 支，2~3 次/日。本品具有清热凉血、解毒开窍之功。

（五）单方验方

（1）鲜车前草 60 g，鲜藕 60 g，共捣汁，1 次服。用于急性肾衰竭少尿或无尿者。

（2）蝼蛄 6 个，蜣螂虫（去翅、足）6 个，研末，分 3 次用白开水冲服，孕妇忌用。用于急性肾衰竭少尿、无尿者。

（3）番泻叶 15～20 g，泡开水饮用，每 1～2 小时一次，连服 3 次，泻出后根据排便量再酌情使用，这样通过导泻从肠道排出毒素，改善全身中毒症状。

（4）大陷胸汤：大黄 10 g，芒硝 10 g，甘遂 1 g。水煎服，每日 1 剂。本方用于汞中毒所致的急性肾衰竭。

（5）大承气汤：大黄 12 g，厚朴 15 g，枳实 12 g，芒硝 9 g。水煎服，每日 1 剂。本方峻下热结，用于挤压综合征所致的急性肾衰竭。

（6）鲜生地黄 60 g，鲜白茅根 250 g，广角粉 9 g，山栀 9 g，通草 9 g，枳实 9 g，牡丹皮 12 g，玄明粉 12 g，大黄 15 g，丹参 30 g，麦冬 30 g，玄参 30 g。水煎服，每日 1 剂。本方清热解毒，凉血化瘀，通腑泄浊。用于治疗流行性出血热所致的急性肾衰竭。

六、预防调护

1. 预防　积极治疗原发病，控制和消除诱发因素，对于有肾脏疾病的患者，应尽量避免使用具有肾毒性的中西药物。

2. 护理　保证足够的热量，需要量为 25～30 kcal/（kg·d）；少尿期应严格记录 24 小时出入量，量入为出，注意防治高血钾及酸中毒，多尿期则须防止脱水及低血钾。

3. 调摄　对于典型的少尿型急性肾衰竭患者来说，应绝对卧床休息，并应根据电解质情况及时调整营养支持的方案。进入多尿期后，注意做好保护性隔离，预防感染，室内空气要新鲜、流通，饮食上可增加蛋白质的摄入量，改善患者进食状况。进入恢复期后，可适当运动，增强体质，但仍应注意避免疲劳，预防感染，营养治疗应积极，并应注意气候变化，及时添减衣被，不可麻痹大意，同时应定期复查，尽量减少肾毒性药物的使用。而对于临床症状不明显的非少尿型急性肾衰竭患者来说，仍应注意气候、卫生等环境变化，及时检查，及时治疗，以免影响预后。

七、临床经验分享

急性肾衰竭是内科常见急症，重症监护室中约 50% 患者可合并此症。对于高危患者，如出现少尿或无尿，原因不明的心力衰竭、急性肺水肿，电解质紊乱和代谢性酸中毒，突发的全身水肿或水肿加重等，就要考虑急性肾损伤的可能。明确急性肾损伤后，需鉴别肾前性、肾实质性、肾后性。及早发现、及早治疗，消除诱因、促进肾脏恢复、防治并发症，可降低病死率。急性肾衰竭属中医"水肿""癃闭""关格"等病证范畴，本病的病因主要是热毒和肾虚。邪毒内侵，血脉损伤，营阴损耗，瘀血内停等病因使肺、脾、肾三脏对水液的调节失常，气化失司，水道闭阻，膀胱气化功能失常，水湿壅塞于三焦，肾开阖失度而发病，多起病急骤，变化迅速。本病病位在肾，与膀胱、脾、肺、肝、三焦等脏器相关。病性属邪盛正衰，标实本虚，标急本缓。治宜以祛邪为主，兼顾扶正。针对急性肾衰竭的病因病机，名老中医经验认为该病主要是由于感受外邪、饮食所伤、瘀血阻滞及气津亏损等，其中外邪侵袭以风热、湿热、疫毒、热毒为多；饮食致病有过食肥甘、辛热之品，或摄入有毒食物、药物等；瘀血阻滞主要是由挤压综合征引起；气津亏损则由于失血失液、休克、循环衰竭等引起。上述各种病因导致肺失宣降、脾失转运和升清降浊、肾失开阖，以及三焦气化不利，而发生本病。根据本病邪盛正虚的特点，治疗原则以祛邪扶正为主，但临床上仍以祛邪为重点，其治法主要有清热利湿、通腑泄浊、泻火解毒、凉血止血、活血化瘀等。后期见气津亏虚时则以益气养阴、健脾滋肾等扶正治法为主，兼予清利余邪。此外，结肠药物灌肠疗法对本病疗效肯定，可配合使用。

名老中医经验强调针灸、灌肠、穴位贴敷等治疗。针刺用于调节全身功能状态，穴位可选中脘、气海、膻中、孔最、足三里、三阴交、肾俞、三焦俞、心俞、风池；促进排尿可选关元、中极、肾俞、三焦俞、阴廉；增加血流量可选中脘、肾俞、三焦俞、心俞；调整血压可选中脘、百会、正营、玉枕、肩井等。灸法可取气海、天枢、脾俞、肾俞等穴位，脘痞加足三里，呕吐加内关，便溏加关元。每日灸 1 次，每穴灸 3～7 壮，10 次为 1 个疗程。另外，灌肠疗法是中医中药治疗急性肾衰竭的重要治疗方法，总结灌肠方药物组成为生大黄 30 g，六月雪 30 g，蒲公英 30 g，丹参 20 g，桂枝 10 g，淡附片 10 g，益母草 30 g。上药浓煎成 50～100 mL，保留灌肠，一日 1 次或分 2 次，连用 7 天为 1 个疗程。穴位贴敷也是特色治疗方法之一，穴位主要选取双侧肾俞及关元穴位，药物有淡附片、淫羊藿、桃仁、红花、川芎、沉香、冰片，上述药物研末，用95%酒精将桂氮酮稀释成1.9%溶液，然后调和肾衰竭外敷方药末，纱布包裹穴位，两日换一次药，4次为1个疗程，一般使用2~4个疗程。

八、中医名家经验荟萃

张琪教授认为，慢性肾衰竭患者极易因感染、误治、劳累、情志等因素而使病情迅速恶化，短期内 GFR 迅速下降，血尿素氮、肌酐迅速上升，现代医学称之为"在慢性肾脏病基础上的急性肾衰竭"。张教授认为，感染、误治等因素使患者在 CRF 的基础上出现急性肾衰竭，其病机为热毒血瘀使慢性肾衰竭患者体内浊毒蕴结更甚，气血瘀滞更重。

何建华对 80 例急性肾衰竭患者应用肾康注射液的疗效及安全性进行了探讨，结果表明：治疗 12 天之后，两组 Cys-eGFR（mac）、BUN、Scr、尿钠、尿 Cys/CR 及尿蛋白与尿肌酐比值明显改善，而实验组改善明显优于对照组（$P < 0.01$），同时实验组疗效明显优于对照组（$P < 0.05$），差异具有统计学意义。所有患者在治疗过程中均未出现不良反应。可见肾康注射液治疗急性肾衰竭的临床疗效明显且无不良反应，其用药的安全性值得肯定，可以作为急性肾衰竭的治疗药物推广应用。

叶景华教授在急性肾衰竭的治疗中非常重视二便的通畅与否，指出汗与二便是人体排邪、保持内环境平衡的三种主要形式。大便通则胃肠道的积滞邪毒得解，热、毒之邪随之而解，病情有望迅速好转。

黄睿将 60 例急性肾衰竭患者随机分为治疗组 30 例，对照组 30 例，治疗组给予急肾宁二号（大黄、泽泻、黄芪、丹参、桃仁、炙甘草等）高位保留灌肠，对照组给予排钾利尿治疗。研究发现急肾宁二号可以改善急性肾衰竭患者早、中期的临床症状和体征，并能有效改善急性肾衰竭患者的肾功能，降低 BUN 和 Scr 水平。

黄艳对急性肾损伤早期的临床研究发现，大黄胶囊对治疗危重急症肾损伤早期患者有积极意义。其可降低胱抑素 C 和血肌酐水平，增加 GFR，预防肾衰竭的发生和进一步的恶化。

苑磊等应用川芎嗪联合黄芪治疗了 70 例甘露醇所致的急性肾衰竭患者，其中治疗组 38 例，对照组 32 例。结果表明：治疗组总有效率为 86.8%，对照组总有效率为 71.8%，两组有显著性差异；治疗组治疗前后各项生化指标变化有差异性差异，对照组治疗前后各项生化指标变化无显著差异。结论：川芎嗪联合黄芪注射液治疗甘露醇导致的急性肾衰竭的临床疗效显著。

　　林波等研究了复方保肾颗粒（由黄芪、络石藤、鱼腥草等中药组成）对甘油法致急性肾衰竭大鼠模型的影响，结果发现，复方保肾颗粒能明显降低模型大鼠的尿蛋白、Scr、BUN 的含量及肾脏指数。可见复方保肾颗粒对甘油法构建的急性肾衰竭模型大鼠具有一定的保护作用。

第二十一章　慢性肾衰竭

慢性肾衰竭是指慢性肾病引起的 GFR 下降及与此相关的代谢紊乱和临床症状组成的综合征，简称慢性肾衰竭。它是各种肾脏疾病进行性恶化的结果。终末期时，主要表现为体内代谢产物潴留，水与电解质、酸碱平衡失调及出现全身各系统症状。

一、病因及发病机制

慢性肾衰竭的病因主要有原发性与继发性肾小球肾炎（如糖尿病肾病、高血压肾小动脉硬化、狼疮性肾炎等）、肾小管间质病变（慢性肾盂肾炎、慢性尿酸性肾病、梗阻性肾病、药物性肾病等）、肾血管病变、遗传性肾病（如多囊肾、遗传性肾炎）等。

（一）慢性肾衰竭

慢性肾衰竭可分为肾功能不全代偿期、失代偿期及肾功能衰竭期。肾单位损伤程度未超过正常的 50%，GFR 以肌酐清除率为代表计算。肌酐清除率计算公式为：$[（140 - 年龄）× 体重(kg)] ÷ (72 × 血肌酐(mg/dL)$。女性需乘以 0.85。

1. 肾功能不全代偿期　Ccr > 50 mL/min，血肌酐 < 178 μmol/L（2.0 mg/dL）；临床上无肾功能不全症状，又称肾功能储备减退期。

2. 肾功能不全失代偿期　Ccr 为 25 ~ 50 mL/min，血肌酐 > 178 μmol/L（2.0 mg/dL）；临床出现轻度消化道症状和贫血，又称氮质血症期。

3. 肾功能衰竭期　Ccr < 25 mL/min，血肌酐 > 445 μmol/L（5.0 mg/dL）；临床上出现水、电解质、酸碱代谢的失衡及全身各系统症状。

4. 尿毒症期　当 Ccr 降至 10 mL/min 以下，血肌酐 > 707 μmol/L（8.0 mg/dL）时达肾功能衰竭的极期，又称尿毒症期或终末期。

（二）慢性肾衰竭进行性恶化的发病机制

1. 健存肾单位血流动力学改变　肾脏疾病进行性加重导致一定数量肾单位被破坏。为维持机体正常需要，肾单位和肾小球毛细血管内出现高灌注、高滤过、高内压情况，肾小管处理滤过液过度增加，肾单位代偿性肥大，肾小球毛细血管不断受损，进而发生肾小球硬化，终至全部肾单位损伤。

2. 肾小球毛细血管通透性改变　由于肾小球基底膜受损，膜通透性改变，尿蛋白滤出的质与量发生改变，不仅使系膜细胞及基质过度增生，还可使肾小管回吸收负荷增加、小管基质受损破裂，进而导致肾小球硬化、肾小管萎缩。

3. 脂质代谢异常　实验证实极低密度脂蛋白和低密度脂蛋白能与肾小球基底膜的多价阴离子结合，使其所带负电荷减少，造成肾小球滤过功能损伤。大分子蛋白进入系膜后，系膜基质产生过多，成为局灶性节段性肾小球硬化的前奏。临床上也发现高脂血症会加速肾小球硬化。

4. 肾小管高代谢　近年来还发现慢性肾衰竭时，残存肾小管尤其是近端肾小管的代谢亢进，细胞内钙流增加，残余肾单位氧自由基产生增多，自由基清除剂生成减少，脂质过氧化作用增强，导致了细胞和组织损伤，以及肾单位损伤进行性加重而丧失功能。

（三）尿毒症发病机制

1. 尿毒症毒素　慢性肾衰竭晚期所出现的尿毒症症状，有些是与水、电解质和酸碱平衡失调有关，但有不少症状与体内蓄积的多种物质有关。尿毒症患者体内有200种以上的物质高于正常人，其中包括小分子（分子量 <500 D）如尿素、胍类、酚类及肠道细菌代谢产物等；中分子物质（分子量 $500 \sim 5000$ D），近年来争论较多；而大分子物质（分子量 >5000 D）主要是内分泌激素如生长激素、甲状旁腺素、促皮质激素、胰岛素、胰高血糖素、胃泌素、肾素，以及部分低分子量蛋白如核糖核酸酶、β_2 - 微球蛋白、溶菌酶、β_2 - 糖蛋白等。这些物质在体内浓度的升高均可能有毒性作用。

2. 矫枉失衡学说　20世纪70年代初 Bricker 提出，慢性肾衰竭时，体内某些物质的蓄积，并非全部由于肾脏清除减少所致，也可能是由于体内某些物质的蓄积造成了体内代谢失衡，机体为了适应和矫正这种失衡，而出现一系列变化所导致的新的不平衡。以慢性肾衰竭时甲状旁腺素升高，磷代谢异常为例：首先"健存"肾单位的排磷量会代谢性增加，以维持体内正常血磷浓度，但当病程进一步发展，健存肾单位不断减少至不能代偿时，则血磷升高，人体为纠正磷潴留，则甲状旁腺素分泌功能亢进，以促进肾脏排磷，血中甲状旁腺素增加，进而诱发纤维性骨炎、转移性钙化及神经系统毒性作用。而甲状旁腺素升高过多，其本身也成为一种毒性物质，这是体内自身"矫枉失衡"的结果。

二、临床表现

慢性肾衰竭的病变较为复杂，可累及人体各脏器系统及代谢。主要表现如下。

（一）胃肠道症状

胃肠道症状有食欲不振、上腹饱胀、恶心呕吐、腹泻、口腔黏膜溃疡，尿臭味，严重时出现消化道出血等，胰腺炎也时有发生。维持性血液透析患者胰腺腺泡扩张，胰腺管周围纤维化。

（二）血液系统

1. 贫血 由于红细胞生成素减少，红细胞寿命缩短，且铁、叶酸及蛋白质摄入减少，加上血中尚存在抑制红细胞生成的物质或铝中毒等多种因素最终导致正色素、正红细胞型贫血。

2. 出凝血机制障碍 可表现为皮下出血、鼻出血、月经过多等出血倾向，可能与出血时间延长、血小板破坏增多、血小板功能异常有关。部分患者易出现血液凝固现象，系患者血中Ⅷ因子和纤维蛋白增高所致。

3. 白细胞异常 白细胞计数可正常，部分患者粒细胞及淋巴细胞减少，中性粒细胞趋化、吞噬和杀菌能力减弱。故尿毒症患者易发生感染。

（三）心血管系统

1. 高血压 大多数为水钠潴留所致容量依赖型高血压，占80%~90%。这类患者应用降压药物不易控制，而清除体内潴留的水钠才能使血压恢复正常。而由肾素－血管紧张素－醛固酮活性增高引起的肾素依赖型高血压仅占5%~10%，使用血管紧张素转换酶抑制剂治疗有效。血管活性物质对高血压也有一定影响。

2. 心功能不全 心功能不全与患者体内水钠潴留、高血压、贫血、尿毒症性心肌病等多种因素有关。患者可出现心脏扩大、心动过速、心律失常、奔马律、肺底湿性啰音、颈静脉怒张、肝大等心力衰竭症状。

3. 尿毒症性心包炎 系尿毒症毒素所引起。临床表现为左侧胸痛，随呼吸加重。心前区可闻及心包摩擦音，严重时可发生心包压塞。同时还有血压下降、脉压变小、末梢循环不良、颈静脉压力增高和血性心包积液等症状。

4. 动脉粥样硬化 主要表现为高三酰甘油血症及血胆固醇增高。可能是由于三酰甘油清除减少，脂蛋白酶功能缺陷，致使极低密度脂蛋白及低密度脂蛋白代谢紊乱，因而易发生动脉硬化。

（四）神经肌肉系统症状

尿毒症毒素，尤其是中分子物质潴留，可引起中枢神经系统及周围神经病变。患者可出现失眠、反应淡漠、记忆力减退、精神异常、谵妄、幻觉、昏迷等，还可出现四肢麻木、烧灼感、不宁腿综合征、肌肉疼痛、四肢抽搐等。

（五）肾性骨病

缺乏活性维生素 D_3、继发性甲状旁腺功能亢进、营养不良、铝中毒或铁负荷过重均可导致肾性骨病，包括纤维性骨炎、尿毒症性软骨病、骨质疏松、骨硬化症等。

（六）呼吸系统表现

酸中毒时呼吸深而长，代谢产物及毒素潴留可发生尿毒症性支气管炎、肺炎、胸膜炎、胸腔积液等症状。

（七）代谢失调

1. 体温过低 主要由于 Na^+-K^+-ATP 酶活性降低，体温调节功能异常等因素所致。

2. 糖类代谢异常 由于毒素对胰岛素的作用，致使胰岛素功能异常，患者可出现类似糖尿病患者的糖耐量曲线。

3. 高尿酸血症　当 GFR 降低至 20 mL/min 时，可出现尿酸排泄障碍，而发生血尿酸增高，部分患者出现痛风症状。

4. 蛋白质和氨基酸代谢异常　慢性肾衰竭时，蛋白质合成速率/蛋白质分解速率 <1，严重时机体会出现蛋白质不足，当用必需氨基酸治疗后，蛋白质分解速率明显下降、蛋白质合成速率/蛋白质分解速率的比值升高。

（八）水、电解质与酸碱平衡失调

1. 失水或水潴留　由于肾小管浓缩尿液功能减退，可出现多尿。患者厌食、恶心呕吐及腹泻或利尿药应用均可导致失水，但更多的患者因肾脏排尿功能减退、饮水过多或补液不当而致水潴留，进而引起水肿、血容量过多、高血压、心力衰竭、肺水肿、脑水肿等严重后果。

2. 钠平衡失调　失钠：失盐性肾病或原发病为肾小管性间质性肾病均可造成失钠过多。多数肾衰竭患者氯化钠排泄受阻，当体内钠过多时，细胞外液增加，可出现高血压、水肿、心力衰竭等。

3. 高钾血症　当 GFR 降低，肾衰竭进入后期，出现少尿与代谢性酸中毒和组织高分解状态时可诱发高钾血症，进而导致肌无力、麻痹、心律失常或心脏骤停。

4. 钙代谢失衡　由于肾组织不能产生 1, 25 - $(OH)_2D_3$（活性维生素 D_3），钙吸收减少，而发生低钙血症。

5. 高磷血症　根据"矫枉失衡"学说，甲状旁腺素升高可促进肾脏排磷，但由于 GFR 减少，血磷仍继续升高，此时应限制含磷食物摄入并使用碳酸钙，以降低血磷、升高血钙。

6. 镁与铝　当 GFR 下降可出现高镁血症，患者有嗜睡、言语障碍、心动过缓、传导阻滞表现，透析后可改善。长期摄入铝制剂及透析用水含铝量过多均会导致铝在体内蓄积。铝中毒可引起脑病及小细胞性贫血。

7. 酸中毒　当 GFR 下降至 10 mL/min 时，磷酸、硫酸、乙酰乙酸等酸性物质潴留，血中阴离子间隙增加，肾小管泌氢离子功能受损，钠、氢离子交换功能不全。肾小管泌氢降低，尿中氨离子结合成胺减少而不能酸化尿。血中二氧化碳结合 <13.5 mmol/L（30 vol%），患者出现深而长呼吸、恶心呕吐、中枢神经代谢紊乱、意识障碍、昏迷等症状。阴离子隙测定：AG = $(Na^+ + K^+) - (Cl^- + HCO_3^-)$，正常值 10 ~ 12 mmol/L。

（九） 内分泌失调

慢性肾衰竭时可出现肾上腺皮质功能不全。血中肾素升高，1，25 - $(OH)_2D_3$ 降低，红细胞生成素减少。再由于肾脏降解功能减退，胰岛素、高血糖素、甲状旁腺素可以升高。男、女性激素可降低。

（十） 皮肤症状

由于尿毒症毒素、钙盐等在皮肤沉着，尿素随汗腺排出，患者常有皮肤瘙痒难忍的症状，另又因患者贫血，尿素沉着于皮肤，面部肤色常较深且萎黄。

三、诊断与鉴别诊断

（一） 诊断

（1） 慢性肾病病史超过 3 个月。所谓慢性肾病，是指各种原因引起的慢性肾脏结构和功能障碍，包括病理损伤、血液或尿液成分异常及影像学检查异常。

（2） 不明原因的或单纯的 GFR 下降（GFR < 60 mL/min，老年人 GFR < 50 mL/min）超过 3 个月。

（3） 在 GFR 下降过程中出现与肾衰竭相关的各种代谢紊乱和临床症状。

以上三条中，第一条是诊断的主要依据。根据第二条做诊断时宜慎重或从严掌握。如第三条同时具备，则诊断依据更为充分。

临床医师应仔细询问病史和查体，而且应当及时做必要的实验室检查，包括肾功能的检查，以及血电解质（K、Na、Cl、Ca、P 等）、动脉血气分析、影像学等检查。要重视慢性肾衰竭的定期筛查（普通人群一般每年一次），努力做到早期诊断。

（二） 鉴别诊断

（1） 慢性肾衰竭与肾前性氮质血症的鉴别：在有效血容量补足 24 ~ 72 小时后，肾前性氮质血症患者的肾功能即可恢复，而慢性肾衰竭患者肾功能则难以恢复。

（2） 慢性肾衰竭与急性肾衰竭的鉴别：往往根据患者的病史即可做出

鉴别。在患者病史欠详时，可借助于影像学检查（如 B 超、CT 等）或肾图检查结果进行分析，如双肾明显缩小或肾图提示慢性病变，则支持慢性肾衰竭的诊断。

（3）慢性肾衰竭伴发急性肾衰竭：如果慢性肾衰竭较轻，而急性肾衰竭相对突出，且其病程发展符合急性肾衰竭演变过程，则可称为"慢性肾衰竭合并急性肾衰竭"（acute on chronic renal failure），其处理原则基本上与急性肾衰竭相同。如慢性肾衰竭本身已相对较重，或其病程加重过程未能反映急性肾衰竭演变特点，则称之为"慢性肾衰竭急性加重"。

四、西医治疗

（一）延缓或逆转早中期慢性肾衰竭进展的对策

对已有的肾脏疾病或可能引起肾损伤的疾病（如糖尿病、高血压等）进行及时有效的治疗，防止慢性肾衰竭的发生，称为初级预防。对轻、中度慢性肾衰竭及时进行治疗，延缓、停止或逆转慢性肾衰竭的进展，防止尿毒症的发生，称为二级预防。二级预防基本对策如下。

1. 坚持病因治疗　如对高血压、糖尿病肾病、肾小球肾炎等坚持长期合理治疗。

2. 避免或消除慢性肾衰竭急剧恶化的危险因素　肾脏基础疾病的复发或急性加重、严重高血压未能控制、急性血容量不足、肾脏局部血供急剧减少、重症感染、组织创伤、尿路梗阻、其他器官功能衰竭（如严重心力衰竭、严重肝衰竭）、肾毒性药物的使用不当等。

3. 阻断或抑制肾单位损伤渐进性发展的各种途径，保护健存肾单位患者的血压、血糖、尿蛋白定量、GFR 下降幅度等指标，都应当控制在"理想范围"。

（1）严格控制高血压：24 小时持续、有效地控制高血压，对保护靶器官具有重要作用，也是延缓、停止或逆转慢性肾衰竭进展的主要因素之一。透析前慢性肾衰竭（GFR ≥ 10 mL/min）患者的血压，一般应当控制在 $(120 \sim 130)/(75 \sim 80)$ mmHg 以下。血管紧张素转化酶抑制剂和血管紧张素 Ⅱ 受体阻滞剂具有良好降压作用，其还有独特的减低高滤过、减轻蛋白尿的作用。

（2）严格控制血糖：研究表明，严格控制血糖，使糖尿病患者空腹血糖控制在 90～130 mg/dL，糖化血红蛋白（HbA1c）<7%，可延缓患者慢性肾衰竭进展。

（3）控制蛋白尿：将患者蛋白尿控制在<0.5 g/d，或明显减轻微量白蛋白尿，均可改善其长期预后，包括延缓慢性肾衰竭病程进展和提高生存率。

（4）饮食治疗：应用低蛋白、低磷饮食，单用或加用必需氨基酸或 α-酮酸，可能具有减轻肾小球硬化和肾间质纤维化的作用。多数研究结果支持饮食治疗对延缓慢性肾衰竭进展有效，但其效果在不同病因、不同阶段的慢性肾衰竭患者中有所差别。

（5）其他：积极纠正贫血、减少尿毒症毒素蓄积、应用他汀类降脂药、戒烟等，很可能对肾功能有一定保护作用，这些正在进一步研究中。

（二）早、中期慢性肾衰竭的治疗措施

1. 慢性肾衰竭的营养治疗　慢性肾衰竭患者蛋白质摄入量一般为 0.6～0.8 g/(kg·d)，以满足其基本生理需要。磷摄入量一般应<800 mg/d；对严重高磷血症者，还应同时给予磷结合剂。患者饮食中动物蛋白与植物蛋白（包括大豆蛋白）应保持合理比例，一般两者应各占一半左右；对蛋白质摄入量限制较严格，控制在 0.4～0.6 g/(kg·d) 的患者，动物蛋白可占50%～60%。如有条件，患者在低蛋白饮食 [0.4～0.6 g/(kg·d)] 的基础上，可同时补充适量 0.1～0.2 g/(kg·d) 的必需氨基酸和（或）酮酸，此时患者饮食中动物蛋白与植物蛋白的比例可不加限制。患者须摄入足量热卡，一般为 30～35 kcal/(kg·d) [125.6～146.5 kJ/(kg·d)]，以使低蛋白饮食的氮得到充分的利用，减少蛋白质分解和体内蛋白质的消耗。

2. 纠正酸中毒和水、电解质紊乱

（1）纠正代谢性酸中毒：主要为口服碳酸氢钠（NaHCO₃），轻者给予 1.5～3.0 g/d 即可，中、重度患者 3～15 g/d，必要时可静脉输入。可将纠正酸中毒所需之 NaHCO₃ 总量分 3～6 次给予，48～72 小时或更长时间后酸中毒可基本纠正。对有明显心力衰竭的患者，要防止 NaHCO₃ 输入量过多，且输入速度宜慢，以免心脏负荷加重；也可根据患者情况同时口服或注射呋塞米 20～200 mg/d，以增加尿量，防止钠潴留。

（2）水钠代谢紊乱的防治：为防止出现水钠潴留需适当限制钠摄入量，一般 NaCl 摄入量应不超过 6 g/d。有明显水肿、高血压者，钠摄入量一般为

2~3 g/d（NaCl 摄入量 5~7 g/d），个别严重病例可限制为 1~2 g/d（NaCl 2.5~5 g/d）。也可根据需要应用袢利尿剂（呋塞米、布美他尼等，如呋塞米 20~160 mg/次，2~3 g/d）。对慢性肾衰竭患者（血肌酐 >220 μmol/L）不宜应用噻嗪类利尿药及贮钾利尿药，因此疗效甚差。对严重肺水肿致急性左心衰竭者，常需及时给予血液透析或持续性血液滤过，以免延误治疗时机。

对慢性肾衰竭患者轻、中度低钠血症，一般不必积极处理，而应分析其不同原因，只对真性缺钠者谨慎地补充钠盐。对严重缺钠的低钠血症者，也应有步骤地逐渐纠正低钠状态。对"失钠性肾炎"患者，因其肾脏失钠较多，故需要积极补钠，但这种情况比较少见。

（3）高钾血症的防治：当 GFR <25 mL/min（或 Scr >3.5 mg/dL）时，即应限制钾的摄入（一般为 1500~2000 mg/d）。当 GFR <10 mL/min 或血清钾水平 >5.5 mmol/L 时，则应严格限制钾摄入（一般低于 1000 mg/d）。在限制钾摄入的同时，还应及时纠正酸中毒，并适当应用袢利尿剂（呋塞米、布美他尼等），增加尿钾排出。对已有高钾血症的患者，应采取积极的降钾措施：①及时纠正酸中毒，除口服碳酸氢钠外，必要时（血钾 >6 mmol/L）可静滴碳酸氢钠 10~25 g，根据病情需要 4~6 小时后还可重复给予。②给予袢利尿药：最好静脉或肌内注射呋塞米 40~80 mg（或布美他尼 2~4 mg），必要时可将剂量增至 100~200 mg/次。③应用葡萄糖－胰岛素溶液输入（葡萄糖 4~6 g 中加胰岛素 1 单位）。④口服聚磺苯乙烯，一般每次 5~20 g，每日 3 次，增加肠道钾排出，其中聚苯乙烯磺酸钙更为适用，因为离子交换过程中只释放离子钙，不致增加钠负荷。⑤对严重高钾血症（血钾 >6.5 mmol/L），且伴有少尿、利尿效果欠佳者，应及时给予血液透析治疗。

3. 高血压的治疗　对高血压进行及时、合理的治疗，不仅是为了控制高血压的某些症状，而且是为了积极主动地保护靶器官（心、肾、脑等）。血管紧张素转化酶抑制剂、血管紧张素 Ⅱ 受体阻滞剂、钙通道拮抗剂、袢利尿药、β 受体阻滞剂、血管扩张剂等均可应用，以前三种的应用较为广泛。透析前慢性肾衰竭患者的血压应 <130/80 mmHg，维持透析患者血压一般不超过 140/90 mmHg。

4. 贫血的治疗　如排除缺铁等因素，血红蛋白 <100~110 g/L 或红细胞比容 <30%，即可开始应用重组人促红细胞生成素（rHuEPO）治疗。一

般开始用量为每周 50 ~ 100 U/kg，分 2 ~ 3 次注射（或 2000 ~ 3000 U/次，每周 2 ~ 3 次），皮下或静脉注射，皮下注射更好。对透析前慢性肾衰竭来说，目前趋向于小剂量疗法（2000 ~ 3000 U，每周 1 ~ 2 次），疗效佳，副作用小。直至血红蛋白上升至 120 g/L（女）、130 g/L（男）或红细胞比容上升至 33% ~ 36%，视为达标。在维持达标的前提下，每个月调整用量 1 次，适当减少 rHuEPO 的用量。个别透析患者 rHuEPO 剂量可能有所增加（3000 ~ 4000 U/次，每周 3 次），但不应盲目单纯加大剂量，而应当分析影响疗效的原因，有针对性地调整治疗方案。在应用 rHuEPO 时，应同时重视补充铁剂。口服铁剂主要有琥珀酸亚铁、硫酸亚铁等。部分透析患者口服铁剂吸收较差，故常需要经静脉途径补充铁，以氢氧化铁蔗糖复合物（蔗糖铁）的安全性及有效性最好。

5. 低钙血症、高磷血症和肾性骨病的治疗 当 GFR < 30 mL/min 时，除应限制磷摄入外，还可口服磷结合剂，以碳酸钙、Renagel（一种树脂）较好。口服碳酸钙一般每次 0.5 ~ 2 g，每日 3 次，餐中服用。对明显高磷血症（血清磷水平 > 7 mg/dL）或血清钙磷乘积 > 65（mg^2/dL^2）者，则应暂停应用钙剂，以防加重转移性钙化，此时可短期服用氢氧化铝制剂（10 ~ 30 mL/次，每日 3 次），待钙磷乘积 < 65 mg^2/dL^2）时，再服用钙剂。对明显低钙血症患者，可口服 1, 25（OH）$_2$D$_3$（钙三醇）0.25 μg/d，连服 2 ~ 4 周；如血钙和症状无改善，可将用量增加至 0.5 μg/d；对血钙不低者，则宜隔日口服 0.25 μg。凡口服钙三醇者，治疗中均需要监测血 Ca、P、甲状旁腺激素浓度，使透析患者血钙磷乘积尽量接近目标值的低限（Ca × P < 55 mg^2/dL^2 或 4.52 $mmol^2/L^2$），血甲状旁腺激素保持在 150 ~ 300 pg/mL，以防止生成不良性骨病。

6. 防治感染 平时应注意防止感冒，预防各种病原体的感染。抗生素的选择和应用原则与一般感染相同，唯有剂量要调整。在疗效相近的情况下，应选用肾毒性最小的药物。

7. 高脂血症的治疗 透析前慢性肾衰竭患者与一般高血脂者治疗原则相同，应积极治疗。但对维持透析患者，高脂血症的标准宜放宽，如血胆固醇水平保持在 250 ~ 300 mg/dL，血三酰甘油水平保持在 150 ~ 200 mg/dL 为好。

8. 口服吸附疗法和导泻疗法 透析前慢性肾衰竭患者可口服氧化淀粉或活性炭制剂、大黄制剂或甘露醇（导泻疗法）等，以利用胃肠道途径增加尿毒症毒素的排出，对减轻患者氮质血症可起到一定辅助作用。

9. 其他：①糖尿病肾衰竭患者随着 GFR 明显下降，必须相应减少胰岛素用量；②高尿酸血症患者通常不需药物治疗，但如有痛风，则可口服别嘌呤醇 0.1 g，每日 1 ~ 2 次；③皮肤瘙痒患者口服抗组胺药物，控制高磷血症及强化透析，对部分患者有效。

（三）尿毒症的替代治疗

当慢性肾衰竭患者 GFR 为 6 ~ 10 mL/min （血肌酐高于 707 μmol/L）并有明显尿毒症临床表现，且经治疗不能缓解时，则应进行透析治疗。对糖尿病肾病者，可适当提前（GFR 10 ~ 15 mL/min）安排透析。血液透析（简称血透）和腹膜透析（简称腹透）的疗效相近，但各有其优缺点，在临床应用上可互为补充。但透析疗法仅可部分替代肾的排泄功能（对小分子溶质的清除仅相当于正常肾脏的 10% ~ 15%），而不能代替其内分泌和代谢功能。

1. 血液透析　血透前 3 ~ 4 周，应预先给患者做动静脉内瘘（位置一般在前臂），以形成血流通道。血透治疗一般每周做 3 次，每次 4 ~ 6 小时。在血液透析的 4 ~ 8 周内，尿毒症症状会逐渐好转；如能长期坚持合理的透析，不少患者能存活 10 ~ 20 年或以上。但透析治疗间断地清除溶质的方式会使血容量、溶质浓度的波动较大，与生理状态有相当差距，需进一步改进。

2. 腹膜透析　持续性不卧床腹膜透析（continuous ambulatory peritoneal dialysis，CAPD）疗法设备简单、易于操作、安全有效，患者可在家中自行操作。每日将透析液输入腹腔，并交换 4 次（一次 6 小时），每次约 2 L。CAPD 是持续地进行透析，持续地清除尿毒症毒素，故血容量不会出现明显波动。CAPD 在保存残存肾功能方面优于血透，费用也较血透低。CAPD 尤其适用于老人、糖尿病患者、小儿患者或做动静脉内瘘有困难者。

（四）肾移植

患者通常应先做一段时间的透析，待病情稳定并符合有关条件后，再考虑进行肾移植术。成功的肾移植可使患者恢复正常的肾功能（包括内分泌和代谢功能）。移植肾可由尸体供肾或亲属供肾（由患者兄弟姐妹或父母供肾），以前者肾移植的效果更好。要在 ABO 血型配型和 HLA 配型合适的基础上，选择供肾者。肾移植者需长期使用免疫抑制剂，以防发生排斥反应，常用的药物为糖皮质激素、环孢素 A（或他克莫司）、硫唑嘌呤（或麦考酚酸酯）等。近年来，肾移植的疗效已明显改善，尸体供肾移植肾的 1 年存活率达85% 以上。由于移植后需长期使用免疫抑制剂，故并发感染者增加，恶性肿瘤的患病率也有升高。

五、中医药治疗

（一）辨证要点

慢性肾衰竭是指因肾病日久致脏腑功能衰竭，气化失司，湿浊尿毒不得下泄，以少尿甚或无尿，或以精神萎靡、面色无华、口有尿味等为常见症状的肾衰竭。本病首先应辨虚实，可分为正虚证及邪实证，临床证候多表现为虚实夹杂，但应辨别虚实主次区别。其次辨别脏腑病位及病性不同。本虚证分为脾肾气虚证、脾肾阳虚证、气阴两虚证、肝肾阴虚证、阴阳两虚证，邪实证归纳为湿浊（毒）证、湿热证、水气证、血瘀证、络阻证等，应辨别虚实证候的兼夹情况，如临床脾肾气虚本证多兼夹湿浊证及血瘀络阻证，气阴亏虚本证多兼夹湿热证及血瘀络阻证。

（二）治疗原则

本病病机主要以"本虚标实"为主要特点，应以标本兼治为原则，补虚以补肾健脾、温补阳气、益气养阴、滋补肝肾、阴阳双补为治则；治标以利湿泄浊、清热利湿、利水消肿、活血通络为治则。临床多以培元固本、清补兼施为治则，注重分清病机主次，或补而兼泻，或以泻代补。

（三）辨证论治

1. 正虚诸证

（1）脾肾气虚

主证：倦怠乏力，气短懒言，食少纳呆，腰膝酸软；脘腹胀满，大便烂，口淡不渴，舌淡有齿痕，脉沉细。

治法：补益脾肾。

方药：党参、黄芪、白术、淮山药、茯苓、杜仲等。方中党参、黄芪、白术补益脾气，山药、杜仲补益肾气，茯苓健脾利湿。

（2）脾肾阳虚

主证：畏寒肢冷，倦怠乏力，气短懒言，食少纳呆，腰膝酸软；腰部冷痛，脘腹胀满，大便烂，夜尿清长，舌淡有齿痕，脉沉弱。

治法：温补脾肾。

方药：附子、肉桂、淫羊藿、白术、茯苓、白芍等。方中附子、肉桂、淫羊藿补脾肾阳气，白术、茯苓健脾利湿，以泻代补，白芍反佐，制约附子燥热。

（3）气阴两虚

主证：倦怠乏力，腰膝酸软，口干咽燥，五心烦热；夜尿清长，舌淡有齿痕，脉沉。

治法：益气养阴。

方药：生黄芪、山萸肉、太子参、党参、山药、熟地、知母、黄柏、丹皮等。方中太子参、黄芪补益脾气，知柏地黄汤滋养肾阴，共奏气阴双补之功。

（4）肝肾阴虚

主证：头晕，头痛，腰膝酸软，口干咽燥，五心烦热；大便干结，尿少色黄，舌淡红少苔，脉弦细或细数。

治法：滋补肝肾。

方药：山萸肉、熟地、丹皮、女贞子、旱莲草、知母、黄柏、地骨皮、石斛、玄参等。方中知柏地黄汤补益肾阴，二至丸滋补肝阴，共奏肝肾双补之功。

（5）阴阳两虚

主证：畏寒肢冷，五心烦热，口干咽燥，腰膝酸软；夜尿清长，大便干结，舌淡有齿痕，脉沉细。

治法：阴阳双补。

方药：肉桂、丹皮、山萸肉、熟地、茯苓、泽泻、淮山药、女贞子、旱莲草、熟附子、淫羊藿等。方中金匮肾气丸补益肾阳，二至丸滋补肝肾之阴，共奏阴阳双补之功。

2. 邪实诸证

（1）湿浊（毒）证

主证：恶心呕吐，口有氨味，肢体困重，食少纳呆；脘腹胀满，口中黏腻，舌苔厚腻。

治法：利湿泄浊蠲毒。

方药：大黄、枳实、厚朴、六月雪、土茯苓、茵陈、草果、白豆蔻、红豆蔻等。方中大黄、枳实、厚朴通腑泄浊，六月雪、土茯苓泄浊解毒，茵陈、草果、白豆蔻、红豆蔻化湿泄浊，共奏利湿泄浊蠲毒之功。

（2）湿热证

主证：恶心呕吐，身体困重，食少纳呆，口干，口苦；脘腹胀满，口中黏腻，舌苔黄腻。

治法：清热利湿泄浊。

方药：青蒿、黄芩、枳实、土茯苓、茵陈、茯苓、泽泻、黄柏、苍术、薏苡仁、大黄等。方中青蒿、枳实、大黄和胃通腑泄浊，茯苓、泽泻、茵陈、黄柏、苍术、薏苡仁清热利湿。

（3）血瘀络阻证

主证：面色晦暗，腰痛；肌肤甲错，肢体麻木，舌质紫暗或有瘀点、瘀斑，脉涩或细涩。

治法：活血利水、通络消癥。

方药：丹参、川芎、莪术、鬼箭羽、桃仁、大黄、水蛭、地龙、青风藤、鸡血藤等。方中丹参、川芎、莪术、鬼箭羽、桃仁、大黄活血化瘀，水蛭、地龙、青风藤、鸡血藤、莪术通络消癥。

（四）中成药

（1）尿毒清颗粒：主要成分：大黄、黄芪、丹参。每次 1 包，每日 3 次，睡前加服 2 包。本药有利湿解毒、泄浊通便的功效，用于慢性肾衰竭见湿浊证者。

（2）肾衰宁片：主要成分：大黄。每次 4 片，每日 3 次。本药有利湿解毒、泄浊通便的功效，用于慢性肾衰竭见湿浊证者。

（3）百令胶囊：主要成分：发酵冬虫夏草菌粉。每次 2～6 粒，每日 3 次。本药具有补肺肾、益精气的作用，可用于慢性肾衰竭气虚明显者。

（4）金水宝胶囊：主要成分：发酵冬虫夏草菌粉。每次 3～6 粒，每日 3 次。本药具有补益肺肾、秘精益气的作用，可用于慢性肾衰竭气虚明显者。

（5）肾康注射液：主要成分：大黄、黄芪等。每次 60～100 mL 加入生理盐水或葡萄糖注射液中，静脉点滴，2～3 周为 1 个疗程，具有利湿解毒、泄浊通便的功效，用于慢性肾衰竭见湿浊瘀血证者。

（6）肾宁合剂（济宁市中医院院内制剂，主要成分：大黄、大黄炭、六月雪等）：200 mL 保留灌肠 1~2 小时，每日 1 次。2 周为 1 个疗程，具有利湿解毒、泄浊通便的功效，用于慢性肾衰竭见湿浊瘀血证者。

（五）中医特色治疗

1. 中药辨证结肠透析　实证偏重者：透析 1 号（大黄、大黄炭、丹参、三七粉、白花蛇舌草、槐米、蒲公英）200 mL 保留灌肠 1~2 小时，每日 1 次；或肾宁合剂 200 mL 保留灌肠 1~2 小时，每日 1 次。虚证偏重者：透析 2 号（大黄、大黄炭、丹参、三七粉、附子、细辛）200 mL 保留灌肠 1~2 小时，每日 1 次，2 周为 1 个疗程。

2. 中药离子导入疗法　选用中药活血方（桃仁、透骨草、雷公藤、生甘遂、山慈菇、威灵仙为主方）或丹参注射液、双黄连注射液从双肾区渗透导入，每日 1 次，2 周为 1 个疗程。

3. 中药熏洗治疗　湿浊瘀血重者选用清利活血方（白花蛇舌草、半枝莲、土茯苓各 60 g，穿山龙、雷公藤各 30 g，丹参、莪术、桃仁各 30 g，艾叶 20 g）。用法：上药装入布袋加水 4000 mL 煎煮取液，先熏后温洗双足，每日 1 次，一剂可用 2~3 次，2 周为 1 个疗程，病情稳定后可改为 2~3 日熏泡脚一次。

4. 中药敷贴治疗法　肾衰方（桃仁、莪术、三七粉、大黄、山慈菇、半夏、黄芩、白芥子饮片）研磨为极细粉末混匀后用食醋、生姜汁、清水等混合调制成一角硬币大小的药饼，于每晚睡前贴敷于双侧肾俞穴、涌泉穴，每日 1 次，2 周为 1 个疗程。

六、预防调护

1. 饮食调理　保持优质低蛋白饮食、低磷高钙饮食、低脂饮食，热量与糖类的摄入要满足机体生理代谢的需要，限制钾的摄入，限制水分和盐分的摄入，戒烟酒。

2. 情志调理　加强疾病常识宣教，正确认识疾病，学会心理的自我调节，避免焦虑、紧张、抑郁、恐惧等不良情绪，保持心情舒畅，引导患者意识到自身价值，正确对待疾病。

3. 健康指导　慢性肾脏病 4~5 期患者要保护血管，尽量保留前臂、肘等部位的大静脉，以备用于血液透析治疗。

七、临床经验分享

（一）强调中西医结合，因病施治

引起慢性肾衰竭的病因有几十种，而每种疾病的病因病机及临床诊治重点不同。如儿童慢性肾衰竭的主要致病原因是先天性和遗传性异常，这一类疾病治疗比较困难，中医药疗效甚微。由原发性肾小球肾炎引起的慢性肾衰竭早期应注重应用免疫抑制剂治疗蛋白尿从而改善 GFR，如 IgA 肾病患者血肌酐 <3 mg/dL 及膜性肾病血肌酐 <4 mg/dL 时应积极应用免疫抑制剂治疗。而由糖尿病肾病、高血压肾病引起的慢性肾衰竭的治疗应注重防止心脑血管等急性并发症引起的死亡，临床观察到许多糖尿病肾病患者没有进入尿毒症期而透析致死的案例。而因药物或过敏等原因引起的肾小管间质病变出现的慢性肾衰竭采用中医中药治疗能够明显改善临床症状，延缓慢性肾病的进程。所以，不同的疾病引起的慢性肾衰竭病情发展不同，临床中医的辨证治疗也要与患者的疾病相结合，做到有的放矢。

（二）重视健脾补肾、活血通络法的应用

慢性肾衰竭多因各种慢性肾脏疾病（包括原发性肾脏疾病与继发性肾脏疾病）反复不愈，迁延日久所致。中医学认为，感受先天不足、感受外邪、劳倦内伤、饮食不节、久病正虚等都会直接或间接地导致或影响本病。从病机上讲，脾肾亏虚、血瘀阻络、湿浊内蕴、浊毒上犯等都为临床常见。我们多年临床总结发现：在诸多的病因病机中，要紧紧抓住三个主要病机，即肾虚、脾虚、血瘀络阻，这是慢性肾衰竭病机发展的重要过程。也就是说，"脾肾两虚、瘀血阻络"，是慢性肾衰竭的主要病因、病机。

1. 补肾法的临床应用　《素问·逆调论》曰："肾者水脏，主津液。"《诸病源候论》曰："肾主骨髓，而藏于精。虚劳肾气虚弱，故精液少也。""肾气衰弱故也。肾藏精，其气通于阴。劳伤肾虚，不能藏于精，故因小便而精液出也。"肾主藏精反映了肾的封藏功能，如肾虚，封藏失职则易出现小便泡沫、遗精、早泄等临床症状。肾主水则反映在肾脏气化功能上，如气化失职则易出现小便量少、湿浊内蕴、水液潴留等临床症状。

临床常见的尿蛋白、水肿等症状多因肾气亏虚而起，故补益肾气为慢性肾脏病的常见治法。国医大师张大宁教授开创了"心－肾轴系统"养生思

想及补肾活血养生法，认为肾为先天之本。他认为"肾"的概念包含了近代内分泌系统的功能，特别是肾与"下丘脑－垂体－肾上腺皮质轴""下丘脑－垂体－性腺轴"及"下丘脑－垂体－甲状腺轴"的关系。近几十年的临床实践证明，中医的所谓补肾益气实际上是通过对"心－肾轴系统"的调节，促使疾病的个性转化。他的观点为补益肾气治疗慢性肾脏病提供了现代医学理论基础。

肾虚辨证要点如下。主证：腰膝酸痛、小便泡沫、尿少或小便清长、遗精早泄、下肢水肿、舌苔淡白、脉细弱。偏肾阳虚：畏寒、肢冷明显。偏肾阴虚：五心烦热、潮热盗汗明显。肾虚常用药物：熟地黄入肝肾经，《本草备要》言其"甘而微温……滋肾水，补真阴……生精血"。酒萸肉，味酸涩，性微温，归肝肾二经，功在补肝益肾、收敛固涩。酒制后增其滋补，降其酸敛。《本草新编》谓其"独山茱萸大补肝肾……既无寒热之偏，又无阴阳之背"。肉苁蓉，味甘、咸，性温，归肾、大肠经，有补肾助阳、补益精血、润肠通便之功。《本经》谓其"主五劳七伤，补中……养五脏……益精气"。淫羊藿，性温味辛、甘，主要归肝、肾经，具有温补肾阳、强筋健骨、祛风除湿、止咳平喘的作用。《本草纲目》称其有"益精气，坚筋骨，补腰膝，强心力"之功效。

2. 补脾法的临床应用　《素问·经脉别论篇》云："饮入于胃，游溢精气，上输于脾。脾气散精，上归于肺，通调水道，下输膀胱。水精四布，五经并行，合于四时五藏阴阳，揆度以为常也。"其明确指出了水液的正常代谢途径为水饮进入人体胃腑后，经过脾气的运化功能、肺气的宣降功能后，再通过三焦通道下输到膀胱，经膀胱气化后形成小便排出体外。可见脾脏的运化功能为水液代谢的第一关口，如脾气运化失职极易出现慢性肾病常见的湿浊内蕴病机表现。湿邪为慢性肾脏病患者最常见的病邪之一。慢性肾脏病患者水湿为患，常出现水肿、纳呆、恶心、便溏等临床表现。水湿的形成常责之于肺、脾、肾功能失调，三焦气化不利，膀胱失职，小便不利；而脾虚生湿为关键病机。健脾祛湿法为治疗湿浊内蕴的最直接有效的方法，临床应用最为广泛。

脾虚辨证要点如下。主证：便溏纳呆，倦怠乏力，神疲懒言，或水肿，舌苔厚腻。

偏阳虚者，腹胀喜温喜按，形寒肢冷、舌苔白滑。中气下陷者表现为久泻、脱肛、子宫脱垂等。脾不统血者有慢性出血临床表现，如尿血、便血、月经过多、皮下出血等。脾虚常用药：黄芪甘、微温，归脾、肺二经，有健脾补气、利尿消肿、养血生津、行滞通痹、升阳举陷、益卫固表等功效，对消除蛋白尿有特效。《珍珠囊》中曰："黄芪甘温纯阳，其用有五：补诸虚不足，一也；益元气，二也；壮脾胃，三也；祛肌热，四也……活血生血……五也。"脾虚时黄芪用量需偏大，一般为 30 ~ 60 g，重用则为 90 ~ 120 g。白术，《神农本草经》载："味苦温"，归脾、胃经，具有补气健脾、利水燥湿等功效。《本草纲目》言其为"补脾胃之要药"，又有"土旺则能健运，土旺则能胜湿，土旺则清气善升，浊气善降"之说。茯苓，味甘淡，性平，入心、肺、脾、肾经，具有逐水渗湿、补中健脾、生津导气、宁心安神等功效。《本草求真》云其："佐参术以渗脾家之湿……使泽泻以行肾邪之余。"

3. 活血通络法临床应用　　"瘀血"一词始见于《伤寒杂病论》，传统中医认为其是"血行失度"，即血在脉中循行流动失去正常的度。现代医学的角度探讨瘀血的本质则为，与血液循环和微循环障碍、血栓形成、代谢失调、免疫功能障碍、血液流变性异常、体液调节功能和内分泌紊乱等有关。络脉是气血运行的通道。肾气虚损，浊毒内蕴，阻滞肾络，肾络瘀阻，血溢脉外，精微泄出，则见便血尿浊。血脉运行不畅，络脉瘀塞，津血互换障碍，过多的津液留于组织之中则成为水湿之邪，发为尿少水肿；络阻日久，凝血不散，痰瘀闭阻，凝聚成形，进而络息成积，形成肾小球癥积，导致肾衰竭。从肾脏疾病进展的病理演变来看，肾脏病变早期会出现系膜细胞及基质增生，免疫复合物沉积，肾小球毛细血管基底膜逐渐增厚，导致管腔狭窄，进一步发展则出现肾小球硬化、小管萎缩，逐渐形成肾脏纤维化。可见肾脏病变的病理发展符合络病的发展过程，可以用络病发生发展机制来解释，这为用络病的辨治方法指导肾脏病的治疗奠定了基础。

瘀血络阻证的临床表现：疼痛如针刺，痛有定处，拒按，夜间尤甚；面色黧黑，肌肤甲错，口唇、爪甲紫暗，或肌肤紫斑、蛛丝红缕，或腹部青筋外露；妇女经少紫暗成块，或闭经；舌紫暗，或见瘀斑、瘀点，脉细涩或结代等。肾脏病久治不愈、尿血明显、肾脏病理示系膜细胞及基质增生，免疫复合物沉积，肾小球毛细血管基底膜逐渐增厚，肾小球硬化、小管萎缩。慢性肾病多病程冗长，迁延多变，发展缓慢，使用虫类药物不仅可以化瘀通络，更可收到起痼消癥的效果。虫类药物如水蛭、地龙、土鳖虫、虻虫等善除络中瘀结沉痼之邪，清代吴鞠通认为："以食血之虫，飞者走络中气分，走者走络中血分，可谓无微不入，无坚不破。"《本草便读》指出"凡藤类之属，皆可通经入络"，故而藤类药为临床活血通络常用药，而青风藤、络石藤、海风藤应用于临床皆有不错疗效。活血通络药物分为：一般活血化瘀药物如当归、丹参、川芎、赤芍；破血通经药物如桃仁、红花、莪术、三棱、鬼箭羽。

（三）分期辨治慢性肾脏病

慢性肾脏病临床分为慢性肾脏病 1～5 期，临床习惯分为早、中、晚三期诊治，一般把慢性肾脏病 1～2 期分为早期，慢性肾脏病 3 期分为中期，慢性肾脏病 4～5 期分为晚期，临床观察发现不同时期影响疾病的关键病机和证候分布不同，应根据疾病不同时期的症抓住关键病机和证候进行治疗，同时注意某些疾病的可逆性，采取中西医结合的手段，延缓肾功能的进行性下降。因慢性肾衰竭早中期疗效显著，故应采取早发现早治疗的思路诊治本病。慢性肾脏病 1～2 期多见原发病的证候。此期风热、湿热、热毒、瘀血络阻常为疾病的加重因素，应以益气活血、清热解毒利湿为法。慢性肾脏病 3 期，疾病发展，脾肾亏虚、湿浊瘀血络阻的症状逐渐出现，因而补肾健脾、活血通络、利湿泄浊为此期主要治法。慢性肾脏病 4～5 期，脾肾亏虚进一步发展，可出现脾肾阳虚症状，湿浊瘀血阻络更加严重，治以补肾健脾温阳、活血通络、泄浊排毒为主。但就降浊来说，通大便比利小便有效且更加安全。常用自拟肾宁 2 号灌肠泄浊降毒素治疗，药物组成：生大黄、大黄炭、六月雪、煅龙骨、煅牡蛎、槐米等。临床治疗时应根据早、中、晚不同病期抓住主要病机，辨证精准，提高疗效。

八、中医名家经验荟萃

（一）慢性肾衰竭的病因和发病机制

"慢性肾衰竭"不属于传统中医学对病名的记载范畴，然而传统中医学多将本病归属于"慢肾风""关格""虚劳"等范畴。传统观点已经对慢性肾衰竭的发病机制具有较全面的认识，认为肾气虚、阴阳失调、气血亏虚，以及瘀、湿、浊毒客蕴三焦为本病的主要发病机制。近些年随着中医学的不断发展和深入，各医家针对本病都有不同认识。阮施玮教授认为慢性肾衰竭病机为虚实夹杂，寒热交错。虚表现为脾肾气阴两亏，实则表现为湿热浊毒、瘀血内蕴，虚实同时存在，相互影响。随着疾病的发展，病邪入络，痰瘀阻滞，进而导致病理错综复杂。气机升降失调，特别是脾肾气虚为慢性肾衰竭的重点发病机制，随着肾衰竭的发展，表现出瘀血和浊毒；气虚、瘀血和浊毒始终伴随本病的发展。於建根等认为慢性肾衰竭为本虚标实、寒热错杂，虚邪实邪始终贯穿本病的发展过程。

（二）治疗

1. 辨证治疗　临床上慢性肾衰竭多由于脾肾阳虚所致，伴随疾病的发展阳损及阴，进而影响其他脏器，最终可导致五脏衰竭。所以将慢性肾衰竭分为四型：①浊毒上泛，肾病及脾，热浊寒浊区别对待，分别应用温脾汤合黄连温胆汤加减和温脾汤合吴茱萸汤加减治之；②肾病影响心脏，心阳不振，进一步发展，邪陷心包，分别应用温脾汤合己椒苈黄丸加减和犀角地黄汤加减治之；③肾病累及肝的生理功能，导致肝风内动，临床应用大定风珠加减治之；④肾病影响肺的生理功能，进而导致肺肾衰竭，临床选用生脉散合参蛤散加减治之。沈维增教授指出慢性肾衰竭的临床表现虽然寒热虚实错综复杂，但通过分析仍然可根据轻重缓急辨证处理。中医证型皆归于阴阳，据此可将患者临床表现分为阴虚、阳虚，根据病证性质，临床随证变通，条理清晰易于掌握。

2. 在辨证论治的基础上专方专病对症治疗　临床应用黄芪、党参、巴戟天、补骨脂、益母草、白术、生地、茯苓、丹参、大黄组方（肾浊清汤）治疗慢性肾衰竭患者56例，治疗后观测指标并对比，患者的血肌酐、尿素氮明显下降，同时血红蛋白、血浆白蛋白指标升高，总有效率达86.66%，对照组为65.34%，优势明显。王刚等应用组方角粉、萆薢、大黄、黄芪、地龙、石见穿、土茯苓、车前子、黄精、仙灵脾、红花、鬼箭羽（保肾冲剂）治疗慢性肾衰竭患者34例，本方具有健脾益肾、泄浊解毒、化瘀通络之功效，总有效率为76.5%，对照组为47.1%（P<0.05）。在常规西医疗法基础上加用组方桑寄生、杜仲、生地、山茱萸、党参、黄芪、当归、丹参、牛膝、鳖甲、炮山甲、三七粉（冲）、土茯苓、生大黄（补肾祛毒汤）治疗慢性肾衰竭患者120例，并采用常规西医疗法60例进行对照，治疗组和对照组差异较大，治疗组总有效率为70.8%，优于对照组的33.3%（P<0.05）。耿军认为慢性肾衰竭的病机为脾肾两虚、热浊湿毒潴留、瘀血内停，设计方案为在常规西医疗法上加用组方黄芪、党参、白术、丹参、熟

地、当归、大黄等，治疗慢性肾衰竭患者 58 例，总有效率为 86.2%，优于对照组的 62.1%（$P < 0.05$）。陈翠萍等应用西医疗法加用组方防风、枳实、益母草、赤芍、大黄（后下）、苏叶、蚕沙、甘草治疗慢性肾衰竭患者 32例，结果表明该疗法能够有效降低肌酐、尿素氮，稳定肾功能，改善肾性贫血，总有效率为 78.1%，明显优于西医治疗组的 46.7%（$P < 0.05$）。翟绍龙等应用益气温肾排毒汤治疗慢性肾衰竭患者 30 例，对照组应用复方 α-酮酸、包醛氧淀粉等西药治疗 30 例，治疗后治疗组血肌酐的下降程度明显优于对照组（$P < 0.01$）。以上是国内学者根据中医理论辨证，结合专药专方治疗不同时期的肾衰竭并获得良好的临床疗效的研究，说明中医学在治疗慢性肾衰竭领域是非常可取的，也是单纯西医疗法不可比拟的。

3. 中医外治疗法　中医外治疗法是通过体表途径给药，通过药物、温热或机械性的物理刺激来调整人体功能，从而达到治疗疾病目的的一种方法。

（1）中药灌肠：慢性肾衰竭的晚期阶段多表现为机体代谢产物的潴留，进而导致一系列症状的出现或导致代谢紊乱。我们应重视非替代疗法的应用，如果能够合理应用，那么将对轻中度慢性肾衰竭患者起到很好的延缓作用，从而达到延缓尿毒症发生的目的。临床应用的中药灌肠药液能有效刺激肠黏膜，令肠道充血，使毛细血管的通透性增强，从而使体内的氮质代谢废物能够通过肠道分泌物排出；与此同时泻下、解毒的功效能够使粪便的排泄加速，抑制肠道内部分菌群的生长，从而使肠腔内蛋白的分解减少，减少了对肠溶性氮质的吸收。临床常用的灌肠方剂中，大黄可通腑降浊、止血、抗菌、利尿、降低血黏度，能够延缓慢性肾衰竭的进展；牡蛎含有丰富的碱性钙盐（如碳酸钙等），能降低肠道对磷的吸收，改善或纠正钙磷代谢和酸中毒；蒲公英的清热解毒之功能对大黄排泄机体代谢毒素起到加强作用。中药灌肠时，药液直接对结肠发生作用，最终能够起到通腑降浊的作用，最终扶正祛邪、改善肾功能、延缓慢性肾衰竭的进展。

（2）尿毒清颗粒（无糖型）由大黄、黄芪、丹参等按君臣佐使精心组方而成，具有通腑降浊、健脾利湿、活血化瘀的功效，其治疗慢性肾衰竭的疗效非常显著。口服给药时，由于大黄的作用，体内蛋白质的分解被抑制，通过提高谷氨酰胺的生成率，降低了尿素氮的含量，使尿素的合成原料减少，进而使通过肠道途径的吸收量也减少，促进肝脏合成正常的生理蛋白如谷氨酰胺合成酶，从而减少对尿素氮的合成，所以血中肌酐和尿素氮的含量均降低。黄芪调节蛋白质和脂质的代谢，抑制代谢紊乱；中药灌肠与尿毒清颗粒联合用药效果更为突出，既能显著降低血肌酐、尿素氮和 24 小时白蛋白定量，又能显著提高内生肌酐清除率，两者协同可有效延缓慢性肾衰竭的进展。

第二十二章　泌尿系结石

　　泌尿系结石是指一些钙、草酸、尿酸、酸性黏多糖等晶体物质和有机质等在肾脏及泌尿道等部位异常沉积，导致的以腹痛、腰痛、血尿、排尿困难为主要临床表现的常见病。本病近 30 年来发病率明显增多，在美、英、东南亚和印度等地发病率高，在我国两广、云、贵、川、湘、赣等省份高发，南方明显高于北方，好发于 20 ~ 40 岁，男性比女性多见，且近年来改变了过去以下尿路结石为主的现象，现在上尿路结石所占的百分比更高，上、下尿路结石发生的比例为 5.5∶1，可继发或并发出现的有梗阻、感染、息肉、肿瘤及肾衰竭等，危害较大。

一、病因与发病机制

　　泌尿系结石的基本形成过程是某些生理异常因素造成晶体物质在尿中浓度升高或溶解度降低，呈过饱和状态，导致结晶析出并与有机物质组成核，然后结晶体在局部增长、聚集，最终形成结石。

　　结石形成的有关因素包括外界环境因素、个体因素、泌尿系统异常及尿液的改变，外界环境因素包括自然环境、地理环境、社会环境、水质、食物等因素；个体因素又包括性别、年龄、种族遗传、疾病、代谢异常、药物影响等；泌尿系统异常包括梗阻、感染、异物及肾损伤；多种因素异常所导致尿液的改变，使成石盐晶体过饱和、抑制物减少、结石形成的促进物增多，导致晶体成核、结晶，然后聚集、生长成团，滞留于泌尿系统形成结石。如果尿路上皮有损伤，更有利于晶体的附着，结石就更易于生长。尿液中结石的基质物及晶体形成的促进物的存在，又为结石的形成提供了条件。尿路中结石的含钙结石与尿中几种主要成分的变化有关：尿钙、尿磷、尿酸、尿草酸和尿 pH 增加，尿酸性黏多糖、尿量减少，这些均是结石形成的危险因素。泌尿系结石形成的过程较为复杂，多种成分参与其中，主经过三个阶段：①尿液呈过饱和状态后，盐类晶体成核、生长、聚集形成结石微粒。②结石微粒之间或和肾小管上皮相互作用，在肾小管中滞留、长大。③滞留在肾小管的结石微粒游走到肾单位的肾乳头表面，最后进入肾集合系统，形成肉眼可见的结石。

泌尿系结石以腰痛、腹痛、血尿、排尿困难为主要临床表现，多属于中医学"石淋""血淋""砂淋""腰痛""癃闭"等范畴。早在《黄帝内经》里就有关于"淋证"的记载。《金匮要略》中消渴小便不利病脉证治明确指出："淋之为病，小便如粟状，小腹弦急，痛引脐中。"所谓"小便如粟"，即有尿中排出结石，状如粟粒之意。至《外台秘要》的描述更为详尽："石淋者，淋而出石也。肾主水，水结则化为石，故肾客砂石，肾虚为热所乘，热则成淋。其病之状，小便则茎里痛，溺则不能卒出。痛引少腹，膀胱里急，砂石从小便道出，甚则寒痛，令闷绝。"本病与饮食所伤、肾虚、膀胱湿热等有关。饮食不节，脾失健运，脏腑不和，湿热内生，流注下焦；或平素多食肥甘以致湿热蕴积下焦；或肾虚致膀胱气化不利，泌尿功能失常，湿热蓄积下焦；或肝气郁结，不得疏泄，郁久化火，移热下焦，尿液受其煎熬，日积月累，尿中杂质结聚成块，小者为砂，大者为石。砂石在肾，不能随尿排出，阻滞尿路，故腰部绞痛，痛引小腹或向阴部放射，或伴尿痛、尿频、尿急、尿涩而余沥不尽。砂石滞于肾，致膀胱气机不利，气滞导致血瘀，血瘀加重气滞，砂石瘀阻。气滞不利，水道阻塞，可成溺癃。湿热蕴结，热伤血络，可见血尿。日久，脾肾俱虚，病情加重，正如《中藏经》云："虚伤真气。邪热渐深，结聚成砂。又如水煮盐，火大水少，盐渐成石之类。肾者水也，咸归于肾，成积于肾，水留于下，虚热积甚，煎结而生。"

石淋的病因病机有以下几个方面。①湿热蕴结：淋证的主要病因病机是湿热蕴结，石淋也不例外。平素多食辛热肥甘之品，或嗜酒太过，酿成湿热，注于下焦，尿液受其煎熬，时日既久，尿中杂质结为砂石，则为石淋，《金匮要略心典》比喻为"犹海水煎熬而成盐碱也"。②气滞血瘀：石淋之形成除与湿热煎熬有关外，气滞血瘀无疑也是重要因素。若机体气血运行通畅，气、血、水运行不息，动而不居，有形之物也不能聚而为患。一旦某些因素引起气滞血瘀，即会促使结石发生。结石乃有形之物，反过来又阻碍气机运行，不通则痛，故常见剧痛难当。另外，结石易损伤血络，引起尿血，久则产生瘀血阻滞。故无论是结石产生前或结石产生后，气滞血瘀在石淋的发病中都具有重要意义。③阳虚气弱，运化无力：肾主水，肾阳虚无以蒸化，肾气虚无以推动，结石久留，水道不通，肾气日消，终可导致脏腑衰败，生机绝灭。④脾肾亏虚：脾主运化水湿，肾主一身之水，结石梗阻，水湿内停，常可影响脾肾功能，且久病之后，疾病性质由实转虚，每易出现脾肾亏虚。若脾肾功能强健，则有助于驱邪外出。

二、临床表现

泌尿系结石的临床表现主要取决于结石的大小、形状、所在部位和结石对尿路的损伤刺激、梗阻及继发感染。

（一）主要表现

1. 无症状　见于表面光滑的小结石，能自动排出而不引起明显症状。此外，固定在肾盂或下肾盏内不移动而又无感染的结石，可长期存在不引起症状，或仅有轻度腰部不适或酸胀感，多在拍摄腹部 X 线平片或 B 超检查时偶然发现。

2. 疼痛　结石阻塞尿路或结石活动期可出现间歇性、持续性的疼痛，多数有钝痛感觉。发作性肾绞痛提示上尿路有结石，常在夜间或清晨突然发作，患者痛苦地辗转于床上或地下，疼痛位于患侧肾区，可向同侧腹股沟、睾丸或大阴唇放射。当结石停留于输尿管某一段时，局部可产生炎症，绞痛以相应的局部位置为著。如果结石移向接近膀胱处，肾绞痛可再出现，伴有尿频、尿急及尿痛等症状。

3. 胃肠道症状　肾和胃肠同属相应腹腔神经丛支配，肾绞痛产生局部强烈刺激时，常伴随恶心、呕吐及肠麻痹症状，容易与急性胃肠炎、急性阑尾炎、结肠炎或输卵管炎相混淆。

4. 血尿及脓尿　结石移动擦伤肾盂和输尿管黏膜，引起镜下或肉眼血尿，多与疼痛同时发生。非梗阻性结石在活动或劳累后可出现无痛性全程血尿，少数结石引起完全性阻塞时亦可无血尿。结石合并感染时可有寒战高热、腰痛，以及尿频、尿急、尿痛的膀胱刺激症状，常被误认为尿路感染而延误了诊治。

5. 急性梗阻性少尿、无尿　因一侧（对侧肾缺如或无功能）或双侧肾、输尿管结石引起的急性梗阻性少尿或无尿，临床表现为急性梗阻侧肾区疼痛、少尿或无尿、心力衰竭、高血压、高钾血症及严重酸中毒等急性肾衰竭症状及相关并发症。

6. 慢性肾衰竭　孤立肾结石或双侧肾结石患者，由于结石长期阻塞及合并感染，可造成慢性肾衰竭。

（二）体征

　　肾结石的主要体征是脊肋角压痛和叩击痛。肾绞痛发作静止期，仅有患侧脊肋角的叩击痛。肾绞痛发作期，患者躯体屈曲，腹肌紧张，患侧脊肋角可有压痛和局部肌紧张。肾区叩击痛对肾、输尿管结石有诊断意义。输尿管压痛：①上输尿管点位于腹直肌外缘，平脐。②中输尿管点位于两侧髂前上棘与耻骨结节所做垂直线的交点。

三、诊断与鉴别诊断

（一）诊断

　　泌尿系结石通过下列检查可确诊。

　　（1）腰部或上腹部持续钝痛或阵发剧烈疼痛，常放射至同侧下腹部或外阴。绞痛发作时可伴有出冷汗、呕吐。双侧同时有梗阻者可致无尿。肉眼或镜下可见血尿，绞痛发作时血尿加重。

　　（2）X 线腹部尿路平片可以发现 90% 左右的 X 线阳性结石，有助于了解结石的大小、数目、形态和位置，平片必须包括全泌尿系统。

　　（3）肾、输尿管及膀胱区 B 超检查可估计肾积水程度和肾实质厚度，间接了解肾脏潜在功能，并帮助决定手术方式。

　　（4）肾盂造影可进一步确定腹部平片中钙化影是否与泌尿系统有关，可确定结石所在部位及有无梗阻，并可显示 X 线不显影的阴性结石。

　　（5）对于 X 线平片不显影的阴性结石，CT 可明确诊断，亦可将结石与血块或肿瘤区别开来。

（二）鉴别诊断

　　尿路结石的肾绞痛须与急性阑尾炎、胆囊炎、胆石症、胆管蛔虫症、溃疡、胰腺炎等引起的疼痛鉴别。在女性还需与卵巢囊肿扭转、宫外孕鉴别。一般急腹症可在系统地检查血、尿常规后得到确诊，其他结合 X 线腹部平片亦可确诊。对于不典型的病例，在急诊观察期间，急腹症病变常逐渐加重，很少缓解，而泌尿系结石呈间歇性发作，间歇时症状减轻，再结合实验室各项检查，不难鉴别。

四、西医治疗

泌尿系结石治疗的主要目的是解除痛苦、保护肾脏功能，应尽可能除去结石并防止其复发。应根据每个患者的一般情况、结石大小、结石成分、症状、有无梗阻或感染、肾实质损伤程度及结石可能的发展等情况来制定其防治方案。

（一）一般治疗

1. 大量饮水 鼓励患者大量饮水，每日 2000～3000 mL，尽可能使尿量达到 2000 mL，这有助于小结石的排出，还能延缓尿石生长、再发，以及控制感染。Vahlensick（1982）发现结石成分的排泄多在夜间和清晨出现高峰，因此在这段时间多饮水最有好处。

2. 饮食治疗 ①限制蛋白质的入量，每日蛋白质的总量以每千克体重 0.8～1.0 g 为供给标准。②采用低嘌呤、低热能膳食，少用脂类和糖。③多食用新鲜蔬菜和水果，蔬菜和水果在体内的最后代谢产物呈碱性，故有利于治疗。

（二）对症治疗

1. 解痉镇痛 急性肾绞痛发作期，应给予镇痛药肌内注射：哌替啶 50 mg 或吗啡 10 mg，配合解痉药物阿托品 0.5 mg，必要时 4～6 小时重复应用，黄体酮、吲哚美辛对镇痛排石亦有较好的效果。

2. 抗感染 对有感染的结石，应做尿细菌培养和药物敏感试验，给予抗生素治疗。抗菌药使用原则是选择对致病菌敏感、在尿和肾内浓度高、对肾毒性小的药物。

3. 支持疗法 恶心呕吐严重、电解质紊乱者应及时静脉滴注葡萄糖注射液和生理盐水，并纠正电解质紊乱；酸中毒时应同时补充 5% 碳酸氢钠、乳酸钠纠正酸中毒。

（三）病因治疗

1. 含钙结石

（1）原发性甲旁亢：应先治疗原发病，同时尽量寻找腺瘤予以手术切除。对肾结石较轻的病例一般宜内科治疗，使用磷酸盐结合剂或纤维素磷酸盐。

（2）原发性高尿钙：治疗的目的是抑制新结石的形成，可采用的措施有以下几种。①噻嗪类利尿药：该类药物可抑制肾小管对 Na^+、Cl^- 的重吸收，同时增加远端小管对钙的重吸收，从而降低尿钙的含量，还可减少尿草酸的排出。治疗初期一般用氢氯噻嗪 25 mg，2 次/日，长期服用，如疗效减低可用磷酸纤维素钠替代 3 个月，然后再服用氢氯噻嗪。服药期间避免高钠饮食，以防止 Na^+ 在远端小管重吸收，降低 Ca^{2+} 的重吸收。由于此药有降低血钾和产生枸橼酸尿的不良反应，因此一般应和枸橼酸钾同服。噻嗪类利尿剂可使血中甲状旁腺激素和 1，25 -（OH）$_2$D$_3$ 恢复正常，具有逆转高尿钙的作用。②磷酸纤维素钠：该药是一种离子交换树脂，适用于吸收性高尿钙或对噻嗪类无效或不能耐受的患者。服后在肠内与钙结合形成不溶性复合物从而降低尿钙。一般剂量为 2.0 ~ 5.0 g，3 次/日。缺点是对正常吸收性高尿钙和肾性再吸收性高尿钙的患者，可引起钙的负平衡并刺激甲状旁腺分泌。它还可能在肠道内与镁离子结合引起低镁血症。因此服药期间常用葡萄糖酸镁补充（1.5 g，3 次/日），但两种药不能同服。③枸橼酸钾：由于该药是一种离子螯合剂，枸橼酸浓度增加并与钙离子结合形成溶于水的枸橼酸钙从尿中排出，从而降低其他钙盐的饱和度，减少钙盐结晶和结石生成的可能性，同时钾离子可利尿。近年来研究发现，含钙结石患者尿内枸橼酸盐浓度偏低，这为此药的应用找到了理论根据。一般剂量是 60 mmol/d，分次口服。总之，对含钙结石的药物治疗应根据实验室检查的结果来确定生理紊乱的类型，拟定药物治疗方案。

（3）肾小管酸中毒：如伴发磷酸盐结石宜口服枸橼酸钾以降低尿钙。

2. 尿酸结石　降低尿酸的药物有别嘌呤醇（100 mg，3 次/日），可根据血尿酸的水平调整剂量。碱化尿液常用枸橼酸钾，可升高尿 pH。静脉滴注 5% 碳酸氢钠溶液，输注后维持尿 pH 在 7.0 ~ 7.2，有利于尿酸结石的溶解。但应注意尿 pH > 7.0 时，钙盐（磷酸钙、碳酸钙）易沉淀而形成结石。

3. 胱氨酸结石　低蛋氨酸的饮食，每日饮水量 >4000 mL，睡前和次晨各饮 500 mL 可控制结石生长。枸橼酸钾、碳酸氢钠等碱性液亦可预防和溶解胱氨酸结石，上述治疗如无效可应用抗胱氨酸尿药物——硫醇类。这类药物可将胱氨酸转变成水溶性二硫化物衍生物。主要药物有青霉素、乙酰半胱氨酸、卡托普利、维生素 C。

4. 感染性结石　主要药物是选择对细菌敏感的抗生素以控制感染，同时碱化尿液，可使用氯化铵 1.0 g，4 次/日口服。此药尚有一定的抑菌作用。手术中应取尽结石。对此类结石目前无满意的溶石药物。

（四）外科治疗

1. 体外冲击波碎石　适应证：①肾输尿管上端（第 3 腰椎横突以上结石），直径在 2.5 cm 以内效果较好；②集中于一个肾盂内的多发性结石；③小型鹿角形结石；④感染性结石需先控制感染后进行；⑤经皮肾镜或外科手术后残留在肾内的结石。

禁忌证：①结石为下尿路梗阻者；②阴性结石定位困难者，但超声定位可克服这一缺点；③过于肥胖，其体表到结石距离大于椭圆体至第二焦点距离；④第 3 腰椎横突以下的输尿管结石，通过将结石推入肾内再行体外冲击波碎石可获得较好效果；⑤孕妇（未经临床试验）；⑥心、肝、肾等功能不良者；⑦凝血机制障碍；⑧肾上腺与横膈距离 <7 cm；⑨肾动脉钙化。

近年来体外冲击波碎石在临床应用广泛，正因为其应用广，必须重视其并发症。无选择性单次碎石中尿路急性感染和输尿管梗阻发生率达 55%。大的肾结石碎石后会在输尿管形成"石街"，不断有碎石排出，若上方肾盂、输尿管无扩张，不必处理；无症状但肾盂、输尿管有扩张者，应每周摄片严密观察；梗阻引起高热、疼痛者，应马上行经皮肾穿刺造瘘。碎石成功多数以结石碎成 3 mm 以下为标准，但部分仍可引起梗阻。

2. 腔内泌尿外科治疗

（1）经皮取石：大的肾结石、体型不适合做冲击波碎石或冲击波碎石失败者均适合做经皮肾取石。方法是经皮穿刺肾造口和扩张，置入肾镜，使用抓钳或用石篮取出结石。大的结石用超声、液电与体外冲击波碎石配合，成功率较高，并发症约 1%，包括尿外渗、出血、脓毒血症、结肠或胸膜损伤。

（2）输尿管镜取石：特别适用于中、下段输尿管结石或"石街"，取石或碎石方法同肾镜。并发症主要有输尿管穿孔和术后狭窄。

3. 外科手术治疗　外科手术治疗原则为争取保留肾脏，少用肾切除手术，因对侧肾易生长结石。

适应证：①结石横径 >1 cm，肾绞痛反复发作估计不能从尿路排出或溶解；②结石合并严重梗阻、感染和肾功能受损伤；③急性梗阻性无尿；④无功能的脓肾；⑤结石引起癌变或癌合并结石；⑥不适合体内和体外碎石术或碎石失败者。

手术方式：①肾盂的切开取石术；②肾窦内肾盂切开取石术；③肾实质取石术；④肾部分切除术；⑤肾切除术；⑥肾造瘘术。

五、中医药治疗

（一）辨证要点

本病辨证主要在于辨别疼痛的性质、尿血的色泽及证候的虚实等情况。首先辨疼痛的性质和轻重程度，绞痛、胀痛、钝痛，属实证；若痛势绵绵，喜按喜揉，多为虚证。实证起病急，病程短，疼痛较为剧烈，或发作频繁，尿血色泽鲜红，小便涩痛，或小便突然中断，茎中疼痛难忍，甚则尿闭、癃闭等。虚证多为病久不愈，耗伤正气，疼痛可不甚剧烈，尿色淡红或带血丝，同时常伴有脏腑气血亏虚之证，临床以脾肾亏虚者多见；肾病还可及肝，表现为肝阳上亢或肝郁气滞之证，肝脾肾三脏同病，由虚转实，而出现正虚邪实的症状。其次辨血尿，尿血多为湿热灼伤血络，迫血妄行，或砂石损伤血络所致；也可见于病久肾阴不足，虚火伤络或脾虚气不摄血者。尿色鲜红，小便灼热刺痛者，多为下焦湿热，迫血妄行；尿色淡红，或为血丝，小便痛涩不甚者，多为湿热余邪或虚火灼伤脉络所致。一般来说，孰轻孰重，须四诊合参，详细辨别，才能达到正确施治的目的。

（二）治疗原则

"实则通利，虚则补益，标本兼顾"是治疗尿路结石的基本原则，但砂石结聚于内，水道不利是本病的中心环节，砂石不除，病难康复，故通淋排石贯穿于整个治疗过程中。临床需结合个人因素，湿热者，清热利湿；气滞者，利气疏导；瘀血者，活血化瘀；虚者，或健脾益肾，或益气养阴，扶正祛邪。

（三）辨证论治

（1）湿热蕴结

主证：腰痛如折，腹痛引阴如割，小便混浊，刺痛，短涩而有余沥，尿色黄赤，或尿中夹有细碎砂石排出，或尿频、尿急，少腹坠胀，排尿不畅，舌质红，苔黄腻，脉滑数或弦数。

治法：清热利湿，通淋排石。

方药：八正散加减。常用药：车前子、萹蓄、瞿麦、通草、甘草、大黄、滑石、山栀子、金钱草、海金沙、鸡内金等。腰痛甚者，加白芍、延胡索缓急止痛；血尿甚者，加大蓟、小蓟、藕节、槐花等清热凉血；尿频、尿急、尿涩痛较明显者，加蒲公英、地丁、白花蛇舌草等以清热解毒。

（2）气滞血瘀

主证：腰腹胀痛，刺痛，痛引少腹，累及阴股。小便滴沥，尿有血块，血色紫暗，反复不已，劳则尤甚，舌质暗红或有瘀斑，苔薄，脉弦紧或涩。

治法：活血化瘀，排石通淋。

方药：沉香散合少腹逐瘀汤加减。常用药：沉香散加减，元胡、白芍、川楝子、王不留行、枳壳、川牛膝、甘草、当归、赤芍、川芎、五灵脂。水道不通而有积块者，宜加三棱、莪术、穿山甲、皂角刺、牛膝等软坚散积；腹胀满者，加乌药、槟榔。

（3）脾肾阳虚

主证：石淋日久，腰冷酸痛，不耐劳累，肾区喜揉喜按，倦怠乏力，食欲不振，脘腹胀闷，便溏，小便欲出不尽或小便不禁，舌质淡，边有齿痕，苔白，脉细无力，尺脉细弱。

治法：健脾益肾，排石通淋。

方药：无比山药丸加减。常用药：山药、肉苁蓉、菟丝子、女贞子、杜仲、牛膝、茯苓、巴戟天、瞿麦、甘草。腰痛者，加延胡索、木香、甘草；加强排石，可用金钱草、白芷、海金沙；脾虚气陷、小便点滴难出者，可配合补中益气汤益气升提。

（4）肾阴不足

主证：结石日久不消，小便淋沥不尽，兼有头晕目眩、耳鸣，腰痛绵绵，五心烦热，舌红少苔，脉细数。

治法：滋阴清热，通淋排石。

方药：六味地黄汤合清利湿热药。常用药：山药、茯苓、泽泻、熟地、山萸肉、丹皮、瞿麦、萹蓄、金钱草。阴虚津伤明显者，加龟甲、石斛、天花粉等滋阴生津；尿血者，加女贞子、墨旱莲、大蓟、小蓟、白茅根；肝肾亏虚者，加枸杞子、桑寄生、杜仲、牛膝等养肝益肾之品。

（四）中成药

（1）肾石通颗粒：主要成分：金钱草、王不留行、萹蓄、延胡索、鸡内金、丹参、木香、瞿麦、牛膝、海金沙。一次 1 袋，每日 2 次。本药具有清热利湿、活血止痛、化石、排石的功效，用于肾结石、肾盂结石、膀胱结石、输尿管结石。

（2）排石颗粒：主要成分：连钱草、车前子、关木通、徐长卿、石韦、瞿麦、忍冬藤、滑石、甘草。一次 1 袋，每日 3 次。本药具有清热利水、通淋排石的功效，用于下焦湿热所致的石淋。

（3）石淋通片：主要成分：广金钱草。一次 5 片，每日 3 次。本药具有清热利湿、通淋排石的作用，用于湿热下注所致的热淋、石淋。

（4）结石通：主要成分：广金钱草、海金沙、石韦、车前草、鸡骨草、茯苓、玉米须、白茅根。一次 4 粒，每日 3 次。本药具有清热利湿、通淋排石、镇痛止血的作用。

（五）单方验方

（1）金钱草 30 g，冬葵子 30 g，热开水泡，代茶服。

（2）滑石 20 g，芒硝 20 g，甘草 3 g，共研细末，每服 20 g，每日 2 次，鸡内金煎汤冲服。

（3）威灵仙、金钱草各 60 g，水煎内服，每日 1 次。

（4）鲜玉米根、叶或玉米芯各 90 g，煎水代茶饮，玉米味甘、平，无毒。有调中开胃、利尿之功，用于尿道灼热疼痛、尿频、尿急、尿路结石者。

（5）核桃仁 30 g，嚼服；或香油 125 g 加热，加入核桃仁 125 g，炸酥，研末，与冰糖（或白糖）25 g，用香油调成糊状，每日或隔日 1 剂，儿童 3～4 日 1 剂，每日量分 3～4 次服用。

六、预防调护

泌尿系结石患者应大量饮水，研究发现结石成分的排泄多在夜间和清晨出现高峰，因此在这段时间多饮水最有好处。合理的饮食习惯对肾结石的防治有重要意义，应根据营养需要，适当地配备各种食物，不能一次吃过多的某种食物，尽量少食精制的面、米食品而多吃粗粮，更要避免大吃大喝，特别是体胖、代谢功能不好的人要严加注意。尿酸结石者需限制蛋白质摄入量，多进食蔬菜、水果，少食或禁食含嘌呤高的食物，包括动物内脏、海产品等，以及菠菜、豆类、菜花及蘑菇等。草酸钙结石者应少吃含草酸多的食物，如菠菜、番茄、芹菜、甜菜、红茶、可可等；磷酸盐结石者应低嘌呤饮食，少吃鱼类、鸡、动物肝、肾、脑、可可、咖啡等，肉类、豆类也要少吃，但可食牛奶、鸡蛋并应多食水果和蔬菜以使尿碱化；胱氨酸结石者，应低蛋白饮食，少吃豆腐等。

七、临床经验分享

泌尿系结石属于中医"石淋"范畴。张景岳提出"凡热者宜清，涩者宜利，下陷者宜升提，虚者宜补，阳气不固者宜温补命门"等治疗原则。《张氏医通·淋》亦有论述，"石淋，宜清其积热，涤其砂石，如麦冬、葶苈、木通、葵子、滑石、车前、连翘、瞿麦、知母……加味葵子茯苓散，专治石淋之圣药"。明代医家龚延贤主张先祛其石以治其标，再扶正复肾以治其本，古人对肾结石的治疗经验，虽不可照搬套用，但为中医药治疗肾结石提供了指引。

临床治疗泌尿系结石总结发现，其主要病机不单纯为肾虚湿热，而主要为肾虚夹实，肾虚为本，湿浊、热毒、气滞、血瘀合而为标。《黄帝内经》云"阳化气，阴成形""肾主水"，先天肾阳虚损，或寒凉药物用之过久损伤肾阳，肾之气化温煦津液功能减弱，导致阴寒湿热邪毒凝聚于肾而成石。泌尿系结石患者多先天禀赋不足，或房劳过度，耗伤肾气。随着社会经济的发展，人与人之间的竞争意识逐渐增强，精神压力越来越大，再者饮食不节，肥甘厚腻嗜食而食，因脾胃为气血化生之源，升清降浊之枢纽，日久则思虑伤脾，饮食伤胃，脾虚则痰湿内生，湿浊下陷，胃虚则化源不足，气血匮乏，气郁则气滞，气郁化火，气滞血瘀，肾虚则气化失司，下陷之湿浊不能被虚损之肾气蒸腾、虚陷之脾气升清降浊，不足之气血不得虚弱之脾胃化生，瘀滞之血脉不能为郁结之肝气疏泄，所以肾结石患者除了出现临床常见的肾绞痛、血尿、排石和发热等症状外，还伴有腰部酸胀、隐痛或不耐久站、疲乏无力、失眠多梦、胃纳欠佳，或时有恶心、便秘、腹泻等症。因此，泌尿系结石的病机为肾虚夹实，肾虚为本，方中多加用菟丝子、女贞子等补肾健脾药物，多能收到较好疗效。

八、中医名家经验荟萃

李翠勤利用中药活血三段疗法进行排石，将治疗过程分为 3 个阶段：前期为使结石与局部组织松解粘连，治以活血祛瘀行气为主，方用血府逐瘀汤加减；中期结石促动下移后，治以利尿通淋促排，方服自拟通淋排石汤；因活血利水排石方中苦寒之药易损伤肾阴，因此后期采用活血益肾促愈法，方以六味地黄汤加减。

张军会将肾结石分为发病前期、急性发作期、缓解期，辨证运用温肾壮腰治其本，利湿通淋、活血行气、清热解毒治其标，滋阴养血复已失之阴血的经验，临床疗效满意。

王保山通过针刺穴位（足三里、三阴交、阴陵泉、肾俞、气海、水分、关元）配合自拟消石饮（海金沙、金钱草、鸡内金、滑石、车前子、萹蓄、茜草、石韦、瞿麦、冬葵子、黄柏、丹参、白芍、川楝子、甘草）治疗 120 例肾结石患者，结果显示总有效率达 88.9%，其中显效率为 55.6%，有效率为 33.3%，无效率为 11.1%。

陈现红将 64 例肾结石患者随机分为治疗组 36 例和对照组 28 例。在两组均采用体外冲击波碎石治疗的基础上，治疗组给予自拟排石汤（金钱草、鸡内金、海金沙、金银花、萹蓄、瞿麦、车前子、白茅根、牛膝、小蓟、生地黄、王不留行、白芍、甘草），对照组仅施以常规消炎止痛对症处理。2 个疗程后总有效率治疗组为 88.9%，对照组为 67.9%。

韩丽霞等回顾性分析 1200 例肾结石患者，其中治疗组 900 例患者给予体外冲击波碎石联合中药调中排石汤治疗，对照组 300 例患者单纯用体外碎石治疗。调中排石汤基本方药物有生黄芪、鸡内金、海金沙、金钱草、山药、陈皮、延胡索、鱼枕骨、白屈菜、芒硝。服药 2 周后，总有效率治疗组为 99%，对照组为 72%，治疗组疗效优于对照组（$P < 0.05$）。

刘翠传将 224 例肾结石患者随机分为治疗组和对照组各 112 例。治疗组在西医治疗的基础上，给予自拟益肾排石汤（山药、金钱草、鸡内金、山茱萸、三棱、莪术、砂仁、牡丹皮、海金沙、瞿麦、炮山甲、牛膝、益母草，肾阳虚加附子、肉桂、党参，血尿加大蓟、小蓟）治疗。对照组给予解痉药山莨菪碱、利尿药双氢克尿噻及抗生素治疗。结果显示，总有效率对照组为 79.6%，治疗组为 96.3%，治疗组疗效优于对照组（$P < 0.05$）。

第二十三章　肾性高血压

　　高血压按照病因可以分为原发性高血压和继发性高血压。继发性高血压分很多种类型，其中肾性高血压是最常见的继发性高血压类型，是指原发性肾实质或肾血管病变所导致的高血压。肾性高血压占成人高血压的 5%，占儿童高血压的 60% 以上；在肾功能不全患者中，高血压的患病率高达 58%~86.2%。肾性高血压不仅有高血压本身的危害，还可伴随电解质紊乱和内分泌失衡等独立于血压之外的损伤。

一、病因与发病机制

（一）肾性高血压的病因

　　根据病因和发病机制，肾性高血压分为肾实质性高血压和肾血管性高血压。肾实质性高血压主要包括各种急慢性肾小球肾炎、多囊肾、糖尿病肾病、慢性肾盂肾炎、结缔组织和肾移植后等多种肾实质性疾病引起的高血压，是最常见的继发性高血压。终末期肾病 80%~90% 合并高血压。

　　肾血管性高血压是一种综合征，指各种原因导致的单侧或双侧肾动脉主干或分支完全或不完全闭塞，造成肾脏灌注压的下降，血流减少导致的高血压，是引起继发性高血压主要的原因之一。常见病因有多发性大动脉炎、肾动脉纤维肌性发育不良和动脉粥样硬化，前两者多见于青少年，后者主要见于老年人。

　　上述原因可导致高血压，而高血压和肾脏密切相关，互为病因和加重因素，高血压可加快肾脏疾病的进展形成恶性循环。

（二）肾性高血压的发病机制

　　1. 肾实质性高血压可能的发病机制　肾实质性高血压的发病机制复杂，多种机制均可导致肾实质性高血压的发生。其主要是由于肾实质疾病，尤其出现肾功能不全时，肾单位大量丢失，GFR 下降，导致水、钠潴留和细胞外容量增加，以及 RAAS 激活与排钠减少，使血管阻力和（或）血容量增加，形成高血压。

　　肾脏被密集的肾传出神经和传入神经支配，与中枢神经系统相连。肾交感神经活动兴奋，释放的去甲肾上腺素作用于中枢 β1 受体，可使外周去甲肾上腺素释放增加；与肾脏入球小动脉 β2 受体结合，可激活 RASS，去甲肾上腺素与血管平滑肌上 α1 受体结合，导致外周及肾脏血管收缩及阻力增高，进而导致高血压和肾功能恶化。

　　水钠潴留是导致肾实质性高血压重要原因之一。肾功能的下降导致水钠排泄能力下降，从而使水钠潴留和血容量增加，同时饮食摄入的钠过多使动脉血管硬化，一氧化氮释放减少，进而促进炎症进程和血压升高。

　　RAAS 激活亦会导致慢性肾脏病患者血压升高。Ang Ⅱ 作为 RAAS 的主要效应分子，可以导致血管收缩，促进钠的重吸收和醛固酮的释放，促进炎症发展及内皮功能障碍。Ang Ⅱ 和醛固酮通过协同作用增加全身血压。Ang Ⅱ 主要通过 Ang Ⅱ 受体 1（angiotensin Ⅱ receptor 1，AT1R）刺激醛固酮的分泌，起到血管收缩剂的作用，导致肾小管保留氯化钠和水。此外，Ang Ⅱ 还能增加交感神经活动，从而引起血压升高。

　　此外，其他多种因素如内皮素、氧化应激和炎症介质等都可促使慢性肾脏病患者发生高血压。内皮素 – 1（endothelin 1，ET-1）可能受炎症介质和葡萄糖的调控，ET-1 与血管平滑肌细胞的 ET-1 受体 A（endothelin 1 receptor A，ETA）结合导致血管收缩。免疫系统与激素和环境调节剂相互作用密切，免疫系统在高血压和高血压终末器官损伤的发病机制中起着重要作用。生活方式因素，如饮食营养成分和钠的直接摄入，通过改变肠道微生物群，对免疫系统的细胞组成产生影响。不同的免疫细胞亚型，如产生白介素 – 17 的辅助性 T 细胞可导致血压升高。

　　2. 肾血管性高血压可能的发病机制　肾血管性高血压是由肾动脉狭窄引起的，这是由于肾缺血刺激肾素分泌，体内 RASS 活化，外周血管收缩，水、钠潴留而形成。其发病机制存在两大机制模型：两肾一夹模型和一肾一夹模型。①两肾一夹模型中正常侧肾脏出现压力性利尿和继发性高血压。由于肾动脉狭窄侧的肾灌注减少，从而激活 RAAS，Ang Ⅱ 和醛固酮分泌增加，从而导致水钠潴留。因此正常侧肾脏出现压力性利尿，这反过来又加重 RAAS 的激活，进而加重继发性高血压。②一肾一夹模型中所有肾脏均受梗阻影响。由于肾动脉狭窄侧的肾灌注减少导致 RAAS 激活，因为没有两肾一夹模型中正常肾动脉侧抵消上述改变，所以直接导致高血压。

本病当属于中医学"眩晕""头痛""水肿""关格""尿浊""癃闭"等范畴。肾性高血压的病因病机与原发性高血压不同。近年来认为肾为先天之本，外邪伤体，日久则肾之体用受损，肾精耗损，肝脾失于承制，脏腑阴阳失调，阴不敛阳，水不涵木，肝失濡养而致阳气上扰；病变与五脏有关，主要涉及心、肝、肾，在标为肝，在本为肾。病性属虚实夹杂、本虚标实；本虚指肝肾阴虚、脾肾阳虚、气阴两虚；实证主要为水湿内停、瘀血阻络等。

二、临床表现

肾性高血压不但具有高血压的一般临床症状，如头晕、头痛、颈项板紧、疲劳心悸、视物模糊外，还往往伴有水肿、蛋白尿、少尿或无尿、恶心呕吐等肾脏病相关的临床表现。

1. **肾实质性高血压的主要表现**　与原发性高血压比较，肾实质性高血压具有如下特点。①易于进展成恶性高血压。血压急剧增高，舒张压超过130 mmHg，眼底出血、渗出（高血压眼底Ⅲ级病变）和（或）视盘水肿（Ⅳ级病变），即为恶性高血压。良性高血压转变为恶性高血压的发生率在肾实质性高血压约比原发性高血压高一倍。IgA肾病尤易继发恶性高血压。②心血管并发症的发生率高。血清肌酐水平是预测肾实质高血压患者心血管事件的一个重要指标，终末肾衰竭患者约1/2死于心血管并发症，为第一死亡原因。③加速肾实质性疾病进展。慢性肾小球疾病时，肾小球入球小动脉呈舒张状态，系统高血压容易传入肾小球，造成肾小球内高压、高灌注及高滤过，此"三高"能加速残存肾小球硬化（局灶节段性肾小球硬化至球性硬化）；同时，长期高血压又能导致肾脏小动脉硬化，使小动脉壁增厚、管腔变窄、肾小球缺血，最后进展到肾小球硬化（缺血性硬化）。所以，肾实质性高血压患者病情常较重，预后差。

2. **肾血管性高血压的主要表现**　肾血管性高血压常呈以下特点：血压正常者，特别是年轻女性出现高血压后即迅速进展；原有高血压的中、老年患者血压近期迅速恶化，舒张压明显升高。重症患者可出现恶性高血压（舒张压超过130 mmHg，眼底呈高血压3期或4期改变），常需要多种降压药物控制。部分患者出现反复发作的急性肺水肿，此肺水肿能瞬间发生并且迅速消退。如患者应用ACEI或ARB类药物后出现血肌酐升高（超过用药前30%），甚至发生急性肾衰竭，常提示双侧肾动脉狭窄或功能性孤立肾的肾动脉狭窄。这与药物阻断血管紧张素Ⅱ作用，使得出球小动脉扩张、肾小球滤过压迅速下降相关，如及时停用 ACEI 或 ARB 类药物可使升高的肌酐恢复至基线水平。此外，约15%患者因血浆醛固酮增多，可出现低钾血症。单侧肾动脉狭窄所致肾血管性高血压，若长时间不能予以良好控制，还能引起对侧肾损伤（高血压肾硬化症）。

三、诊断与鉴别诊断

　　临床上有时难以将肾实质性高血压与原发性高血压伴肾损伤完全区别开来。病史与体征对于肾实质性高血压的诊断非常重要。一般而言，除恶性高血压外，原发性高血压很少出现明显蛋白尿，血尿也不明显；肾实质性高血压往往在发现血压升高时已有蛋白尿、血尿和贫血、肾小球滤过功能减退、肌酐清除率下降。肾实质性高血压主要诊断要点有：患者一般年龄较轻；既往有肾病史；血压以舒张压较高、脉压小、血压重度升高为特点；常有肾病的迹象如有贫血、血尿、蛋白尿、夜尿等肾功能不同程度损伤表现；B超检查显示双肾实质呈弥漫性病变，双肾皮质变薄等。如果条件允许，肾穿刺组织学检查有助于确立诊断。

　　凡进展迅速或突然加重的高血压，均应怀疑肾血管性高血压；肾动脉狭窄发病早期呈隐匿且进行性发展，在相当长的时间内只有血流动力学的变化而无临床症状，但随着狭窄进一步发展可出现高血压、肾衰竭、心绞痛、反复发作性肺水肿、蛋白尿等。关注临床线索是早期发现的关键。体检时可在上腹部或背部肋脊角处闻及血管杂音，肾动脉彩超、放射性核素肾图、肾动脉 CT 及 MRI 检查有助于诊断，肾动脉造影可明确诊断和狭窄部位。

四、西医治疗

　　肾性高血压患者面临着心血管疾病和终末期肾病的双重威胁，合理的降压治疗可以延缓肾功能减退和终末期肾脏病的发生，预防或延缓心脑血管疾病（脑卒中、心肌梗死、心力衰竭等）的发生、进展及心血管性死亡。此外，有效控制血压，还可预防高血压急症、亚急症等重症高血压发生。合理的治疗应包括对慢性肾脏病患者的治疗性生活方式调整及降压药物治疗。

　　1. 非药物治疗　对于所有高血压患者，生活方式干预均应作为一线推荐。包括膳食调整、低钠饮食，肾实质高血压患者必须严格限制钠盐摄入，每日少于 3 g；饮食多样，根据蛋白尿、肾功能、血钾、钙磷代谢等情况具体调整饮食，宜坚持优质低蛋白饮食；戒烟；限制饮酒量或不饮酒；适当运动；控制并维持健康体重；调整心理状态，减轻压力；对于缺少循证医学证据的保健品、替代疗法需慎用。

2. 药物治疗　在治疗肾实质性高血压时，首要任务是将血压降达目标值，才能更好更有效地保护靶器官。目前临床公认的肾实质性高血压的降压目标值为 130/80 mmHg 以下。凡是能有效降压、把血压降达目标值的药物均可应用，按照标准剂量起始，根据患者具体情况决定单药或联合药物起始，优先选择长效制剂的原则个体化制定降压治疗方案；但在血压达标的前提下，应首选肾脏保护作用最强的药物，目前公认的是 RAAS 阻断药，因为其在降低血压的同时还可以减少蛋白尿。

（1）阻断 RAAS 药物：在阻断 RAAS 的药物中，血管紧张素转化酶抑制剂及血管紧张素 Ⅱ 受体拮抗剂应用最成熟。

除 ACEI 及 ARB 外，近年还涌现了两类阻断 RAAS 的新药。①肾素抑制剂：该药降压效果强，作用持久，与 ACEI、ARB、钙通道阻滞剂或利尿剂合用均能显著增强降压疗效，药物不良反应轻。②醛固酮受体拮抗剂：该药不仅能明显降血压，还能减少慢性肾脏病的尿蛋白排泄，当与 ACEI 类药物合用时疗效更显著。

（2）钙通道阻滞剂：分为双氢吡啶类及非双氢砒啶类两大类，它们能通过扩张血管减少血管阻力、排钠利尿减少血容量两个环节的作用起到降压作用。

（3）其他降血压药物：已证实现代常用的其他降压药，如利尿剂、β 受体阻滞剂及 α 受体阻滞剂等，都具有血压依赖性肾脏保护效应，只要把系统血压降达目标值，均能延缓肾功能损伤的进展。但是至今并未发现这些药物具有非血压依赖性甚至保护效应，所以一般仅作为降压药与前述药物联合应用。

3. 降血压药物的联合应用　要把高血压降达目标值，常需联合应用降压药。如果不存在使用禁忌证，联合治疗方案中一般应首选 RAAS 阻断剂（ACEI 或 ARB）和 CCB 或利尿药；其中利尿药的选用要依据患者肾功能情况调整噻嗪类利尿药与袢利尿药的使用。如果血压还不能达标，就应测量患者心率，参考心率选择下一配伍药物。心率较快（>70 次/分）宜加用 β 受体阻滞剂或 α、β 受体阻滞剂；心率偏慢（<70 次/分）则应将非双氢吡啶

类 CCB 改为双氢吡啶类 CCB。如果血压下降仍不满意，最后只能再加其他降压药，包括 α 受体阻滞剂、中枢性降压及外周血管扩张药等。

就理论而言，无论选择何种降压药物或联合方案，实现降压达标并维持血压持续稳定以降低心脑血管事件风险是老年高血压治疗的根本目标；逐步、平稳、和缓降压，兼顾有效与安全是基本策略。

4. 其他外科治疗　对于药物治疗无效或双侧肾动脉狭窄而引起的严重肾性高血压患者，非药物外科手术治疗显得尤为重要，主要包括介入治疗、肾切除、肾移植手术治疗。对于由动脉粥样硬化而导致的肾动脉狭窄者应以药物治疗为主，而肾纤维肌发育不良者应考虑血管重建。对于肾动脉血管狭窄≥70%、跨狭窄收缩压>20 mmHg、有难治性高血压、缺血性肾疾病、反复发作或难以解释的心力衰竭及肺水肿患者，主要采用放射介入治疗，该治疗方法近年进展较快，包括经皮腔内肾动脉血管成形术、肾动脉支架成形术。对于难治性肾性高血压患者可考虑肾移植术。肾交感神经消融是一种存在争议的治疗方式。另外，基因疗法也在尝试之中，然而，昂贵的费用、复杂多样的并发症限制了这些非药物治疗的推广应用。

五、中医药治疗

（一）辨证要点

中医认为，眩晕多由精神刺激、饮食不节、内伤虚损引起。中医辨证应首辨相关脏腑，本病病位虽在脑窍，但与肝、脾、肾三脏功能失调、脏腑失衡密切相关；因肾为先天之本，肾阴亏虚，肾精耗损，阴不敛阳，疾病由肝、脾、肾俱虚引发的气、血、水运行不畅而致。次辨标本虚实，本虚为肝肾阴液亏损，脾肾阳气虚损；标实为水湿内停，瘀血阻络。

（二）治疗原则

本病主要以"本虚标实、虚实夹杂"为主要特点，治疗原则是补虚泻实、调整阴阳为主。肾性高血压患者多表现为水浊内停，气滞血瘀，肝阳上亢，常以温补脾肾、利水祛浊、活血化瘀、滋阴潜阳、平肝息风等治法为主，并根据其临床表现不同及病证不同阶段有所侧重，多法并用，补虚泻实，标本兼顾。

（三）辨证论治

肾性高血压证型不同，临床表现各有特色，应根据其临床表现及结合舌脉，进行辨证论治，选取不同治疗方案。

（1）肝肾阴虚

主证：眩晕、头痛、头晕耳鸣、五心烦热、口干、遗精、滑精、月经失调、舌红少苔、脉弦细或细数。

治法：滋养肝肾，益精填髓。

方药：杞菊地黄汤加减。常用药：茯苓、山萸肉、淮山药、泽泻、枸杞、熟地黄、菊花、丹皮等。阴虚火旺证者，可加鳖甲、知母、黄柏、地骨皮等；兼失眠多梦、健忘者，可加酸枣仁、柏子仁等。

（2）阴虚阳亢

主证：眩晕、头痛、腰膝酸软、手足烦热；心悸、失眠、耳鸣、健忘、舌红少苔、脉弦细而数。

治法：滋阴潜阳，平肝息风。

方药：天麻钩藤饮加减。常用药：天麻、石决明、钩藤、牛膝、杜仲、桑寄生、黄芩、栀子、菊花、白芍等。若见肝火上炎，可加龙胆草、川楝子、夏枯草等；若见目赤便秘，可选加当归龙荟丸；若眩晕剧烈，可加羚羊角等。

（3）脾肾阳虚

主证：全身水肿、面色㿠白、畏寒肢冷、腰膝酸痛、纳少便溏、精神萎靡、遗精早泄、月经失调、舌淡苔白、边有齿痕，脉沉细或沉迟无力。

治法：健脾益肾，温阳利水。

方药：参苓白术散加减。常用药：人参、白术、茯苓、甘草、山药、莲肉、扁豆、砂仁、薏苡仁、桔梗。若中气不足、清阳不升，可合用补中益气汤；若兼见形寒肢冷、腹中隐痛、脉沉者，可酌加桂枝、干姜以温中助阳。

（4）痰湿内蕴

主证：眩晕、头痛、头重如裹、胸闷如窒、呕吐痰涎、形体肥胖、心悸、口淡食少、呕吐痰涎、嗜睡、舌苔腻、脉滑。

治法：燥湿化痰，健脾和胃。

方药：半夏白术天麻汤加减。常用药：半夏、白术、天麻、橘红、茯苓、甘草、生姜、大枣。若眩晕较甚，视物旋转，可加代赭石、竹茹、旋覆花以镇逆止呕；若脘闷纳呆，加砂仁、白豆蔻芳香和胃。

（5）瘀血阻络

主证：眩晕、头痛、心胸刺痛、胸闷如窒、心悸不宁、口干不欲饮、面色晦暗、舌紫暗或有斑点、舌苔腻、脉弦滑或结代。

治法：祛瘀生新，活血通窍。

方药：桃红四物汤加减。常用药：桃仁、红花、当归、赤芍、川芎、熟地。若兼见神疲乏力、少气自汗等，可加黄芪、党参益气行血；若兼畏寒肢冷、感寒加重，可加附子、桂枝温经活血。

（四）中成药

（1）杞菊地黄丸：主要成分：枸杞子、菊花、熟地黄、酒萸肉、牡丹皮、山药、茯苓、泽泻。每次1丸（大蜜丸），每日2~3次。本药有滋肾养肝之功效，用于肾性高血压属肝肾阴虚证者。

（2）松龄血脉康胶囊：主要成分：鲜松叶、葛根、珍珠层粉。每次3粒，每日3次。本药具有平肝潜阳、镇心安神、活血化瘀之功效，用于肾性高血压属阴虚阳亢、瘀血阻络证者。

（3）金匮肾气丸（浓缩丸，主要成分：地黄、山药、山茱萸、茯苓、牡丹皮、泽泻、桂枝、制附子、牛膝、车前子）：每次20粒，每天3次。本药具有温补肾阳、化气行水之功效，用于脾肾阳虚所致眩晕高血压患者。

（五）单方验方

（1）芹菜粥：芹菜连根120 g，粳米250 g。将芹菜洗净，切成6 cm长的段，粳米淘净。芹菜、粳米放入锅内，加清水适量，用武火烧沸后转用文火炖至米烂成粥，调味搅匀即成。

（2）菊花粥：菊花末15 g，粳米100 g。菊花摘去蒂，上笼蒸后，取出晒干或阴干，然后磨成细末，备用。粳米淘净放入锅内，加清水适量，用武火烧沸后，转用火煮至半成熟，再加菊花细末，继续用文火煮至米烂成粥。每日2次，晚餐食用。

（3）绿豆海带粥：绿豆、海带各100 g，大米适量。将海带切碎与其他两味同煮成粥。可长期当晚餐食用。

（4）荷叶粥：新鲜荷叶1张，粳米100 g，冰糖少许。将鲜荷叶洗净煎汤，再用荷叶汤同粳米、冰糖煮粥。早、晚餐温热食。

（5）醋泡花生米：生花生米浸泡醋中，5 日后食用，每天早上吃 10 ~ 15 粒，有降压、止血及降低胆固醇的作用。

（6）夏枯草粥：夏枯草 10 g，粳米 50 g，冰糖少许。将夏枯草洗净放入砂锅内煎煮，过滤后去渣留汁，再把粳米洗净放进药汁里，用小火继续煎煮至粥熟，放进冰糖调味后即可食用。每日 2 次，温热服用。

此外，荷叶茶、槐花茶、山楂茶、莲子心茶、葛根茶等也是肾性高血压患者日常可以选用的保健茶饮，经常饮用可以有效控制血压。

六、预防调护

日常生活中，此类患者应保持充足睡眠，心情舒畅，缓解压力；低盐、低脂、优质蛋白饮食；戒烟限酒，规律运动，控制体重，减少在低温和空气污染环境中的暴露等。有条件的也可以进行按摩或者自我按摩，如按揉风池、太阳及耳穴，抹额及掐内关、神门、合谷、足三里等，可助降压和消除症状。

七、临床经验分享

近年来认为有关肾性高血压的病因机制，多由精神刺激、饮食不节、内伤虚损引起，从而导致肝肾阴虚、阴不敛阳、肝阳上亢，人体脏腑阴阳平衡失调，气、血、水运行不畅而致；病属本虚标实，以阴虚为本，阳亢为标，病变与五脏有关，主要涉及心、肝、肾，在标为肝，在本为肾。《本草纲目》云："肾水受损，真阴失守，孤阳无根，发为火病。"《读医随笔》云："肝者，贯阴阳，统血气，居真元之间，握升降之枢。"肝为调节气机、阴阳的枢纽，肝气郁滞，气滞则血行缓慢而瘀阻，或者肝阴不足，肝阳相对亢盛，则血压升高。另外，脾虚失运，清阳不升，浊阴不降，脑络壅塞，气机逆乱，亦使血压升高。但应注意到，在肾性高血压疾病的发生发展过程中，尤其是疾病后期，往往会出现以气血瘀滞为特点的相关症状；此时，瘀不仅是病理产物，同时也是进一步加重肾性高血压发展的因素。临床上对于肾性高血压的治疗总结了以下要点。

（1）当今社会，由于生活方式的多样化，特别是节奏加快，烦劳操持，暗耗真阴，日久则肾之体用受损，导致肾精耗损，肾阴亏虚，阴不敛阳，水不涵木，肝失濡养而致阳气上扰，肝脾失于承制，变生五脏功能和气血失调。肝为刚脏，非柔不克，喜润喜柔，肝藏血，肾藏精，精能生血，血能化精，肝经有热下劫肾水，阴虚血浓，脉络涩滞。肾虚血瘀，则肾分清泌浊功能失司，关门不固，精微物质下流。因此，我们认为本病的主要病机为肝肾阴虚、阳亢风动、瘀阻肾络，总结了滋阴补肾、平肝清热、活血通络的治法，使上逆之肝阳下潜以降压，滋肝益肾通络以保本固精。肾精足，肝阳降，患者失衡之阴阳得以纠正，促进了血液流动性，改善了血管的顺应性，从而起到稳定血压、延缓肾损伤的作用，达到标本兼治的效果。

（2）疾病治疗过程中，可在内服药物基础上积极配合中医特色外治疗法。本科室常用的方法有耳穴埋豆、穴位贴敷、穴位按摩等。耳穴埋豆治疗的理论依据：历代医书及典籍均有论述耳与脏腑的关系的记载，证明脏腑与耳均有生理功能上的联系，且关系密切。在临床应用上，通过观察耳郭形态及色泽上的改变来判断五脏六腑的病理变化，可帮助中医诊断及治疗相关疾病，临床上多采用王不留行籽来刺激耳郭上的穴位或反应点，通过经络传导，达到防病治病的目的。穴位贴敷、穴位按摩的治疗原理，主要是经络穴位经过药物刺激或手法按摩，可激发精气，贯通气血阴阳，缓解局部筋肉痉挛，调节自主神经功能，改善局部动、静力平衡，具有疏通气血、调节脏腑之功能，从而达到改善临床症状的目的。

（3）注重健康宣教。结合多年临床观察，发现很多患者由于对疾病的认知不足或心理负担过重等原因，多伴有焦虑、抑郁等负面情绪，以致肝郁气滞或郁怒伤肝，郁久化火，暗耗真阴，肝肾阴虚，阴不制阳，水不涵木，肝阳上亢，从而对疾病的治疗带来了负面影响，难以达到理想的疗效。因此，结合中西医理论基础采取心理疏导，西医药物治疗及中医辨证施治相结合的治疗模式，既治疗生理疾病，又解决心理问题，取得了良好的疗效，得到了广大患者的认可，创立了新的诊疗模式，充分体现了人文关怀。

八、中医名家经验荟萃

叶景华教授总结前贤的经验，结合自己的临床实践，认为肾性高血压的形成，一是感受外邪，肺失宣降，不能通调水道，风水泛滥，上犯清窍所致；二是由于饮食劳倦，伤及脾胃，脾虚不能制水，水湿内停泛滥，上干清窍；或七情内伤于肝，肝郁化火，肝阳上亢；或肾病日久，肾精不足，肝失所养，以致肝阴不足，阴不涵阳，而致肝阳上亢；或肾病日久未愈，渐致脾肾衰败，水湿精微等不能运化，浊毒之邪内蕴，上泛于清窍而致血压升高；或肾病日久，耗气伤血，气血亏虚，肾精失充，髓海不足，脑府失于濡养；

或肾病日久，久病气虚，久病则瘀，瘀血内停，阻滞脉络，脑络受阻失常而致头痛眩晕等。叶师认为形成肾性高血压的原因虽多，但总的不外乎内外之因，可归纳为肺脾肝肾、阴阳气血失调、风火痰瘀浊毒等致病因素互滞为患。叶师认为，急性肾病高血压以祛邪为主；慢性肾病高血压宜扶正与平肝化瘀相兼；本病多为本虚标实之证，治疗强调扶正祛邪并进，扶正以调整阴阳盛衰，以求相对平衡；祛邪以平肝化瘀为主。在辨证明确的基础上，应结合现代的辨病与药理作用，在处方遣药时，选择一些具有较强的针对性药物。在治疗顽固性血压升高持续不降者，应在内服药物基础上积极配合外治疗法，以求提高疗效；常用的有吴茱萸研粉加醋调和，外敷双足涌泉穴或神阙穴；亦可用王不留行籽耳穴埋贴降压，临床应用确有疗效。

马进教授指出，本病与肝、脾、肾三脏功能失调有关，病理产物主要为痰浊、湿热、瘀血等，其互为影响，病理性质多属本虚标实、虚实夹杂，本虚主要表现为肝、脾、肾三脏气血阴阳失调；肾为先天之本、主藏精生髓，胃为后天之本，气血生化之源。脾与肾的关系不仅表现在先后天相互滋养，还表现在两脏病气相互传变，若肾气亏虚日久，肾病传脾，以致脾胃虚弱，两脏俱损，均可发为本病。肝肾同源，精血互生，肾精亏损必会导致肝血亏虚，阴液不足，阳亢于上，易致眩晕。标实主要表现为肝阳上扰；内外湿相合，湿聚成痰，痰浊阻遏，清阳不升；痰郁久化热，痰火上逆，扰动清窍；病久入络，或热灼津血，致血液黏滞不畅，瘀阻脑络而发为"眩晕""头痛"。若病邪久留，损伤人体正气，因实致虚；或正气本虚，无力祛邪，则会导致内风、痰浊、湿热、血瘀等病理产物蓄积，因虚致实，往往形成虚实夹杂的病理变化。根据肾性高血压的临床分型，其治法也各不相同，常以补肾健脾、清热利湿、平肝息风、滋阴潜阳、活血化瘀、化痰祛浊等治法为主，并根据其临床表现不同及病证不同阶段有所侧重，多法并用，补虚泻实，标本兼顾。现代临床研究和实验表明，针灸治疗高血压也具有一定疗效，针灸是中医传统疗法，因其活血化瘀、疏通经络、调理气血之功效，可以改善血流状况、调节神经系统功能等以达到降压的目的。

参考文献

[1] 唐英. 何立群治疗慢性尿路感染经验 [J]. 中医杂志, 2007, 48 (4): 309 - 311.

[2] 汤滨. 刘明教授运用中医药治疗老年尿路感染经验拾萃 [J]. 陕西中医, 2014, 35 (3): 343 - 344.

[3] 严跃红. 叶任高教授中西医结合治疗隐匿性肾炎临床及经验分析 [J]. 中华实用中西医结合杂志, 2001, 14 (2): 406 - 407.

[4] 邓滔, 吴兆东. 益气固肾浓缩丸治疗无症状性蛋白尿46例临床疗效观察 [J]. 四川中医, 2011, 29 (7): 70 - 71.

[5] 包自阳, 殷佳珍, 余瑾, 等. 朱彩凤 "塞流、澄源、复本" 法治疗无症状蛋白尿经验 [J]. 浙江中医杂志, 2018, 53 (9): 671 - 672.

[6] 刘玉宁, 郭立中, 关明智. 叶传蕙教授对急性肾小球肾炎的治疗 [J]. 中医函授通讯, 2000, 19 (5): 12 - 14.

[7] 郭桂江. 陆颂文老中医治疗急性肾炎的经验 [J]. 陕西中医函授, 1990 (3): 11 - 12.

[8] 傅文录. 当代名老中医治疗急性肾炎的经验 [J]. 中医药信息, 1993 (3): 5 - 7.

[9] 陈兴强, 叶任高. 急进性肾炎的中医治疗 [J]. 吉林中医药, 2000, 4 (16): 21.

[10] 梁贻俊, 侯丕华, 刘春芳. 用 "三焦同开法" 治疗急进性肾炎无尿症的体会 [J]. 新中医, 2001, 33 (7): 3.

[11] 邓跃毅, 陈以平, 沈玲妹, 等. 中西医结合治疗急进性肾炎7例 [C] //第七届全国中西医结合肾病会议文汇编, 2003: 99.

[12] 杨少延, 庄花. 宣肺利水扶正汤治疗难治性肾病综合征水肿28例 [J]. 陕西中医, 2012, 33 (8): 970 - 971.

[13] 刘洪, 蔡其玲, 杨敬, 等. 芪蛭汤联合激素和环磷酰胺治疗肾病综合征临床观察 [J]. 中国中医急症, 2012, 21 (7): 1038 - 1040.

[14] 黄可丹. 护肾康复汤辅助激素治疗小儿复发性肾病综合征48例 [J]. 中国实验方剂学杂志, 2015, 21 (12): 170 - 173.

[15] 尹亚东, 刘书红. 自拟方治疗肾病综合征28例 [J]. 光明中医, 2013, 28 (1): 98 - 99.

[16] 陈丽娟, 余旭东, 赵洁, 等. 中西医结合治疗原发性肾病综合征84例观察 [J]. 实用中医药杂志, 2014, 30 (4): 306 - 207.

[17] 魏卓红，何剑荣．益肾固元汤加减治疗肾病综合征 30 例 [J]．广东医学，2013，34 (5)：784 - 786.

[18] 胡韬韬，熊飞，邹荣，等．养阴合剂防治肾病综合征大剂量激素治疗副作用的适时性探讨 [J]．湖北中医杂志，2015，37 (6)：10 - 12.

[19] 时震声．治疗慢性肾炎蛋白尿的经验 [J]．中医杂志，1990，31 (1)：32.

[20] 杨永超，任小宁，李飞燕，等．叶传蕙教授从湿热论治肾性蛋白尿经验 [J]．中国中医急诊，2007，16 (6)：693.

[21] 孙元莹，张玉梅，姜德友．张琪教授治疗慢性肾小球肾炎经验 [J]．四川中医，2006，24 (2)：1 - 3.

[22] 孙伟．湿热之邪在慢性肾炎进展中的作用 [J]．江苏中医药，2006，27 (6)：6 - 7.

[23] 王怡，邹士林．郑平东教授治疗蛋白尿经验介绍 [J]．中国教育，2001，20 (1)：56 - 57.

[24] 朱步先，何绍奇，朱胜华，等．朱良春用药经验集 [M]．长沙：湖南科技出版社，2000.

[25] 高娜，于绣红．中医辨证论治肾病疗效观察 [J]．辽宁中医药大学学报，2008 (10)：99 - 100.

[26] 赵文玉．辨证论治 IgA 肾病 93 例 [J]．陕西中医，2013，34 (9)：1158 - 1160.

[27] 支楠．益肾止血饮治疗 IgA 肾病 30 例疗效观察 [J]．北京中医，1998 (6)：14 - 15.

[28] 唐德元．固本清瘀汤治疗 IgA 肾病 30 例 [J]．陕西中医，1995，16 (10)：450.

[29] 薛立森．滋肾解毒活血汤治疗 IgA 肾病 26 例疗效观察 [J]．辽宁中医杂志，1996，23 (2)：62.

[30] 崔美玉．冬虫夏草治疗 IgA 肾病 30 例 [J]．中医杂志，1996，15 (5)：217.

[31] 周学华，姚春阳．雷公藤多苷治疗 IgA 肾病 30 例的临床研究 [J]．中国现代医生，2010，48 (30)：34 - 35.

[32] 罗琴．吴康衡教授治疗膜性肾病的学术思想及临床实践 [J]．中国中西医结合肾病杂志，2010，11 (8)：667 - 668.

[33] 仲昱．邹燕勤采用益肾清利、祛风通络法治疗膜性肾病验案 1 则 [J]．江苏中医药，2013，45 (9)：52 - 54.

[34] 叶晴晴，李秋芬，朱彩凤．朱彩凤教授应用补阳还五汤治疗肾病经验介绍 [J]．中国现代医生，2017，55 (31)：117.

[35] 杨永超，刘晓春，马宝梅，等．叶传蕙教授治疗特发性膜性肾病经验 [J]．陕西中医，2015，36 (1)：78 - 80.

[36] 唐珑，张胜容．特发性膜性肾病中医辨证论治的现状研究 [J]．环球中医，2016，

9 (2): 253 – 256.

［37］吴禹池，许苑，邹川，等．黄春林教授谈膜性肾病的中医治疗对策［J］.世界科学技术 – 中医药现代化，2018，20 (2): 169 – 172.

［38］王超，杨翠，汤水福．洪钦国教授治特发性膜性肾病的临床经验［J］.河北中医，2018，40 (3): 325.

［39］李景全．当归补血汤合六味地黄汤对高血压肝肾阴虚证早期肾损害的防治效果［J］.深圳中西医结合杂志，2018，28 (15): 64 – 65.

［40］高红勤，沈逸辛，唐安，等．健脾补肾对高血压肾病的干预作用研究［J］.现代中西医结合杂志，2015，24 (7): 685 – 687.

［41］黄雯静，吴俊荣，王绪臻，等．潜镇化瘀汤治疗高血压肾病的临床观察［J］.湖北中医杂志，2019，41 (9): 9 – 11.

［42］董颖．原发性高血压早期肾损害的中西医结合研究进展及临床观察［D］.北京：北京中医药大学，2012.

［43］王道成，李七一．李七一治疗早期高血压肾损害的经验［J］.江苏中医药，2013，45 (5): 6 – 7.

［44］石君华．涂晋文治疗高血压肾损害的经验［J］.湖北中医杂志，2011，33 (9): 23 – 24.

［45］AFKARIAN M, ZELNICK L R, HALL Y N, et al. Clinical manifestations of kidney disease among US adults with diabetes, 1988 – 2014［J］. JAMA, 2016, 316 (6): 602 – 610.

［46］DE BOER I H, DCCT/EDIC RESEARCH GROUP. Kidney disease and related findings in the diabetes control and complications trial/ epidemiology of diabetes interventions and complications study［J］. Diabetes Care, 2014, 37 (1): 24 – 30.

［47］LUK A, HUI E, SIN M C, et al. Declining trends of cardiovascular-renal complications and mortality in type 2 diabetes: the Hong Kong Diabetes Database［J］. Diabetes Care, 2017, 40 (7): 928 – 935.

［48］CHAN J C, SO W, MA R C, et al. The complexity of vascular and non-vascular complications of diabetes: the Hong Kong Diabetes Registry［J］. Current Cardiovascular Risk Reports, 2011, 5 (3): 230 – 239.

［49］LUK A O, MA R C, LAU E S, et al. Risk association of HbA1c variability with chronic kidney disease and cardiovasculardisease in type 2 diabetes: prospective analysis of the Hong Kong Diabetes Registry［J］. Diabetes-Metabolism Research and Reviews, 2013, 29 (5): 384 – 390.

［50］AFKARIAN M, SACHS M C, KESTENBAUM B, et al. Kidney disease and increased mortality risk in type 2 diabetes［J］. Journal of the American Society of Nephrology,

2013, 24（2）：302 – 308.

[51] JIAO F, WONG C, TANG S, et al. Annual direct medical costs associated with diabe-tes-related complications in the event year and in subsequent years in Hong Kong［J］. Di-abet Med, 2017, 34（9）：1276 – 1283.

[52] 关建国. 补肾益气化瘀清利法治疗高尿酸血症早期肾损害 45 例［J］. 中国临床医生杂志, 2007, 35（12）：46 – 47.

[53] 郑平东, 邹士林, 黄璐. 中西医结合治疗慢性尿酸性肾病的临床研究［J］. 中国中西医结合肾病杂志, 2003, 4（11）：644 – 646.

[54] 侯建平, 王文娟, 唐柳, 等. 当归拈痛丸对痛风性肾病模型大鼠痛风性肾病（Gout）的治疗作用［J］. 中国中医基础医学杂志, 2007, 13（12）：913.

[55] 高碧珍, 李延平, 李灿东, 等. 不同方药对高尿酸血症大鼠模型黄嘌呤氧化酶及肾功能的影响［J］. 中华中医药杂志, 2008, 23（2）：97 – 99.

[56] 何平, 朱瑛, 苏艳. 刘以敏治疗小儿过敏性紫癜经验初探——附 116 例分析［J］. 中医药学刊, 2006, 24（3）：39 – 40.

[57] 边莉, 师小萌, 张立欣, 等. 四物消风饮治疗过敏性紫癜及对肾损害的预防研究［J］. 中国医药导刊, 2014, 16（6）：1036 – 1037.

[58] 刘涛. 当代名老中医治疗过敏性紫癜性肾炎近 5 年文献回顾［J］. 环球中医药, 2015, 8（10）：1275 – 1280.

[59] 胡小英, 许华, 许双虹, 等. 川芎嗪对儿童过敏性紫癜肾损害预防作用的临床研究［J］. 辽宁中医杂志, 2004, 31（8）：663 – 664.

[60] 高春锦, 杨捷云, 翟晓辉. 高压氧医学基础与临床［M］. 北京：人民卫生出版社, 2008.

[61] 蔡洁云, 林博杰, 潘新元, 等. 天然水蛭素联合高压氧治疗对大鼠随意皮瓣成活的影响研究［J］. 中国修复重建外科杂志, 2018, 32（4）：484 – 490.

[62] 郑桂敏, 路素言, 周乃玉. 周乃玉教授治疗狼疮性肾炎的经验［J］. 中国中西医结合肾病杂志, 2015, 16（9）：818 – 819.

[63] 杨娇, 付新利. 张鸣鹤教授治疗狼疮性肾炎验案一则［J］. 云南中医中药, 2015, 36（2）：5 – 6.

[64] 夏嘉, 苏晓, 陈薇薇, 等. 中西医结合疗法治疗阴虚内热、水瘀互结型狼疮性肾炎的临床随机对照研究［J］. 上海中医药杂志, 2014, 48（11）：42 – 45.

[65] 温成平, 谢志军, 尤晓娟, 等. 中医药对狼疮肾炎激素不同使用阶段的治疗策略研究［J］. 中华中医药学刊, 2011, 29（4）：680 – 682.

[66] 许正锦, 郭宇英, 陈进春, 等. 加味黄芪桂枝五物汤在狼疮性肾炎激素撤减期的临床观察［J］. 中国中西医结合肾病杂志, 2013, 14（3）：234 – 236.

[67] 洪钦国, 汤水福. 中西医结合肾病诊断治疗学［M］. 广州：广东科技出版

社，2001.

[68] 马雷雷，刘玉宁. 刘玉宁教授治疗乙肝病毒相关性肾炎经验撷菁 [J]. 中国中西医结合肾病杂志，2013，14（11）：944 - 946.

[69] 高鸣，胡江华. 邵朝弟教授治疗乙型肝炎相关性肾炎的经验 [J]. 中西医结合肝病杂志，2006，16（1）：44 - 45.

[70] 王惠玲，司海龙，高建东. 浅谈高建东教授治疗多囊肾经验 [J]. 中国中西医结合肾病杂志，2015，16（4）：289 - 290.

[71] 丁建伟，杨洪涛. 杨洪涛教授治疗多囊肾的经验 [J]. 中国民族民间医药，2012，21（8）：145 - 146.

[72] 李跃彤. 张宗礼治疗成人多囊肾的经验 [J]. 江苏中医药，2015（5）：34 - 35.

[73] 王振强，苏凤哲，李福海，等. 路志正治疗多囊肾经验 [J]. 中医杂志，2011，52（14）：1184 - 1186.

[74] 孙响波，于妮娜，张法荣. 多囊肾病临床辨治八法 [J]. 中国中西医结合肾病杂志，2013，14（12）：1114 - 1115.

[75] 袁明泽，袁新珍，袁明经. 针药并用治疗多囊肾12例 [J]. 北京中医药，2001，20（3）：28.

[76] 董德长. 实用肾脏病学 [M]. 上海：上海科学技术出版社，1999：636 - 642.

[77] 叶任高，沈清瑞. 肾脏病诊断与治疗学 [M]. 北京：人民卫生出版社，1994：468 - 475.

[78] 王海燕. 肾脏病学 [M].2版. 北京：人民卫生出版社，1996.

[79] 刘云海. 梗阻性肾病的早期诊断与中西医治疗进展 [J]. 中国中西医结合肾病杂志，2000，1（3）：131 - 134.

[80] 于梅，卓. 张琪用加味解毒活血汤治疗慢性肾衰基础上的急性肾衰竭经验 [J]. 中国中医基础医学杂志，2011，17（6）：695 - 696.

[81] 何建华. 肾康注射液对急性肾衰竭的疗效及安全性探讨 [J]. 中外医疗，2015（24）：139 - 141.

[82] 盖云，张彤. 通腑泄浊法治疗继发性急性肾衰竭1例 [J]. 上海中医药杂志，2008（10）：11 - 12.

[83] 黄睿. 急肾宁Ⅱ号治疗急性肾衰竭的临床观察研究 [D]. 哈尔滨：黑龙江中医药大学，2010.

[84] 黄艳. 大黄胶囊对危重症急性肾损伤早期患者干预治疗的临床研究 [D]. 广州：广州中医药大学，2011.

[85] 苑磊，成月英，张红，等. 川芎嗪联合黄芪治疗甘露醇所致急性肾功能衰竭38例 [J]. 中医临床研究，2014，36（6）：79 - 81.

[86] 林波，向丽，刘宇，等. 复方保肾颗粒对甘油法致大鼠急性肾功能衰竭模型的影

响 [J]．中药与临床，2015，6（4）：17－19.

[87] 骆杰伟．阮诗玮辨治慢性肾功能衰竭经验 [J]．中医杂志，2008，49（4）：313.

[88] 於建根，李学铭，马红珍．李学铭治疗慢性肾功能衰竭常用六法 [J]．浙江中医杂志，2007，42（11）：621－622.

[89] 沈维增．李俊彪教授治疗慢性肾功能衰竭经验介绍 [J]．新中医，2005，37（12）：15－16.

[90] 王刚，郭晓玲，阎圣玺．保肾冲剂治疗慢性肾功能衰竭 34 例 [J]．陕西中医，2006（12）：1478－1481.

[91] 魏仲南，倪秀琴，吴强，等．补肾祛毒汤治疗慢性肾衰竭 120 例临床观察 [J]．辽宁中医杂志，2006，33（3）：320－321.

[92] 耿军．健脾补肾活血法治疗慢性肾功能衰竭 58 例 [J]．陕西中医，2008，29（8）：968－970.

[93] 陈翠萍，王斌，王子耀．尿毒方治疗慢性肾功能衰竭疗效观察 [J]．中医药通报，2008，7（4）：47－48.

[94] 翟绍龙，董仁其．益气温阳通腑法治疗慢性肾功能衰竭疗效观察 [J]．实用中医内科杂志，2008，22（9）：30.

[95] 林善锬．当代肾脏病学 [M]．上海：上海科技教育出版社，2001.

[96] 李翠勤．中药三段论治肾结石 68 例 [J]．广西中医药，2010，33（1）：33－34.

[97] 张军会，杨淳，孙光．中医辨治肾结石经验 [J]．长春中医药大学学报，2012，28（3）：447－448.

[98] 王保山．针刺配合自制消石饮治疗肾结石 126 例 [J]．世界最新医学信息文摘，2016，16（56）：118.

[99] 陈现红．排石汤配合体外碎石治疗肾结石 36 例 [J]．中国现代药物应用，2012，6（4）：91.

[100] 韩丽霞，张红，韩臣子，等．调中排石汤结合体外震波碎石治疗肾结石疗效观察 [J]．北京中医药，2012，31（4）：303－304.

[101] 刘翠传．益肾排石汤治疗肾结石病 112 例 [J]．中医临床研究，2014，6（29）：111－112.

[102] KONTA T，IKEDA A，ICHIKAWA K，et al. Blood pressure control in a Japanese population with chronic kidney disease：a baseline survey of a nationwide cohort [J]．American Journal of Hypertension，2012，25（3）：342－347.

[103] SARAFIDIS P A，LI S，CHEN S C，et al. Hypertension awareness，treatment，and control in chronic kidney disease [J]．American Journal of Medicine，2008，121（4）：332－340.

[104] 中国高血压防治指南修订委员会．中国高血压防治指南 2018 [J]．心脑血管病防

治，2019，2（19）：22 – 24.

［105］ 鲁成，李岩松，刘永明. 中西医结合防治肾性高血压的研究进展［J］. 中国医药
导报，2016，13（23）：42 – 44，61.

［106］ 党喜龙，蒋红利. 慢性肾脏病高血压指南解读［J］. 华西医学，2019，34（7）：
746 – 751.

［107］ 陈晓平，崔兆强，林金秀，等.《2020 国际高血压学会全球高血压实践指南》解
读［J］. 中国医学前沿杂志，2020，12（5）：54 – 60.

［108］ UNGER T，BORGHI C，CHARCHAR F，et al. 2020 International Society of Hyperten-
sion Global Hypertension Practice Guidelines［J］. Journal of Hypertension，2020，38
（6）：982 – 1004.

［109］ WILLIAMS B，MANCIA G，SPIERING W，et al. 2018 ESC/ESH Guidelines for the
management of arterial hypertension［M］. Philadelphia：Lippincott Williams &
Wilkins，2018.

［110］ KATO Y，SUZUKI S，UEJIMA T，et al. Variable prognostic value of blood pressure re-
sponse to exercise［J］. Journal of Cardiology，2018，71（1）：31 – 35.

［111］ CARLBERG B. What do we know about the risks of stopping antihypertensive treatment?
［J］. Journal of Hypertension，2014，32（7）：1400 – 1401.

［112］ KJELDSEN S E，BERGE E，BANGALORE S，et al. No evidence for a J-Shaped curve
in treated hypertensive patients with increased cardiovascular risk：The VALUE trial
［J］. Blood Pressure，2016，25（2）：83 – 92.

［113］ 包瑞杰. 中医论治肾性高血压［J］. 河南中医，2013，33（5）：713 – 714.

［114］ 宇文萧，吕静. 从"瘀"论治肾性高血压探析［J］. 亚太传统医药，2016，12
（24）：87 – 88.

［115］ 王莉珍. 叶景华治疗肾性高血压经验［J］. 湖南中医杂志，1997，13（4）：21 – 22.

［116］ 田美玲，马进. 马进教授治疗肾性高血压临床经验总结［J］. 亚太传统医药，
2017，13（24）：88 – 89.